临床护理技能与实践

主 编◎卢 晴 李 梅 孙红梅

U0201159

天津出版传媒集团

天津科技翻译出版有限公司

图书在版编目(CIP)数据

临床护理技能与实践 / 卢晴，李梅，孙红梅主编
. — 天津：天津科技翻译出版有限公司，2024.1
ISBN 978-7-5433-4392-4

Ⅰ.①临… Ⅱ.①卢…②李…③孙… Ⅲ.①护理学
Ⅳ.①R47

中国国家版本馆CIP数据核字(2023)第147364号

临床护理技能与实践

LINCHUANG HULI JINENG YU SHIJIAN

出　　版：天津科技翻译出版有限公司
出 版 人：刘子媛
地　　址：天津市南开区白堤路244号
邮政编码：300192
电　　话：(022)87894896
传　　真：(022)87893237
网　　址：www.tsttpc.com
印　　刷：高教社（天津）印务有限公司
发　　行：全国新华书店
版本记录：787mm×1092mm 16开本 16.75印张 342千字
　　　　　2024年1月第1版 2024年1月第1次印刷
　　　　　定价：58.00元

编者名单

主　编

　　卢　晴　山东省日照市人民医院

　　李　梅　天津医科大学总医院

　　孙红梅　山东省莱州市人民医院

副主编

　　王　蓓　天津医科大学总医院

　　崔雅洁　天津医科大学总医院

　　徐　晶　天津医科大学总医院

　　焦明菲　天津医科大学眼科医院

编　委

　　石　怡　天津医科大学总医院

　　纪慧慧　天津医科大学总医院

　　郭玲玉　天津医科大学总医院

　　卢　晴　山东省日照市人民医院

　　李　梅　天津医科大学总医院

　　孙红梅　山东省莱州市人民医院

　　王　蓓　天津医科大学总医院

　　崔雅洁　天津医科大学总医院

　　徐　晶　天津医科大学总医院

　　焦明菲　天津医科大学眼科医院

前　言

　　护理工作在我国医疗卫生事业的发展中发挥着极其重要的作用,广大护理工作者在协助临床诊疗、救治生命、促进康复、减轻疼痛及增进医患和谐方面肩负着重要任务。近年来,随着现代医学科学技术的快速发展,护理学的发展日新月异,许多护理新理论和新技术不断涌现并广泛应用于临床,有效地减轻了患者负担,缓解了患者病情。为了更好地为患者提供更高质量的护理,护理工作者必须掌握扎实的基础知识、规范的操作技术、熟练的专业技能,形成默契的医护配合。鉴于此,我们特组织了一批具有丰富临床工作经验的护理专家及骨干共同编写了本书。

　　本书介绍了呼吸内科、心内科、神经外科、骨外科、血管外科、眼科等疾病的病因病机、临床表现、护理评估、护理诊断、护理措施等方面的内容。本书材料新颖,覆盖面广,科学实用,可为广大护理工作者处理相关问题提供参考。

　　在编写过程中,由于编者较多,写作方式和文笔风格不尽一致,再加上时间及篇幅有限,书中存在的疏漏和不足之处,望广大读者提出宝贵意见和建议。

编　者

目 录

第一章　呼吸内科护理

第一节　呼吸衰竭

呼吸衰竭(简称"呼衰"),是指各种原因引起的肺通气和(或)换气功能严重损害导致在静息状态下亦不能维持足够的气体交换,导致缺氧伴或不伴 CO_2 潴留,从而引起一系列生理功能和代谢紊乱的临床综合征。呼吸衰竭是临床上经常遇到的一种危重病症,实际上许多重症疾病均可发生呼吸衰竭,故呼吸衰竭实际上是一个综合征,而不是一种疾病。其临床表现缺乏特异性,明确诊断有赖于动脉血气分析:在海平面、静息状态、呼吸空气条件下,动脉血氧分压 (PaO_2) < 60mmHg(1mmHg=0.133kpa),伴或不伴有二氧化碳分压 $(PaCO_2)$ > 50mmHg,并排除心内解剖分流和原发性心排血量降低等致低氧因素,可诊断为呼吸衰竭。在临床实践中,通常按照动脉血气分析、发病急缓及发病机制进行分类。

1.按照动脉血气分析

分为低氧性呼吸衰竭(旧称Ⅰ型呼吸衰竭)和高碳酸性呼吸衰竭(旧称Ⅱ型呼吸衰竭),见表 1-1。

表 1-1　动脉血气分析判断呼吸衰竭类型

类型	低氧性呼吸衰竭	高碳酸性呼吸衰竭
缺氧或 CO_2 潴留	仅有缺氧,无 CO_2 潴留	既有缺氧,又有 CO_2 潴留
血气分析	PaO_2 < 60mmHg, $PaCO_2$ 降低或正常	PaO_2 < 60mmHg, $PaCO_2$ > 50mmHg
原因	肺换气功能障碍	肺泡通气不足

2.按照发病急缓

可分为急性呼吸衰竭和慢性呼吸衰竭。

3.按照发病机制

可分为通气性衰竭(泵衰竭)和换气性衰竭(肺衰竭)。

一、病因与发病机制

1.病因

完整的呼吸过程由相互衔接且同时进行的外呼吸、气体运输和内呼吸三个环节组成。参与外呼吸(即肺通气和肺换气)任何一个环节的严重病变都可以导致呼吸衰竭。引起呼吸衰竭的病因有如下。

(1)气道阻塞性病变:气管-支气管的炎症、痉挛、肿瘤、异物、纤维化瘢痕等均可引起气道阻塞,导致肺通气不足或通气/血流比例失调,发生缺氧和(或) CO_2 潴留,甚至呼吸衰竭,如 COPD、哮喘急性加重等。

(2)肺组织病变:各种累及肺泡和(或)肺间质的病变,如肺炎、肺气肿、严重肺结核等都可使有效弥散面积减少、肺顺应性降低、通气/血流比例失调,导致缺氧或合并CO_2潴留。

(3)肺血管疾病:肺栓塞、肺血管炎等可引起通气/血流比例失调,或部分静脉血未经氧合而直接流入肺静脉导致呼吸衰竭。

(4)心脏疾病:各种缺血性心脏疾病、严重心瓣膜疾病、心肌病、心包疾病、严重心律失常等均可导致通气和换气功能障碍,从而导致缺氧和(或)CO_2潴留。

(5)胸廓与胸膜病变:胸部外伤所致的连枷胸、严重的自发性或外伤性气胸、严重的脊柱畸形、大量胸腔肥厚与粘连、强直性脊柱炎等,均可限制胸廓活动和肺扩张,导致通气不足及吸入气体分布不均,从而发生呼吸衰竭。

(6)神经肌肉疾病:脑血管疾病、颅脑外伤、脑炎及镇静催眠剂中毒可直接或间接抑制呼吸中枢。脊髓颈段或高位胸段损伤(肿瘤或外伤)、脊髓灰质炎、多发神经炎、重症肌无力、有机磷中毒、破伤风以及严重的钾代谢紊乱均可累及呼吸肌,造成呼吸肌无力、疲劳、麻痹,因呼吸动力下降而发生肺通气不足。

2.发病机制

各种病因通过肺通气不足、弥散障碍、通气/血流比例失调、肺内动-静脉解剖分流增加、氧耗量增加五个主要机制,使肺通气和(或)换气过程发生障碍,导致呼吸衰竭。临床上单一机制引起的呼吸衰竭很少见,往往是多种机制并存或随着疾病的发展先后参与发挥作用。

3.缺氧和CO_2潴留对机体的影响

(1)对中枢神经系统的影响:缺氧对中枢神经系统的影响程度取决于缺氧的程度(见表1-2)和发生的速度。通常停止供氧4~5分钟即可引起不可逆的脑损害。

表1-2　缺氧程度对中枢神经系统的影响

PaO_2(mmHg)	临床表现
<60	注意力不集中、智力和视力轻度减退
<40	一系列神经精神症状(如头痛、烦躁不安、定向力和记忆力障碍等)
<30	神志丧失乃至昏迷
<20	数分钟可造成神经细胞不可逆性损伤

轻度CO_2潴留:对皮质下层的刺激加强,间接引起皮层兴奋,出现失眠、精神兴奋、烦躁不安等兴奋症状。重度CO_2潴留:脑脊液H^+浓度增加,影响脑细胞代谢,降低脑细胞兴奋性,抑制皮质活动,表现为嗜睡、昏迷、抽搐和呼吸抑制,这种有缺氧和CO_2神经精神障碍综合征称为肺性脑病,又称为CO_2麻醉。

(2)对循环系统的影响:缺氧和CO_2潴留均可引起反射性心率加快、心肌收缩力增强、心排血量增加,同时,可使交感神经兴奋,引起皮肤和腹腔器官血管收缩,而冠状血管主要受局部代谢产物的影响而扩张,血流增加。严重缺氧和CO_2潴留可直接抑制心血管中枢,造成心脏活动受抑制和血管扩张、血压下降和心律失常等严重后果。急性严重缺氧可导致心室颤动或心搏骤停。长期慢性缺氧可导致心肌纤维化、心肌硬化、肺动脉高压,最终发展为肺源性心脏病。

（3）对呼吸的影响：缺氧和 CO_2 潴留对呼吸的影响都是双向的，既有兴奋作用又有抑制作用。当 $PaO_2 < 60mmHg$ 时，刺激颈动脉窦、主动脉体化学感受器，使通气加强，而 $PaO_2 < 30mmHg$ 时，呼吸受到抑制。

（4）其他：对肾功能的影响，功能性改变，甚至发生肾功能不全；对消化系统的影响，缺氧直接或间接损害肝细胞导致丙氨酸氨基转移酶上升，导致呼吸衰竭引起消化功能障碍，甚至出现胃肠黏膜糜烂、坏死、出血和溃疡。缺氧抑制细胞代谢，产生大量乳酸，导致代谢性酸中毒。二氧化碳潴留，导致呼吸性酸中毒。严重或持续缺氧可使能量产生不足，导致钠泵功能障碍，造成高钾血症和细胞内酸中毒。

二、临床评估与判断

1.病情评估

（1）临床表现如下。①呼吸困难：是最早出现的症状。急性呼吸衰竭早期表现为呼吸频率增加，病情严重时出现呼吸困难，辅助呼吸肌活动增加，可出现"三凹征"。慢性呼吸衰竭表现为呼吸费力伴呼气延长，严重时呼吸浅快，并发 CO_2 麻醉时出现浅慢呼吸或潮式呼吸；中枢性疾病或中枢性神经抑制药物所致的呼吸衰竭，表现为呼吸节律改变，如潮式呼吸、比奥呼吸等。②发绀：缺氧的典型表现，但贫血者不明显或者不出现发绀，因严重休克等引起末梢循环障碍的患者，即使动脉血氧分压尚正常，也可出现发绀，称作外周性发绀，而真正由于动脉血氧饱和度降低引起的发绀，称作中央性发绀。③精神神经症状：急性缺氧可导致精神错乱、躁狂、昏迷、抽搐等症状，如合并急性 CO_2 潴留，可出现肺性脑病，肺性脑病表现为神志淡漠、嗜睡、扑翼样震颤，甚至呼吸骤停。④循环系统表现：多数患者有心动过速，严重低氧血症和酸中毒可导致心肌损害，亦可引起周围循环衰竭、血压下降、心律失常、心搏骤停。⑤其他：尿中出现蛋白、红细胞、红细胞管型，应激性溃疡导致上消化道出血。

（2）临床评估如下。①判断患者是否需要马上进行气管插管和正压通气。如果患者意识状态严重受抑制或昏迷，严重呼吸窘迫，非常慢而不规则的濒死性呼吸频率，明显的呼吸肌疲劳，周围性发绀或面临发生呼吸心搏骤停的高度危险，通常需要马上进行气管插管和机械通气；②患者是否存在呼吸窘迫，呼吸窘迫常提示呼吸中枢的功能是正常的，是接受了因血气异常刺激化学感受器的反馈作用引起的；③是否存在皮肤、口唇或甲床的周围性发绀，如有，则代表显著的低氧血症存在，但是没有发绀并不能排除严重性低氧性呼吸衰竭，尤其对于严重贫血的患者；④中枢呼吸驱动水平以下的损害常表现为浅快呼吸和呼吸窘迫，而急性低氧性呼吸衰竭常表现为快而深的呼吸用力和呼吸窘迫。

2.辅助检查

（1）动脉血气分析：判断呼吸衰竭和酸碱失衡的严重程度及指导治疗。

（2）肺功能检测：某些重症患者的检测受到限制，但是可以通过肺功能判断通气功能障碍的性质（阻塞性、限制性或混合性）及是否合并换气功能障碍，并对其严重程度进行判断。

（3）肺部影像学检查：有助于分析呼吸衰竭的病因。

三、监测与护理

1.监测要点

（1）观察患者生命体征，尤其是呼吸频率、节律、深度的变化，缺氧及 CO_2 潴留改善情况，观察意识状态及神经精神症状、心率、心律、血压；观察发绀、皮肤温湿度、皮肤黏膜的完整性、出血倾向，结膜有无充血及水肿，两侧呼吸运动的对称性，肺部叩诊、呼吸音及啰音，心率、心律，腹部有无胀气及肠鸣音的情况，昏迷患者要检查瞳孔大小及对光反射、肌张力、腱反射及病理反射等。

(2)监测血氧饱和度(SpO_2)，可通过监护仪上的血氧仪直接测到，它是一种无创性连续监测，对评估缺氧程度、考核氧疗效果及调整吸氧浓度有一定的参考价值，但由于氧离曲线的特点及局部血液循环状态会影响 SpO_2 值，使其在抢救中受到一定限制。

(3)监测液体平衡状态，观察和记录每小时尿量和液体出入量，注意电解质变化。

(4)及时监测动脉血气分析和生化检查结果，了解电解质和酸碱平衡情况。

2.护理措施

(1)保持呼吸道通畅

保持呼吸道通畅是最基本、最重要的治疗和护理措施。①若患者昏迷，应使其气道处于开放状态；②清除气道内分泌物和异物：保持呼吸道湿化，根据病情进行翻身、叩背等，如果分泌物严重阻塞气道，应立即进行机械吸引；③必要时建立人工气道；④缓解支气管痉挛，使用支气管扩张药，必要时遵医嘱应用肾上腺皮质激素。做好口咽部护理、防止误吸，选择适当胸部物理治疗。

(2)机械通气护理

根据病情选择有创通气或者无创通气，预防机械通气并发症，如气胸、呼吸机相关性肺炎等；人工气道的护理，如固定稳妥、湿化满意、气囊监测、气道分泌物吸引及撤机护理。

(3)氧疗

氧疗是改善低氧血症的主要手段，氧疗的效应是通过提高肺泡氧分压，增加氧弥散能力，提高 PaO_2，改善低氧血症导致的组织缺氧，一般将 $PaO_2 < 60mmHg$ 定为氧疗的指征，根据缺氧程度决定给氧浓度，一般分为三种：①低浓度给氧，吸入氧气浓度低于 35%；②中浓度给氧，吸入氧气浓度为 35%~60%；③高浓度给氧，吸入氧气浓度高于 60%。急性呼吸衰竭患者保证 PaO_2 迅速提高到 60mmHg，或 SpO_2 达 90% 以上的前提下，尽量降低氧浓度；低氧性呼吸衰竭患者应提高氧浓度，增加 PEEP 或延长吸气时间(Ti)，以增加氧饱和度；高碳酸性呼吸衰竭患者应增加潮气量，或加快呼吸机的呼吸频率，以加速 CO_2 排出。

(4)支持治疗

重症患者需进行积极抢救和监护，进行机械通气时，预防和控制感染，做好院内感染的预防措施，避免院内感染的发生。

(5)饮食护理

给予高蛋白、高脂肪、低糖饮食，必要时给予鼻饲、静脉营养。

(6)心理护理

急性呼吸衰竭的患者因呼吸困难，预感病情危重，可能危及生命，常会产生紧张焦虑情绪，应多了解和关心患者的心理状况，特别是对建立人工气道和使用机械通气的患者，应经常巡视，让患者说出或写出引起或加剧焦虑的因素，指导患者放松，分散注意力和引导性想象技术，以缓解紧张和焦虑情绪。

（7）健康教育

①讲解疾病的康复知识；②鼓励进行呼吸运动锻炼，教会患者进行有效咳嗽、咳痰技术，如缩唇呼吸、腹式呼吸、体位引流、叩背等方法；③遵医嘱正确使用药物，熟悉药物的用法、剂量和注意事项等；④教会患者家庭氧疗的方法，告知注意事项；⑤指导患者制订合理的活动与休息计划，教会其减少氧耗量的活动与休息方法；⑥增强体质，避免各种引起呼吸衰竭的诱因。如鼓励患者进行耐寒锻炼和呼吸功能锻炼，用冷水洗脸等，来提高呼吸道抗感染的能力；指导患者合理安排膳食，加强营养，达到改善体质的目的；避免吸入刺激性气体，劝告吸烟者戒烟；避免劳累、情绪激动等不良影响因素刺激；嘱患者少去人群拥挤的地方，尽量避免与呼吸道感染者接触，减少感染机会。

第二节　急性肺损伤和急性呼吸窘迫综合征

急性肺损伤（ALI）是一个以急性炎症和肺毛细血管通透性增加为特征的临床综合征，其病理特点为弥漫性肺泡毛细血管膜损伤，胸部 X 线片出现肺弥漫性浸润影，临床表现为单纯给氧难以纠正的低氧血症，ALI 最严重的情况是急性呼吸窘迫综合征（ARDS）。ARDS 是指由各种肺内和肺外致病因素所导致的急性弥漫性肺损伤和进而发展的急性呼吸衰竭。其主要病理特征是炎症导致的肺微血管通透性增高，肺泡腔渗出富含蛋白质的液体，进而导致肺水肿及透明膜形成，常伴有肺泡出血。其病理生理改变以肺顺应性降低，肺内分流增加以及通气血流比值失调为主。目前采用中华医学会呼吸病分会制定的诊断标准。

1.有 ALI 和（或）ARDS 的高危因素。

2.急性起病、呼吸频数和（或）呼吸窘迫。

3.低氧血症，氧合指数（PaO_2/FiO_2）≤300mmHg 时为轻度 ARDS，≤200mmHg 时为中度 ARDS，≤100mmHg 时为重度 ARDS。

4.胸部 X 线检查示两肺浸润阴影。

5.肺毛细血管楔压（PCWP）≤18mmHg 或临床上能排除心源性肺水肿。

一、病因与发病机制

1.病因

引起 ARDS 的病因很多，可以分为肺内因素（直接因素）和肺外因素（间接因素），但这些直接和间接因素及其所引起的炎症反应、影响改变及病理生理反应常常相互重叠。其常见病因如下。

（1）肺内因素：指对肺的直接损伤。其包括：①化学性因素，如吸入胃内容物、毒气、烟尘及长时间吸入纯氧等；②物理性因素：如肺挫伤、淹溺；③生物性因素，如重症肺炎。国外有报道，误吸胃内容物是发生 ARDS 的最常见因素，当吸入物的 pH 值小于 2.5 时尤其容易发生 ALI，而我国引起 ARDS 最主要的危险因素是重症肺炎。

（2）肺外因素：包括各种类型的休克、败血症、严重的非胸部创伤、大量输血、急性重症胰腺炎、药物或麻醉品中毒等。

2.发病机制

ALI 和 ARDS 的发病机制尚未完全阐明。目前认为,除上述危险因素对肺泡膜造成直接损伤外,最重要的是多种炎症细胞(巨噬细胞、中性粒细胞、血小板)及其释放的炎性介质和细胞因子间接介导的肺炎症反应,激发机体产生系统性炎症反应综合征,即机体失控的自我持续放大和自我破坏的炎症反应,使肺功能残气量和有效参与气体交换的肺泡数量减少,导致弥散和通气功能障碍、通气/血流比例失调和肺顺应性下降。ARDS 主要有三个病理阶段:渗出期、增生期和纤维化期,常重叠存在。肺组织的大体表现为呈暗红或紫红的肝样变,可见水肿、出血,重量明显增加,切面有液体渗出。

二、临床评估与判断

1.病情评估

(1)询问患者或家属有无原发病,如感染、外伤、大手术、中毒等,症状出现的时间,患者的呼吸状况。患者除原发病的表现外,常在受到发病因素攻击(严重创伤、休克、误吸胃内容物等)后 12~48 小时内(偶有长达 5 天)突然出现进行性呼吸困难、发绀,常伴有烦躁、焦虑、出汗,患者常感到胸廓紧束、严重憋气,即呼吸窘迫,不能被氧疗所改善,也不能用其他心肺疾病所解释。咳嗽、咳痰,甚至出现咳血水样痰或小量咯血。早期多无阳性体征或闻及少量细湿啰音;后期可闻及水泡音及管状呼吸音。

(2)呼吸窘迫:是 ARDS 最常见的症状。其主要表现为气急和呼吸频率增加。呼吸次数大多在 25~50 次/分,其严重程度与基础呼吸频率和肺损伤的严重程度有关。基础呼吸频率越快和肺损伤越严重,气急和呼吸频率增加越明显。

2.辅助检查

(1)胸部 X 线片:胸部 X 线片以演变快速多变为特点。早期无异常或出现肺纹理增多,边缘模糊,继之出现斑片并逐渐融合成大片状磨玻璃或实变浸润阴影,大片状阴影中可见支气管充气征。后期可出现肺间质纤维化改变。

(2)动脉血气分析:典型的改变为 $PaCO_2$ 降低,pH 值升高。在后期,如果出现呼吸肌疲劳或合并代谢性酸中毒,则 pH 值可低于正常,甚至出现 $PaCO_2$ 高于正常。

(3)床边肺功能监测:肺顺应性降低,无效腔通气量比例(V_d/V_t)增加,但无呼气流速受限。

(4)血流动力学监测:通常仅用于与左心衰竭鉴别有困难时,一般毛细血管楔压(PCWP)<12mmHg,若>18mmHg 则支持左心衰竭的诊断。

三、监测与护理

1.监测

(1)密切监测生命体征,尤其是呼吸频率、节律、深度的变化,如呼吸频率,当安静平卧时,呼吸频率>25 次/分,常提示有呼吸功能不全,是 ALI 的先兆期表现。

(2)准确记录每小时出入量,合理安排输液速度,避免入量过多加重肺水肿。

(3)肠内营养时应注意观察有无胃内潴留,对有消化道出血的患者可进行肠外营养,注意监测血糖变化。

(4)机械通气,监测机械通气是 ALI/ARDS 治疗的最为有效的方法之一,ALI 阶段的患者可试用无创正压通气,无效或病情加重时应尽快气管插管或切开进行有创机械通气。机械通气可减少呼吸功耗,以达到改善换气和组织氧合的目的。其治疗 ALI/ARDS 的关键在于,复张萎陷的肺泡并使其维持在开放状态,以增加肺容积和改善氧合,同时避免肺泡随呼吸周期反复开闭所造成的损伤。

目前,ALI/ARDS 的机械通气推荐采用肺保护性通气策略和肺开放通气策略。肺保护性通气策略的概念主要包括以下两点:①严格限制潮气量和气道压,减少肺容积伤和压力伤的发生;②使用一定水平的呼气末正压(PEEP)减少肺萎陷伤的发生。肺开放通气策略主要是采用肺泡复张手法在机械通气过程中,间断给予高于常规平均气道压的压力并维持一定的时间(40 秒),一方面可使更多的萎陷肺泡重新复张,另一方面还可以防止吸收性肺不张。

2.护理

(1)ARDS 的干预措施

ARDS 属于很难处理并且死亡率高的临床综合征。很多专家在过去几十年发展了各种类型的干预措施去处理 ARDS,包括:

1)采用小潮气量(6mL/kg)进行通气。

2)发展各种肺部保护通气模式,如双水平气道正压通气模式(BiVent,Bi-level,Biphasic)、APRV、PRVC 等通气模式。

3)肺泡复张术(ARM):当 ARDS 病患者出现严重缺氧时,利用呼吸机给予患者一个高 PEEP(如 40cmH$_2$O)和保持一段时间(如 40 秒),可以把部分已经塌陷的肺泡重新打开。

4)俯卧位通气:如果进行过几次肺泡复张术,但患者仍然处于缺氧,可以帮患者翻身,进行俯卧位通气(严重的低血压、室性心律失常、颜面部创伤及未处理的不稳定性骨折为俯卧位通气的相对禁忌证)。俯卧位通气可以把曾经被心脏和纵隔压致塌埴的肺泡重新打开,改善通气灌注比,增加氧合。俯卧位通气的翻身时间长度在国际上没有统一的标准,从 4 小时翻身一次到 48 小时才翻身一次都有,但以 12~16 小时翻身一次最普遍。近年的 Meta 分析显示,合并采用肺部保护模式(小潮气量)进行通气,并同时采用俯卧位通气,能降低 ARDS 患者的死亡率。

5)体外膜氧合(ECMO):体外膜氧合是过去几十年一直用于心胸外科病房或 ICU 对心肺衰竭进行心肺支持的一种体外循环技术。2009 年出现的甲型流感,导致很多患者出现了 ARDS。有些国家采用 ECMO 来治疗这类患者,发现可以提高生存率,此后世界各地的 ICU 都开始采用 ECMO 来治疗此类患者。ECMO 可以分 VV-ECMO 及 VA-ECMO。VV-ECMO 用于处理肺部疾病,如 ARDS;VA-ECMO 用于处理心脏疾病,如心肌炎。但要强调,ECMO 本身是没有治疗功效的,它只是让患者的器官暂时休息,再让身体进行自我修复。

6)其他干预:有一些干预措施曾经使用过,但后来由于循证证据不多,目前应用较少。这些干预包括吸入性一氧化氮、高频振荡通气、液体通气等。

(2)护理措施

1)机械通气护理:详见机械通气部分。ARDS 通气的重点是预防难治性低氧血症的出现。小潮气量和足够水平呼气末正压(PEEP)的应用,可在降低进一步气压伤和院内获得性肺炎的同时维持氧合在一个合适的水平。进行机械通气时多需建立人工气道,因而必须做好人工气道的护理,如人工气道固定、湿化、分泌物吸引等工作。长期进行机械通气的患者,停用呼吸机前做好撤机前的护理。

2)氧疗护理:一般需高浓度(>50%)给氧,使 PaO_2>60mmHg 或 SpO_2>90%。但通常的鼻导管或面罩吸氧难以纠正缺氧状态,必须及早应用机械通气。注意观察患者的呼吸状况、口唇颜色,呼吸变化时还应注意有无烦躁、恶心、呕吐等氧中毒症状,一经发现立即降低氧流量并通知医生处理。注意监测动脉血气分析,及早发现病情变化在氧疗中尤为重要。

3)液体管理:保持循环系统较低的前负荷可减少肺水的含量,可以缩短上机时间和降低病死率。ARDS 液体管理的目标是,在最低水平(5~8mmHg)的 PCWP 下维持足够的心排血量及氧运输量。在早期可给予高渗晶体液,一般不推荐给予胶体溶液,可通过输血保持血细胞比容在 40%~50%;同时限制入量,辅以利尿药,使出入量保持一定水平的负平衡。有条件可监测 PCWP,在不明显影响心排血量和血压的情况下尽量降低 PCWP。若限液后血压偏低,可使用多巴胺和多巴酚丁胺等血管活性药物。

近年来,呼吸支持技术的进步可使多数 ARDS 患者不再死于低氧血症,而主要死于MODS。ARDS 可使肺外脏器功能受损,而肺外脏器功能受损又能反过来加重 ARDS。因此,加强液体管理、尽早开始肠内营养,注意循环功能、肾功能和肝功能的支持对于防止 MODS 的发生有重要意义。

4)用药护理:感染是导致 ARDS 的常见原因,也是 ALI/ARDS 的首位高危因素;而 ALI/ARDS 又易并发感染,所以对于所有的患者都应怀疑感染的可能,除非有明确的其他导致ALI/ARDS 的原因存在。治疗上宜选择广谱抗生素。抗菌药物遵医嘱在规定的时间内滴入,使用过程中注意药物的不良反应;使用呼吸兴奋剂时要保证呼吸道通畅,滴速不宜过快,用药后注意患者神志及呼吸的变化,若出现头痛、恶心、呕吐、上腹不适等不良反应时要减慢滴速,并报告医生;使用糖皮质激素时要定期检查口腔等部位有无真菌感染,并做相应处理;纠正低血钾,并了解补钾后血钾变化的情况。

5)生活护理:病室空气清新,保持室内温湿度适宜;做好皮肤护理,定时协助患者更换体位,保持床单位干燥清洁,防止压疮的形成;做好口腔护理,每日 2 次;协助患者保持肢体功能位,并进行肢体功能锻炼;鼓励患者进食高蛋白、高脂肪、低碳水化合物的食物,遵医嘱做好鼻饲或静脉营养;进行肠内营养时注意观察患者有无胃内潴留,对有消化道出血的患者可进行肠外营养,注意监测血糖变化,保证充足的液体入量,液体入量保持在 2500~3000mL。

6)心理护理:由于患者健康状况发生变化,不适应环境,易出现紧张不安、抑郁、焦虑、悲痛、治疗不合作等。因此,医护人员应充分理解患者,主动亲近、关心患者,积极采用语言与非语言的沟通方式,了解患者的心理障碍及需求,提供必要的帮助,同时安排其与家人或朋友的探视,以缓解压力,满足其爱与归属的需求,促进健康。

7)健康教育:①疾病知识指导:向患者及家属讲解疾病的发生、发展与转归,讲解配合治疗的意义;②呼吸功能的锻炼:指导患者深呼吸,有效咳嗽、咳痰,体位引流,翻身叩背,提高患者自我护理能力,加速康复,延缓肺功能恶化;③给予用药指导,告知患者药物使用的方法剂量、注意事项,药物的作用及不良反应的观察;④指导患者进行家庭氧疗,并讲解其注意事项,吸氧浓度不宜太高,高浓度吸氧时间不能超过 72 小时;⑤病情好转后给予适当的活动,制订合理的活动计划,如床上手足运动—坐—站—呼吸—体操—步行;⑥增强体质,避免诱发因素,避免劳累、情绪激动等不良因素的刺激;尽量少去人员密集的地方,避免接触呼吸道感染的患者,减少感染的机会;指导安排合理的饮食,加强营养,达到改善体质的目的;戒烟,避免吸入刺激性气体和有毒气体;鼓励患者积极进行耐寒锻炼和呼吸功能锻炼,如冷水洗脸可以提高呼吸道抗感染的能力;⑦告知患者若呼吸困难加重、发绀明显,应尽早、及时就医治疗。

第三节　肺部感染

呼吸系统结构复杂精细,包括鼻、咽、喉、气管、支气管、肺、胸膜及胸膜腔等。呼吸系统的任何部位均可发生感染,气管以上部位的感染称为上呼吸道感染,支气管以下部位的感染可统称为下呼吸道感染,下呼吸道感染习惯上也称为肺部感染。其病原微生物种类繁多,按其结构、组成等差异可分为三大类:①非细胞型微生物——病毒;②原核细胞型微生物——细菌、支原体、衣原体、立克次体、螺旋体、放线菌;③真核细胞型微生物——真菌、原虫。在我国,以细菌感染性疾病最常见。

肺部感染是指感染性病原体引起的肺炎。发生肺部感染与否取决于侵入下呼吸道的病原体的毒力和数量以及机体的机械屏障和免疫功能状态。微生物入侵下呼吸道和肺的途径有:①通过向纵隔或膈下区直接蔓延;②肺外感染灶的血行种植;③环境空气中的微生物被吸入到下呼吸道;④口咽部分泌物的误吸。

进入下呼吸道的病原体只有达到一定数量才会导致感染,正常情况下,人体可以通过自身的构造达到阻止微生物增殖的作用:①支气管黏液捕获病原体,再经过纤毛上皮细胞摆动和咳嗽动作将黏液排出到咽喉部;②溶酶菌、乳铁蛋白、免疫球蛋白和补体等呼吸道分泌物中的体液免疫因子可杀死细菌或抑制黏附,一些分泌蛋白有抑制呼吸道病毒的作用;③肺泡巨噬细胞等具有免疫功能。当这些构造受到损伤,其保护作用也大大下降,因此,发生肺部感染的可能性增加。

一、细菌性肺炎

(一)概述

细菌性肺炎最常见,占成人各类病原体肺炎的 80%,本节以病原菌为肺炎链球菌、金黄色葡萄球菌引起的肺炎为例讲述细菌性肺炎。肺炎链球菌肺炎是由肺炎链球菌或呈肺炎球菌所引起的肺炎,约占社区获得性肺炎的 50%。葡萄球菌肺炎是由葡萄球菌引起的急性化脓性炎症,常发生于有基础疾病如糖尿病、血液病、艾滋病、肝病、营养不良、酒精中毒、静脉吸毒或原有支气管肺疾病者,流感后、病毒性肺炎后或儿童患麻疹时也易罹患。若不及时治疗或治疗不当,病死率很高。

(二)病因与发病机制

肺炎链球菌为革兰染色阳性球菌,有荚膜,毒力与荚膜中的多糖有关,可在干燥痰液中存活数月,但在阳光直射 1 小时或加热至 52℃10 分钟即可被杀灭。机体免疫功能正常时,其是寄居在口腔及鼻咽部的一种正常菌群,免疫功能受损直接侵入人体而致病。

葡萄球菌为革兰染色阳性球菌,其致病物质主要是毒素与酶,金葡菌凝固酶为阳性,是化脓性感染的主要原因,但其他凝固酶阴性也可引起感染。

(三)临床评估与判断

1.病情评估

(1)了解患者近期有无受凉、淋雨、疲劳、醉酒、病毒感染史;是否有挑食、不良生活习惯等;是否患有慢性疾病等;是否接种过流感疫苗、肺炎疫苗等。

(2)临床表现:两者症状均起病急骤,出现寒战、高热、咳嗽,肺炎链球菌肺炎痰不多可带血,典型者为铁锈色痰可有胸痛,深呼吸加重,并可放射至肩部及腹部,偶有恶心、呕吐、腹泻或腹痛,易被误诊为急腹症;葡萄球菌肺炎咳痰量多,为脓性痰,带血丝或呈粉红色乳状,毒血症状明显,全身肌肉关节酸痛,体质衰弱,精神萎靡,病情严重者可出现周围循环衰竭。

(3)体征:肺炎链球菌呈急性病容,面颊绯红,鼻翼扇动,皮肤灼热,干燥,口角及鼻周有单纯疱疹;病变广泛时可有发绀,有脓毒症者可出现皮肤、黏膜出血点,巩膜黄染。早期肺部体征不明显,发生实变后叩诊浊音,触觉语颤增强并可闻及支气管呼吸音,重症感染时可伴休克、ARDS及神经精神症状。

葡萄球菌肺炎早期可无体征,常与严重的中毒症状和呼吸道症状不平行,然后可出现两肺散在的湿啰音,病变较大或融合时可有肺实变体征,气胸或脓气胸可有相应症状。

2.辅助检查

(1)血常规:血白细胞升高,中性粒细胞升高,并有核左移。

(2)胸部 X 线:肺炎链球菌早期影像仅见肺纹理增粗,或受累的肺段、肺叶稍模糊,随病情进展,表现为大片炎症浸润阴影或实变影,在实变影中可见支气管充气征,肋膈角可有少量胸腔积液。葡萄球菌肺炎影像显示肺段或肺叶实变,可早期形成空洞,或呈小叶状浸润,其中有多个或单个的液气囊腔。

(3)痰培养:24～48 小时可以确定病原体。肺炎链球菌肺炎患者可咳出脓性或铁锈色痰。

(4)血培养:10%～20%的患者合并菌血症,故重症肺炎应做血培养。

(5)其他:抽胸腔积液细菌培养,聚合酶链反应及荧光标记抗体检测等。

二、病毒性肺炎

(一)概述

病毒性肺炎是由上呼吸道病毒感染向下蔓延所致的肺部感染。引起成人病毒性肺炎的常见病毒为甲型或乙型流感病毒、副流感病毒、腺病毒、呼吸道合胞病毒和冠状病毒等。呼吸道病毒可通过飞沫或直接接触传播,传播速度快。因病毒从呼吸道侵入,所以病毒性肺炎常伴有气管、支气管炎。本病多发生于冬、春季节,可暴发或散发流行。婴幼儿、老人或原有心肺疾病者病情较重,死亡率高。

巨细胞病毒在人群中的自然感染率最高,血清学检测巨细胞(CMV)抗体阳性率达40%～100%,CMV是先天性获得免疫缺陷儿童和继发性免疫功能低下患者感染最常见的病原体之一。在肾、肝、心、肺移植受体和获得性免疫缺陷综合征患者中,CMV是引起感染和死亡的最主要病原体之一,同时巨细胞病毒的感染可以使机体免疫功能进一步下降,易导致更为严重的真菌和细菌双重感染。

(二)病因与发病机制

免疫抑制宿主为疱疹病毒、麻疹病毒的易感者;骨髓移植和器官移植受者易患疱疹病毒和巨细胞病毒性肺炎。患者可同时受一种以上病毒感染,并常继发细菌感染如金黄色葡萄球菌感染,免疫抑制宿主还常继发真菌感染。病毒性肺炎为吸入性感染。

(三)临床评估与判断

1.病情评估

(1)了解患者既往史,是否进行过器官移植或者是否有免疫性相关疾病;了解患者居住史是否处于病毒流行区域;了解患者密切接触的人有无特殊患病经过。

(2)临床表现:病毒性肺炎起病较急,发热、头痛、全身酸痛、倦怠等全身症状较突出,常在急性流感症状尚未消退时即出现咳嗽、少痰或白色黏痰、咽痛等呼吸道症状。小儿或老年人易发生重症肺炎,表现为呼吸困难、发绀、嗜睡、精神萎靡甚至发生休克、心力衰竭和呼吸衰竭或ARDS等并发症。本病常无显著的胸部体征,病情严重者有呼吸浅速、心率增快、发绀、肺部干、湿性啰音。

2.辅助检查

(1)血常规:白细胞总数正常,稍高或偏低。血沉通常在正常范围。

(2)痰培养:痰涂片白细胞中以单核细胞较多,痰培养常无致病细菌生长。

(3)胸部 X 线:检查可见肺纹理增多,磨玻璃状阴影,小片状浸润或广泛浸润、实变,病情较为严重者显示双肺弥漫性结节性浸润,但大叶实变及胸腔积液者均不多见。病毒性肺炎的致病原因不同,其影像亦有不同。

(4)病原学检查:病毒分离、血清学检查。

三、真菌性肺炎

(一)概述

肺真菌病是指由真菌引起的肺部疾病,主要指肺和支气管的真菌性炎症或相关病变,广义上讲可以包括胸膜和纵隔。引起肺真菌病的真菌种类目前以念珠菌、曲霉、组织胞浆菌最为常见,其次为新型隐球菌、球孢子菌、毛霉菌等。

临床上通常把真菌分为致病性真菌与条件致病性真菌。①致病性真菌:或称为传染性真菌,属原发性真菌,常导致原发性外源性真菌感染,可侵袭免疫功能正常宿主,免疫功能缺陷的患者易致全身播散,病原性真菌主要有组织胞浆菌、球孢子菌、副球孢子菌、皮炎芽生菌、足癣菌和孢子丝菌等;②条件致病性真菌:或称为机会性致病菌,如念珠菌、曲霉菌、隐球菌等,这些真菌多为腐生菌或植物致病菌,对人体的病原性弱,但在宿主存在真菌感染的易患因素时,会导致深部真菌感染,但临床上也可见到无明确宿主因素的病例。

(二)病因与发病机制

真菌多在土壤中生长,孢子飞扬于空气中,被吸入到肺部可引起肺真菌病(外源性)。有些真菌为寄生菌,当机体免疫力下降时可引起感染,体内其他部位真菌感染亦可经淋巴或血液到肺部,为继发性肺真菌病。健康人对于真菌具有较强的抵抗力,很少患有此类疾病,当机体有基础疾病(如糖尿病、白血病等)或免疫功能受损的情况下,尤其是长期应用广谱抗生素、糖皮质激素、免疫制剂、细胞毒性药物及体内留置导管时,真菌乘虚而入,发生肺真菌病。近年来,由于人口老龄化及上述药物的广泛应用,肺真菌感染有逐渐增多的趋势,而本病症状、体征及X 线征象多无特征性,诊断有一定困难,治疗上尚无理想药物,预后差,死亡率高,因此预防就更为重要。

(三)临床评估与判断

1.病情评估

(1)了解患者的一般情况,是否有某些慢性基础疾病,如肺结核、恶性肿瘤、糖尿病、营养不良、烧伤等;近期是否进行创伤性检查,如导管置入;是否接触过发霉或霉变的东西,或者长时间在潮湿环境中生活;有无长期使用抗生素、免疫抑制剂、细胞毒性药物等。

(2)临床表现:在有基础疾病(如白血病、恶性肿瘤等)、使用糖皮质激素、免疫抑制剂、广谱抗生素或体内留置导管的情况下,有发热、咳嗽、咳痰(黏液痰或呈乳白色、棕黄色痰,也可有血痰)、胸痛、消瘦、乏力等症状时,应考虑肺真菌感染的可能。肺部体征呼吸音降低,出现干、湿啰音,也可有肺部叩诊浊音。

2.辅助检查

(1)痰液检查:痰涂片可见真菌的菌丝或孢子。痰培养可鉴定菌种。肺念珠菌病的支气管炎型咳痰为多量白泡沫塑料状稀痰,随病情进展,痰稠如蛋糊状;而肺炎型,痰可呈胶冻状。肺曲霉病中五种类型,其中变应性支气管肺曲霉病咳棕黄色脓痰,痰中有大量嗜酸性粒细胞及曲霉丝,烟曲霉培养为阳性。

(2)胸部 X 线、CT 检查:可呈多种炎性阴影,如叶、段性的片状、块状或弥漫性小结节状阴影,但无特异性。支气管炎型肺念珠菌病,X 线影像可仅示两肺中下野纹理增粗,肺炎型肺念珠菌病 X 线检查可显示双下肺纹理增多有纤维条索影,伴散在的大小不等、形状不一的结节状阴影;侵袭性肺曲霉病胸部 X 线片示以胸膜为基底的多发楔形、结节、肿块阴影或空洞,有些患者的 CT 表现早期为晕轮征,后期为新月体征,变应性支气管肺曲霉病 X 线片或 CT 显示中央型支气管扩张(肺野内侧 2/3 的支气管)和一过性肺浸润,表现为上叶一过性实变或不张,磨玻璃阴影伴马赛克征,黏液嵌塞,可发生于双侧;肺隐球菌影像学特征为胸膜下结节或团块,单发或多发,边缘整齐常有空洞形成,洞壁比较光滑;肺孢子菌肺炎 CT 检查可见磨玻璃样肺间质浸润,伴有低氧血症。

(3)血清学检查:特异性抗体检测有助于诊断。

四、免疫受损宿主肺部感染

(一)概述

正常机体具有物理和化学屏障、非特异性免疫和特异性免疫功能,防御各种病原体侵入机体和感染。任何原因所致的影响和(或)损伤上述免疫功能,均可导致机体免疫功能受损,容易引起感染。近年来,随着肿瘤放化疗等治疗技术的进步、肿瘤患者生存期延长、器官移植的突破和发展、HIV 感染和获得性免疫缺陷综合征(AIDS)的出现和流行,免疫功能受损(ICH)的患者明显增加和不断积累,已经成为临床的一大难题。感染是影响 ICH 患者病程和预后的最主要因素,其中肺部为最常见的感染靶器官。

(二)病因与发病机制

ICH 的肺部感染受两方面的影响,即患者的功能状态和患者所接触的环境。ICH 肺部感染根据患者所接触的环境可分为社区和医院获得性感染。一般认为体液免疫受损易导致细胞外寄生菌的感染,细胞免疫受损易引起细胞内寄生菌的感染。发病机制包括如下。

1.粒细胞缺陷

粒细胞数量减少$(0.5\sim1.0)\times10^9/L$,如白血病化疗、实体肿瘤化疗、再生障碍性贫血、实体器官移植和骨髓移植患者中易发生;粒细胞功能异常:高免疫球蛋白 E 综合征、遗传性氧化杀伤活性异常。

2.细胞免疫缺陷

临床大多为继发性的细胞免疫缺陷,如淋巴瘤、实体肿瘤患者的化疗和放疗、器官移植、AIDS 等。

3.体液免疫缺陷

其主要见于补体缺乏症、免疫球蛋白缺乏、多发性骨髓瘤、脾切除等。

4.皮肤黏膜的完整性受损

各种导管的内放置、烧伤、心瓣膜置换术、创伤等可引起皮肤黏膜的损伤,破坏其防御功能,易引起皮肤邻近部位寄植菌和医院内耐药菌侵入机体,发生肺部感染。

(三)临床评估与判断

1.病情评估

(1)了解患者既往病史,是否患有肿瘤进行放化疗,是否进行过器官移植等;了解患者既往接触的环境;进行体格检查,了解基本情况,进行相应病原体检查。

(2)临床表现为起病隐匿或急剧,起病隐匿常不被患者或临床医师所察觉,而某些患者突发起病,呈暴发性经过,极易发展成为呼吸衰竭。临床症状多变,高热较为常见,少数患者因糖皮质激素、免疫抑制药等因素掩盖,未表现出发热。咳嗽少见,且以干咳居多,肺部体检较少闻及干、湿性啰音等肺部感染阳性体征,而患者的临床症状相对较为严重或危重,存在"症状与体征相分离"的现象。

2.辅助检查

(1)胸部 X 线检查:表现为双侧病变,肺部感染不易局限化,实变少见,以小片状浸润影多见,还有肺部间质改变,也有患者影像学无异常改变。

(2)痰培养及痰涂片:是细菌性肺炎诊断的常用简便方法。

(3)血培养:免疫功能低下的患者并发菌血症机会较免疫功能健全者高。

(4)血清学及分子生物学检测:血清学对分离困难的病原体诊断有一定的帮助。

(5)创伤性诊断措施:纤维支气管镜、经皮肺穿刺活检及开胸肺活检。

五、肺部感染的监测与护理

(一)监测

1.密切监测患者的生命体征

持续监护心电、血压、呼吸、血氧饱和度,监护呼吸频率、节律、呼吸音,有无出现呼吸急促、呼吸困难,口唇、指(趾)甲末梢有无发绀,如有,则需及时给予鼻导管或者面罩有效吸氧,根据病情变化调节氧浓度和氧流量。

2.观察患者的神志状态

观察患者有无神志模糊、昏睡和烦躁等。如果患者表现出烦躁不安,则可能预示病情加重,若出现嗜睡昏迷,则应采取紧急救治措施。

3.进行体温监测

若患者体温＞41℃,或高热骤降伴大汗淋漓,脉速,四肢厥冷,提示病情危重。高热患者在体温＞38.5℃时,给予抽取血培养及物理和(或)药物降温。

4.监测患者的动脉血气分析结果

及时判断患者肺通气及换气功能状态、电解质和酸碱平衡状态。

5.监测患者的循环功能

重症肺炎患者并发循环障碍时可有右房平均压正常或下降、肺动脉楔压下降、左室排出量指数升高、肺小动脉阻力下降等。

(二)护理措施

1.对症护理

(1)高热护理,每 4 小时监测体温一次,观察热型,变化规律;观察患者的面色、脉搏、呼吸、血压、食欲及出汗等情况;卧床休息减少机体耗能;加强晨晚间口腔护理,防止口腔感染;鼓励患者多饮水,每日饮水量 2000mL,必要时静脉补液。

(2)根据患者病情,合理给氧。常规鼻导管及无创正压通气不能改善缺氧时,采取气管插管呼吸机辅助通气。

(3)按照医嘱送痰培养 2 次,血培养 1 次(用抗生素前)。

(4)咳嗽、咳痰的护理:①鼓励患者深呼吸,协助翻身及进行胸部叩击,指导有效咳嗽,清除呼吸道分泌物,保持呼吸道通畅,有利于肺部气体交换;②痰液黏稠不易咳出时,按照医嘱给予雾化吸入。

(5)胸痛的护理:①观察患者疼痛的部位、性质和程度;②嘱患者注意休息,调整情绪,转移注意力,减轻疼痛;③协助患者取舒适体位:患侧卧位以降低患侧胸廓活动度,缓解疼痛;④指导患者在深呼吸和咳嗽时用手按压患侧胸部降低幅度减轻疼痛。

2.用药护理

(1)抗生素的选择:遵循大剂量、联合、静脉应用抗生素原则。轻至中度肺炎,抗生素可选择第 2 代及不具有抗假单胞菌活性的第 3 代头孢菌素(头孢曲松、头孢噻肟),β 内酰胺类和 β 内酰胺酶抑制药(氨苄西林、舒巴坦),氟喹诺酮类(环丙沙星、诺氟沙星);重症肺炎可选择抗假单胞菌 β 内酰胺类(头孢他啶、头孢哌酮、哌拉西林等),碳青霉烯类(亚胺培南),必要时联用万古霉素。

(2)抗真菌药物可选择卡泊芬净、氟胞嘧啶、多烯类等,这些药具有较强的肝肾毒性,必须谨慎选择用药时机和类型。

(3)病毒性肺炎可选择更昔洛韦、膦甲酸钠等,也可用其他增强抗巨细胞病毒免疫能力的辅助治疗药物,如人免疫球蛋白巨噬细胞病毒－特异性 CD8＋T 细胞等。

(4)应用血管活性药物,在患者经过补充血容量、吸氧、纠正酸中毒等综合治疗措施后,血压仍未回升,症状未见好转时,可以应用血管活性药物。

(5)抗胆碱能药物,抑制交感神经活动,解除血管痉挛,改善微循环灌流,解除支气管痉挛,减少支气管分泌物,保持呼吸道通畅。

(6)糖皮质激素的应用越早越好,在有效抗感染的基础上可大量短期应用,情况好转后迅速撤停。

3.并发症护理

(1)合并感染性休克时取去枕平卧位,下肢抬高 20°～30°,增加回心血量和脑部血流量,保持静脉通畅,积极补充血容量,根据病情调节输液速度,防止肺水肿,动态观察病情,及时反馈给医生,为治疗方案做出调整。

(2)合并急性肾衰竭的护理,留置导尿管,记录每小时尿量,严密观察肾功能和电解质变化,严格控制补液量和补液速度,尿量＜20mL/h 或＜80mL/24h 的急性肾衰竭者需做血液透析治疗。

4.生活护理

(1)饮食护理:鼓励患者进食软质流食,易消化、高营养、高热量的流质或半流质饮食,需要鼻饲患者可适当增加白蛋白、氨基酸等营养物质以提高抵抗力,增强抗感染效果。

(2)舒适护理:急性期绝对卧床休息,休克时取去枕平卧位;保持室内清洁安静,空气湿润;定时开窗通风,防止受凉;保持口腔清洁;大汗患者应及时更换衣物,保持床铺、衣物干燥整洁。

5.心理护理

评估患者的心理状态,采取有针对性的护理。若患者病情加重,呼吸困难、发热、咳嗽等明显不适,会导致患者烦躁和恐惧,加压通气、气管插管、机械通气患者尤为明显,上述情绪加重呼吸困难。护士要鼓励患者倾诉,多与其交流,语言交流困难时,用文字或体态语言主动沟通,尽量消除紧张恐惧心理。了解患者的经济状况及家庭成员情况,帮助患者寻求更多支持和帮助。及时向患者及家属解释,介绍病情和治疗方案,获得其信任并理解治疗和护理的作用,增加安全感,保持情绪稳定。

6.健康教育

(1)锻炼身体,指导患者坚持呼吸功能锻炼,做深呼吸运动,增强机体免疫力。

(2)减少去公共场所的次数,外出可戴口罩,感冒流行时尽量不去公共场所。

(3)季节交换时避免受凉,避免过度疲劳,尽早防治呼吸道感染。

(4)居室保持良好通风,保持空气清新,均衡膳食,戒烟限酒。

第四节　慢性阻塞性肺疾病急性加重

慢性阻塞性肺疾病急性加重(AECOPD),是慢性阻塞性肺疾病患者重要的临床病程,是以呼吸道症状加重为特征的临床事件,其症状变化程度超过日常变异范围,并导致药物治疗方案改变。频繁发作的急性加重对 COPD 患者的生活质量产生巨大负面影响,是呼吸重症常见疾病。慢性阻塞性肺疾病(COPD),简称"慢阻肺",是一种重要的慢性呼吸系统疾病,患者人数多,病死率高。目前 COPD 在全球已成为第四位的致死病因,引起了世界各国的重视。COPD 是一种可以预防、可以治疗,以持续气流受限为特征的破坏性的肺部疾病,这种气流受限不完全可逆、呈进行性发展,与肺部对有害颗粒或气体的异常炎症反应有关。其症状为气流受限、气短、咳嗽、气喘并且伴有咳痰,会逐渐削弱患者的呼吸功能。COPD 是指慢性支气管炎和肺气肿。肺功能检查可以明确诊断 COPD,即在应用支气管扩张剂后 FEV_1 占预计值％<70％。应用气流受限的程度进行肺功能评估,即以 FEV_1 占预计值％为分级标准。慢阻肺患者气流受限的肺功能分级分为 4 级。

Ⅰ级(轻度):FEV_1/FVC<70％,FEV_1≥80％预计值,伴或不伴有慢性症状(咳嗽、咳痰)。

Ⅱ级(中度):FEV_1/FVC<70％,50％≤FEV_1<80％预计值,伴或不伴有慢性症状(咳嗽、咳痰、呼吸困难)。

Ⅲ级(重度):30％≤FEV_1<50％预计值,伴或不伴有慢性症状(咳嗽、咳痰、呼吸困难)。

Ⅳ级(极重度):FEV_1/FVC<70％,FEV_1<30％预计值或 FEV_1<50％预计值,合并呼吸衰竭或临床有右心衰竭的体征。

一、病因与发病机制

AECOPD 的病因通常包括:①呼吸道感染:最常见,包括病毒性上呼吸道感染和支气管感染;②空气污染;③合并肺炎、肺栓塞、心力衰竭、心律失常、气胸和胸腔积液等;④病因不明,表现为急性加重的易感性,每年急性发作≥2 次,称为"频繁急性发作者",也许是 COPD 的一种亚型。另外,稳定期治疗的中断也是急性加重的原因之一。COPD 的相关发病因素包括个体易感因素以及环境因素两个方面,这两者相互影响。个体因素包括遗传因素、气道高反应性;环境因素包括吸烟、职业粉尘和化学物质、大气污染、感染、社会经济地位等,其中吸烟是现今公认的 COPD 重要发病因素。

发病机制如下。

(1)由于支气管的慢性炎症,使管腔狭窄形成不完全梗阻,吸气时气体容易进入肺泡,呼气时由于胸腔内压力增加使气管闭塞,残留肺泡的气体过多,使肺泡充气过度。

(2)慢性炎症破坏小支气管壁软骨,失去支气管正常的支架作用,吸气时支气管舒张,气体尚能进入肺泡,但呼气时支气管过度缩小、陷闭,阻碍气体排出,肺泡内积聚大量的气体,使肺泡明显膨胀和压力增高。

(3)肺部慢性炎症时白细胞和巨噬细胞释放的蛋白分解酶增加,损害肺组织和肺泡壁,致使多个肺泡融合成肺大疱或气肿;此外,吸烟尚可通过细胞毒性反应和刺激有活性的细胞而使中性粒细胞释放弹性蛋白酶。

(4)肺泡壁的毛细血管受压,血液供应减少,肺组织营养障碍,也会引起肺泡壁弹性减退,更易促成肺气肿的发生。

二、临床评估与判断

1.病情评估

(1)诱因和前驱症状:AECOPD 的最常见原因是气管-支气管感染,主要是病毒、细菌感染。部分病例难以确定。肺炎、充血性心力衰竭、气胸、胸腔积液、肺血栓栓塞和心律失常都是引起与 AECOPD 类似的症状,需加以鉴别。应评估患者急性发作前有无接触变应原,COPD 患者有关的检查和治疗经过,是否按照医嘱进行治疗。

(2)临床表现:AECOPD 的主要症状是气促加重,常伴有喘息、胸闷、咳嗽加剧、痰量增多、痰液颜色和(或)黏度的改变以及发热等,此外,亦可出现全身不适、失眠、嗜睡、疲乏、抑郁和精神错乱等症状。当患者出现运动耐力下降、发热和(或)胸部 X 线影像异常时,可成为

AECOPD 的征兆。痰量增加以及出现脓性痰常提示细菌感染。与加重前的病史、症状、体格检查、肺功能测定、动脉血气分析检测和其他实验检查指标进行比较,对判断 AECOPD 的严重性甚为重要。应注意了解本次病情加重或新症状出现的时间,气促、咳嗽的严重程度和频度,痰量和颜色,日常受限程度,是否出现水肿及持续时间,既往加重情况和是否住院治疗,以及目前的治疗方案等。本次加重期肺功能和动脉血气分析结果与既往对比可提供非常重要的信息,这些指标的急性改变较其绝对值更为重要。对于严重 COPD 患者,神志变化是病情变化的最重要指标,一旦出现需及时送医院诊治。是否出现辅助呼吸肌参与呼吸运动、胸腔矛盾呼吸、发绀、外周水肿、右心衰竭、血流动力学不稳定等征象,亦可有助于判定 COPD 加重的严重程度。

2.辅助检查

(1)肺功能检查:是判断气流受限的主要客观指标,对 COPD 诊断、严重程度评价、疾病进展、预后及治疗反应等有重要意义。肺功能检查适用于稳定期患者,对于大多数急性加重期患者,常不能配合完成肺功能检查。

(2)胸部影像学检查:X 线或 CT 有助于发现 AECOPD 的诱因及与其他类似症状疾病的鉴别诊断。

(3)动脉血气分析:是 AECOPD 患者的重要评价指标,能指导合理氧疗和机械通气,需参考稳定期的水平。其有助于确定低氧血症、高碳酸血症、酸碱平衡失调及判断呼吸衰竭类型。

(4)其他检查:COPD 并发细菌感染时,外周白细胞增高,核左移。痰培养可能检出病原菌。

三、监测与护理

1.监测

(1)血气分析是判断病情变化的重要依据。$PaCO_2$ 持续升高或不下降,提示病情危重;有创正压通气时避免 $PaCO_2$ 值下降过快。$PaCO_2$ 每天下降≤10mmHg,使 $PaCO_2$ 值逐渐恢复到缓解期水平,以免 $PaCO_2$ 下降过快而导致碱中毒发生。

(2)观察咳嗽、喘息、意识的变化,关注患者的主诉,有无头痛、意识障碍,球结膜水肿等。若患者出现注意力不集中、好言多动、烦躁不安、昼睡夜醒、寻衣摸物、意识恍惚,为肺性脑病的先兆,应立即报告医师进行抢救。

(3)观察发绀的程度,如颜面、末梢发绀逐渐加重,提示患者缺氧及 CO_2 潴留严重。

(4)观察痰液的颜色和量,黄脓痰、量多提示感染未控制;如为白痰、量少提示感染得到控制,病情好转。

(5)观察患者气道反应性并记录。机械通气时峰压高,咳嗽频繁,提示气道痉挛无改善,给予镇静、雾化吸入。

(6)观察人机配合及反应。一般研究显示,COPD 患者采用无创正压通气比采用有创正压通气会有更好的效果。使用有创正压通气时,需采用小潮气量、缩短吸气时间(Ti),以保护患者的肺部,同时能更有效地排出 CO_2。

(7)观察镇静药物的不良反应,如低血压、呼吸抑制等。

(8)观察患者腹胀、应激性溃疡的情况,必要时给予胃肠减压。

2.护理措施

（1）对症护理

发作期的患者呼吸道分泌物增多,黏稠,咳痰困难,协助患者叩背,鼓励和指导患者深呼吸和有效咳嗽,必要时给予雾化吸入治疗。

（2）呼吸功能锻炼

COPD患者急性症状控制后应尽早进行呼吸功能锻炼,教会患者及家属缩唇腹式呼吸方法。

（3）用药护理

①祛痰止咳药物:观察用药后痰液是否变稀容易咳出,及时协助患者排痰,对于呼吸储备功能减弱的老年人或痰量较多者,应以祛痰为主,协助排痰,不应选用强烈的镇咳药,以免抑制呼吸中枢加重呼吸道梗阻和炎症,导致病情恶化。止咳糖浆服用后半小时内不宜饮水。②解痉平喘药物:观察用药后患者咳嗽是否减轻,气喘是否消失,β_2受体激动剂常同时有心悸、心率加快、肌肉震颤的不良反应,用药一段时间后症状可减轻,如症状明显应酌情减量,茶碱引起的不良反应与其血药浓度密切相关,个体差异大,常有恶心、呕吐、头痛、失眠,严重者出现心动过速、精神失常、昏迷等。

（4）氧疗过程中的护理

患者有呼吸困难、发绀等缺氧症状时,可用氧气吸入,用氧前向患者及家属做好解释工作,在吸氧过程中监测患者的心率、血压、呼吸频率及血气指标的变化。

（5）重症患者护理

病情严重危急者,给予无创或者有创正压通气,并做好护理。

（6）心理护理

COPD患者因长期患病,会有各种消极心理反应,每次加重可能使患者心理产生恐惧和焦虑。经常与患者交流沟通了解其心理状态,尤其是与气管插管患者的非语言交流,保持心情舒畅,避免情绪激动、紧张。

（7）饮食护理

对于心肝肾功能正常的患者,应给予充足的水分和热量,每日饮水量1500mL以上,有利于维持呼吸道黏膜湿润,使痰的黏稠度降低,易于咳出。饮食宜温热、清淡,摄入富含营养和维生素的食物。忌食肥腻、辛辣、刺激性和易产气的食物,不宜进食过饱。

（8）健康教育

①戒烟、减少职业粉尘和化学品吸入、减少室内外空气污染,是预防COPD发生和防止病情进展的重要措施。戒烟是唯一最有效和最经济的降低COPD发病率和终止其进行性发展的措施。告诉患者及家属应避免烟尘吸入,气候骤变时注意预防感冒,避免受凉以及与上呼吸道感染者接触。②加强体育锻炼,要根据每个人的病情、体质及年龄等情况量力而行,循序渐进,天气良好时到户外活动,如散步、慢跑、打太极拳、练气功等,以不感到疲劳为主。③教会患者学会自我监测病情变化,尽早治疗呼吸道感染,可在家中配备常用药物及掌握其使用方法。④重视营养的摄入,改善全身营养状况,提高机体免疫力。⑤严重低氧血症患者坚持长期家庭氧疗,可明显提高生活质量和劳动能力,改善生命质量,每天吸氧10～15小时,氧流量1～2L/min,并告知家属及患者氧疗的目的及注意事项。

第五节　心源性肺水肿

肺水肿是指各种原因引起肺内血管与组织之间液体交换功能紊乱,致肺内间质液体积聚过多,甚至侵入肺泡,严重影响呼吸功能的一类疾病。肺水肿作为引起呼吸衰竭的常见病因之一,其转归受病因、肺水肿严重程度、并发症、治疗方法等多种因素的影响。临床上根据病因可将肺水肿分成两大类型:心源性肺水肿(静水压增高性水肿,如心肌梗死后出现的肺水肿)和非心源性肺水肿(通透性增强性肺水肿,如 ARDS 之后产生的肺水肿)。心源性与非心源性肺水肿鉴别要点如表 1-3 所示。

表 1-3　心源性与非心源性肺水肿

项目	心源性肺水肿	非心源性肺水肿
病史	有心脏病史	一般无心脏病史但具有其他基础疾病病史
起病	急	相对较缓
体位	端坐呼吸	可平卧
痰的性质	粉红色泡沫样痰	非泡沫痰
X 线表现	自肺门向周围蝴蝶状浸润,肺上野血管影增深	肺门不大,双肺周围弥漫性小斑片阴影
水肿液性质	蛋白含量低	蛋白含量高
水肿液胶体渗透压/血浆胶体渗透压	<60%	>75%
肺毛细血管楔压	>18mmHg	<18mmHg
听诊	双下肺湿啰音	广泛分布的湿啰音
心排血量	下降	正常或升高

心源性肺水肿主要指二尖瓣狭窄及高血压等心脏病引起的左心衰竭所致。急性心源性肺水肿(ACPE)是内科临床常见的一种急症,ACPE 往往由于肺泡及间质水肿、肺水增加、弥散功能障碍、肺容量减少、肺顺应性降低、气道阻力增加,导致呼吸肌做功增加,呼吸窘迫,影响气体交换,常迅速出现严重低氧血症。传统治疗为氧疗、强心、利尿、血管扩张、激素等,大部分ACPE 患者经初始治疗可迅速缓解症状,但仍有部分患者呈进行性恶化,因严重低氧血症、呼吸、循环衰竭而死亡。研究 ACPE 患者死亡危险因素可了解死亡原因和规律,有助于提高抢救成功率和临床预后。

一、病因与发病机制

1.病因

心源性肺水肿的患者大多患有心脏病,如冠心病、心肌病、慢性瓣膜性心脏病、先天性心脏血管畸形等,遇到一些诱发因素而发病,如高热、感染、大量过快输液、心肌梗死、严重心律失常等。

2.发病机制

心源性肺水肿的发病机制主要是静水压增高。正常情况下,肺毛细血管内静水压力和间质内静水压力受重力、全身容量状态等多种因素的影响,但由于存在一些自我代偿机制,使肺组织能在一定范围内维持合适的干、湿状态。疾病状态下,随着肺毛细血管静水压力的逐步升高,肺血管首先出现膨胀,当超出自身代偿调节范围时,即出现肺间质水肿和肺泡水肿。

二、临床评估与判断

1.病情评估

(1)评估患者有无急性广泛性前壁心肌梗死、高血压危象;有无急性肾炎、妊娠毒血症、主动脉缩窄或脑肿瘤等;患者有无感染、心律失常、劳累、输液不当及药物作用等;有无因呼吸困难而取被动体位;有无晚上睡眠因气闷、气急而突然惊醒,被迫端坐位;有无出现咳大量粉红色泡沫痰;有无交感神经兴奋症状,如四肢厥冷、苍白、出冷汗等。

(2)临床表现:常表现为急性起病,进展较快,若不及时治疗,病死率极高,其临床表现可以划分为4个时期:①间质性水肿期:主要表现为夜间阵发性呼吸困难、大汗、口唇发绀,查体可见颈静脉怒张,双肺可闻及湿啰音或哮鸣音,有时还伴有心动过速、血压升高,这是由于肺间质压力增高、气体交换功能变差、细小支气管受压变窄、缺氧等引起的支气管痉挛所致;②肺泡性水肿期:主要表现为严重的呼吸困难,呈端坐呼吸,伴有窒息感,口唇发绀加重,大汗淋漓,咳嗽,咳大量粉红色泡沫痰,心尖部第一心音减弱,可闻及病理性第三心音和第四心音,可闻及舒张期奔马律;③休克期:短时间内,大量血管内液体渗入到肺间质和肺泡,可由于心肌收缩力减弱引起心源性休克,表现为意识障碍、血压下降、皮肤湿冷、少尿或无尿;④终末期:若肺水肿进行性加重,最终会导致昏迷,因心肺衰竭而死亡。

2.辅助检查

(1)血液生化学检查:可了解患者有无肝、肾、胰腺功能异常和低蛋白血症,心肌酶作为心肌细胞损伤的敏感指标,对心源性水肿的识别有特别重要的意义。

(2)血浆钠尿肽(BNP):可用于鉴别心力衰竭及容量负荷过重的肺水肿。纽约心功能分级(NYHA)心力衰竭Ⅰ级平均BNP水平是152 ± 16pg/mL;Ⅱ级是332 ± 25pg/mL;Ⅲ级是590 ± 31pg/mL;Ⅳ级是960 ± 34pg/mL。

(3)心电图:提示是否有心肌缺血、心肌梗死、恶性心律失常等。

(4)胸部影像学检查:X线检查可以发现自肺门向周围蝴蝶状浸润,肺上野血管影增深。必要时可做胸部CT和磁共振,进一步评估肺水肿。

(5)血气分析:由于肺间质和肺泡水肿、支气管痉挛等,使得肺泡的通气功能下降,通气/血流比例失调并伴有氧弥散障碍,血气分析中PaO_2随病情发展呈进行性下降趋势。

(6)肺功能:肺水肿早期,弥散功能下降,肺顺应性轻度下降,后期随着肺顺应性越来越差,肺活量明显减少,呼吸功增加。

(7)超声心动图:有助于评价心脏结构、瓣膜功能状态及心肌收缩力等。

三、监测与护理

1.监测

(1)严密监测患者体温、血压、脉搏、呼吸、心率、血氧饱和度的变化。

(2)严密监测病情,注意患者咳嗽、咳痰情况。

（3）监测皮肤、黏膜及颈静脉充盈情况。

（4）准确记录出入量，观察尿量情况。

（5）观察身体部位水肿情况，如双下肢、腰骶部水肿。

（6）监测药物的不良反应，如利尿药易引起水电解质紊乱，血管扩张药易引起头痛，洋地黄制剂易引起黄绿视、恶心、呕吐及镇静药易引起中毒反应等。

2.护理措施

（1）急救的护理

1）体位：立即协助患者取坐位，双腿下垂，以减少静脉回流，患者常烦躁不安，需防跌倒受伤。

2）吸氧：在保证气道通畅的情况下高流量（6～8L/min）鼻导管或面罩给氧，湿化瓶中加入20％～30％的乙醇湿化，使肺泡内的表面张力降低而使泡沫破裂，有利于改善肺泡通气。对于病情特别严重者应给予无创呼吸机正压通气加压面罩给氧，上述措施无效时采取气管插管。

3）药物治疗：迅速建立两条静脉通路，遵医嘱正确用药，观察疗效和不良反应，减少肺容量，降低肺循环压力的药物，如吗啡、利尿药、血管扩张药；增加心肌收缩力的药物，如毛花苷C、氨茶碱、多巴胺；其他，激素，如地塞米松。

4）其他：发生心源性休克时，尤其是急性心肌梗死合并肺水肿者，可采取主动脉内球囊反搏术增加心排血量，改善肺水肿。

（2）生活护理

保持病室安静，注意为患者保暖，随时帮助患者擦干汗液，更换衣服，保持皮肤清洁、干爽，取舒适卧位，尽量多休息减轻心脏负荷，预防压疮的发生。饮食采用低热量饮食以减轻心脏负荷，限制钠盐摄入，避免豆类等易产气的食物，预防便秘。给予患者口腔护理。

（3）心理护理

患者常因呼吸困难而烦躁不安、焦虑、恐惧，这些情绪会加重心脏负荷，应多给予安慰，向其解释检查治疗的目的，告知患者医护人员正在积极采取措施，不适症状会逐渐得到控制。医护人员应保持冷静，操作熟练做好记录，使患者感到安全并且充满信心，控制情绪积极配合治疗。

（4）健康教育

1）积极治疗原发病，注意避免诱发因素，如感染、过度劳累、输液过快、情绪激动等。

2）饮食应清淡、易消化、富营养，每餐不宜过饱。

3）根据心功能或者医生建议合理安排休息与活动，注意劳逸结合，保持情绪稳定。

4）指导患者严格遵医嘱服药，不可轻易停药或减量。教会患者识别药物的不良反应，若发生，应及时就诊。

5）定期复查，出现憋喘、水肿、食欲缺乏、体重增加、反复咳嗽、咳痰、尿量减少等症状时，必须及时就诊。

第六节　肺栓塞

肺栓塞(PE)是来自全身静脉系统或右心的内源性栓子阻塞肺动脉或其分支引起肺循环和呼吸功能障碍的临床和病理生理综合征。PE 的栓子包括血栓、脂肪、羊水、空气、瘤栓和感染性栓子等,其中 99% 的 PE 的栓子是血栓,故称为肺血栓栓塞(PTE)。PTE 是指来自静脉系统或右心的血栓阻塞肺动脉或其分支所致疾病,为肺动脉或肺动脉某一分支被血栓堵塞而引起的病理生理过程,常常是许多疾病的一种严重并发症。临床上常见的血栓是来自下肢深静脉及盆腔静脉。肺血栓栓塞以肺循环和呼吸功能障碍为主要临床症状和病理生理特征,占肺栓塞的绝大多数,是最常见的肺栓塞类型,通常临床上所称的 PTE 即指肺栓塞。肺梗死(PI),定义为肺栓塞后,如果支配区域的肺组织因血流受限或中断而产生严重的血供障碍,因而发生坏死。深静脉血栓形成(DVT)是引起肺栓塞的主要来源,DVT 多发于下肢或者骨盆深静脉,脱落后随血流循环进入肺动脉及其分支,肺栓塞常为 DVT 的合并症。近年来,肺栓塞诊断和治疗已经取得了明显进步,心脏超声、下肢深静脉超声检查、D-二聚体测定和螺旋CT 或电子束 CT 肺动脉造影等一些先进的无创检查在临床诊断上已被广泛应用。

一、病因与发病机制

1.病因

PTE 常常是静脉系统的血栓堵塞肺动脉及其分支所引起的疾病,栓子通常来源于下肢的深静脉。静脉血栓形成的原因可能与血流淤滞、血液高凝状态和静脉内皮损伤等因素有关。一般分为原发性和继发性两类因素。

(1)原发性因素:主要由遗传变异引起,包括 V 因子突变、蛋白 C 缺乏、蛋白 S 缺乏和抗凝血酶缺乏等,以 40 岁以下的年轻患者无明显诱因反复发生 DVT 和 PTE 为特征。

(2)继发性因素:是指后天获得的易发生 DVT 和 PTE 的病理生理改变、医源性因素及患者自身因素,如创伤和(或)骨折、脑卒中、心力衰竭、急性心肌梗死、恶性肿瘤、外科手术、植入人工假体、中心静脉插管、妊娠及产褥期、口服避孕药、因各种原因的制动/长期卧床、长途航空或乘车旅行和高龄等,这些因素可单独存在,也可同时存在并发挥协同作用。其中高龄是独立的危险因素。

2.发病机制

外周静脉血栓形成后,一旦血栓脱落,即可随静脉血流移行至肺动脉内,形成 PTE,急性肺栓塞发生后,由于血栓机械性堵塞肺动脉及由此引发的神经体液因素的作用可导致一系列呼吸和循环功能的改变。

(1)呼吸功能不全:PTE 发生后可导致一系列病理生理改变,导致呼吸功能不全,出现低氧血症。主要变化包括:通气/血流比例失调,栓塞部位因血流减少,肺泡无效腔量增大,导致通气/血流比例增大,而非栓塞区由于血流重新分布使通气/血流比例减小。由于右心房压升高引起功能性闭合的卵圆孔重新开放,心内右向左分流。肺不张,栓塞部位肺泡表面活性物质分泌减少,肺泡萎陷,呼吸面积减小,同时肺顺应性下降使肺体积缩小,导致肺不张。由于各种炎性介质和血管活性物质释放引起间质和肺泡内液体增多、支气管痉挛、胸腔积液等。

(2)肺梗死(PI):肺组织接受肺动脉、支气管动脉和肺泡内气体弥散三重氧供,故 PTE 患者很少出现 PI,只有当患者同时存在心肺基础疾病或病情严重影响到肺组织的多重氧供时,才会导致 PI。

(3)对循环功能的影响:肺血管阻塞后,可以导致肺动脉高压、右心功能障碍和左心功能障碍等循环功能的改变。栓子阻塞肺动脉及其分支后,由于机械阻塞作用及由此引发的神经、体液反射和低氧血症,造成肺血管床面积减少,肺动脉阻力增大,导致肺动脉压增高,右心室后负荷增高,使体循环回心血量减少,静脉系统淤血,出现急性肺源性心脏病。肺动脉机械性堵塞和神经、体液因素引起的肺血管痉挛可使肺静脉回心血量减少,左心室充盈压下降,导致心排血量下降,进而可引起低血压或休克。主动脉内低血压和右心房压升高,使冠状动脉灌注压下降,心肌血流灌注减少,加之 PTE 时心悸耗氧增加,可致心肌缺血,诱发心绞痛。

PTE 患者的严重程度取决于上述机制的综合作用,栓子的大小和数量、栓塞次数及间隔时间、是否同时存在其他心肺疾病等对发病过程和预后有重要影响。若急性 PTE 后肺动脉血栓未完全溶解或 PTE 反复发生,可形成慢性血栓栓塞型肺动脉高压,继而出现慢性肺源性心脏病和右心衰竭。

二、临床评估与判断

1.病情评估

(1)了解患者的一般情况,如高龄、肥胖、吸烟史、活动情况及近期长时间坐位旅行史;既往有无静脉血栓栓塞病史或血栓性静脉炎、静脉曲张、昏厥病史、间断发作或进行性加重的呼吸困难和胸痛病史;有无肺栓塞家族史(家族中至少两位成员证实有肺栓塞或一级亲属中有遗传性血栓形成倾向);近期有无创伤、手术、脑卒中、人工假体置入或下肢制动病史;有无已明确诊断或需要进一步检查的特殊疾病,如恶性肿瘤、肾病综合征、骨髓异常增生综合征等;了解妊娠及口服避孕药史,如妊娠及产后有无使用含雌激素的避孕药或激素替代、选择性雌激素受体调节药;近期有无静脉操作史,如深静脉留置导管、经静脉使用抗肿瘤药物、漂浮导管和射频消融治疗等。

(2)临床表现:①呼吸困难及气促:是最常见的症状,多于栓塞后立即出现,尤以活动后明显;②胸痛:包括胸膜炎性胸痛或心绞痛样疼痛,胸膜炎性胸痛是 PTE 最常见的胸痛类型,心绞痛样疼痛与体循环低血压、冠状动脉痉挛、右心室壁张力增高等因素引起冠脉血流减少、心肌耗氧量增加有关;③昏厥:可作为 PTE 唯一或首发症状,其中有约 30% 的患者表现为反复昏厥发作,PTE 所致昏厥的主要表现是突然发作的一过性意识丧失,多合并有呼吸困难和气促等表现,可伴有昏厥前症状,如头昏、黑矇、视物旋转等;④烦躁不安、惊恐甚至濒死感:是 PTE 常见症状,主要由严重的呼吸困难和(或)剧烈胸痛引起,因病情的严重程度不同,症状的轻重程度变异很大;⑤咯血:常为小量咯血,大量咯血少见;⑥咳嗽:多为干咳或少量白痰,当继发感染时,也可伴有喘息症状;⑦心悸:多于栓塞后即刻出现,主要由快速性心律失常引起;⑧腹痛:可能与膈肌受刺激或肠缺血有关;⑨猝死:猝死率不足 10%,但其后果严重,及时经积极而合理的治疗,抢救成功率仍然很低,是 PTE 最危重的临床类型。

2.辅助检查

(1)血浆 D-二聚体(D-dimer)测定:可作为 PTE 的初步筛选指标,急性 PTE 时 D-dimer 升高,若含量低于 $500\mu g/L$,可基本排除急性 PTE。动脉血气分析表现为低氧血症、低碳酸血症,肺泡-动脉血氧分压差增大。

(2)心电图与超声心动图:大多数 PTE 患者可出现非特异性心电图异常,以窦性心动过速最常见,常见改变还有 $V_1 \sim V_4$ 的 T 波倒置和 ST 段下移,典型者可表现为 $S_1 Q_{III} T_{III}$(即 I 导联 S 波加深,III 导联出现 Q 波及 T 波倒置),其他改变还包括不完全右束支传导阻滞(RBBB)、肺型 P 波、电轴右偏、顺钟向转位等。超声心动图表现为右心室和(或)右心房扩大、室间隔左移和运动异常、近端肺动脉扩张、三尖瓣反流和下腔静脉扩张等。

(3)下肢深静脉超声检查:为诊断 DVT 最简便的方法,若阳性可以诊断为 DVT,同时对 PTE 有重要提示意义。

(4)影像学检查:①X 线胸片。肺栓塞的典型 X 线征象为尖端指向肺门的楔形阴影,但不常见。多数表现为区域性肺纹理变细、稀疏或消失,肺野透亮度增加。右下肺动脉干增宽或伴截断征,肺动脉段膨隆,右心室扩大。有肺不张侧的横膈抬高,偶见少量胸腔积液。②螺旋CT 是目前最常用的 PTE 确诊手段,直接征象表现为肺动脉内低密度充盈缺损,部分或完全包围在不透光的血流之间(轨道征),或呈完全充盈缺损,间接征象包括肺野楔形密度增高影,条带状高密度区或盘状肺不张,中心肺动脉扩张及远端血管分支减少或消失。③放射性核素肺通气/灌注扫描是 PTE 诊断重要方法,以肺段分布的肺血流灌注缺损,并与通气显像不匹配为典型特征。④磁共振显像(MRI)用于诊断以上肺动脉血栓及对碘造影剂过敏的患者。⑤肺动脉造影是诊断 PTE 的金标准,以肺动脉内造影剂充盈缺损,伴或不伴有轨道征的血流阻断为直接征象,是目前临床诊断 PTE 的经典方法,但由于本检查为有创性检查,有发生严重甚至致命性并发症的可能,因此,不作为首选检查和常规检查。

三、监测与护理

(一)监测

1.严密监测患者的呼吸、心率、血压、血氧饱和度、动脉血气及肺部体征的变化,当出现呼吸加速、浅表、动脉血氧饱和度低、心率加快等表现,提示呼吸功能受损,机体缺氧。

2.监测患者有无烦躁不安、嗜睡、意识模糊、定向力障碍等缺氧的表现。

3.监测患者有无颈静脉充盈度增高、肝大、肝颈静脉反流征阳性、下肢水肿及静脉压升高等右心功能不全的表现。当较大的肺动脉栓塞后,可使左心充盈压降低,心排血量减少,因此需严密监测血压和心率的改变。

4.溶栓治疗后如出现胸导联 T 波倒置加深可能是溶栓成功、右心负荷减轻、急性右心扩张好转的反应。严重缺氧的患者可导致心动过速和心律失常,需严密监测患者的心电改变。

5.监测患者的血红蛋白、血细胞比容和血小板计数以及确定血型。认真评价溶栓治疗的益处及可能存在的危险性,在此基础上,方可决定是否进行溶栓治疗,溶栓治疗期间严密监测患者的 APTT。

6.出血并发症的监测:①脑出血。观察神志、瞳孔的变化;②消化道出血。观察胃肠道反应、呕吐物及大便颜色变化;③腹膜后出血。观察有无腹痛、腹胀、贫血;④泌尿系出血。观察尿的颜色;⑤呼吸道出血。观察痰的颜色;⑥皮肤出血。观察穿刺点有无渗血、血肿。

7.观察下肢深静脉血栓形成的征象:由于下肢深静脉血栓形成以单侧下肢水肿最为常见,因此需要测量和比较下肢周径,并观察有无局部颜色的改变,如发绀。下肢周径的测量方法:大、小腿周径的测量点分别为髌骨上缘以上 15cm 和髌骨以下 10cm 处,双侧下肢周径差>1cm 有临床意义。

(二)护理措施

1.急性期的护理

(1)为防止栓子再次脱落,对于合并近端深静脉血栓形成的患者,要求绝对卧床休息,避免下肢过度屈曲,一般在充分抗凝的前提下卧床 2～3 周。

(2)保持大便通畅,避免用力,以防下肢血管内压力突然升高,使血栓再次脱落形成新的危及生命的栓塞。

(3)对有低氧血症的患者,可采用经鼻导管或面罩吸氧;当合并严重呼吸衰竭时,可使用经鼻/面罩无创性机械通气或经气管插管行机械通气;对大面积 PTE 可收入重症监护室。

(4)应避免做气管切开,以免在抗凝或溶栓过程中局部大量出血。应用机械通气中需注意尽量减少正压通气对循环的不利影响。

2.溶栓及抗凝治疗的护理

(1)溶栓前的护理:溶栓前宜留置外周静脉套管针,以方便溶栓中取血监测,治疗期间避免皮内、皮下、肌内注射及动、静脉穿刺,以防出血。

(2)溶栓治疗:溶栓治疗主要适用于大面积 PTE 病例,即出现因栓塞所致休克和(或)低血压的病例;对于次大面积 PTE,即血压正常但超声心动图显示右心室运动功能减退的病例,若无禁忌证可以进行溶栓;对于血压和右心室功能均正常的病例不推荐进行溶栓。早期研究发现,溶栓进行的越早,治疗效果越好。

(3)抗凝治疗:使用抗凝治疗可以减少 PTE 的复发率,延长患者寿命。常用抗凝药物有肝素、低分子肝素和华法林。在溶栓治疗结束后应测定 APTT,如果 APTT<2.5 倍正常值,则开始使用肝素治疗。如果开始 APTT 超过此上限,应每 2～4 小时重复测定 1 次,直到 APTT 达到治疗范围后开始肝素治疗。肝素治疗要给予足够剂量并维持足够时间。

(4)不良反应观察:遵医嘱及时、正确给予溶栓剂及抗凝药,注意药物疗效及不良反应。在溶栓治疗时,应尽量降低出血的风险,避免静脉切开,动脉穿刺以及其他侵入性操作。其他溶栓的并发症有发热、过敏反应和一些不良反应(如恶心、呕吐、肌痛和头痛)。这些反应通常为链激酶引起,可以使用乙酰氨基酚、抗组胺药和氢化可的松进行治疗。

3.其他

对于出现右心功能不全,心排血量下降,但血压尚正常的病例,可给予具有一定肺血管扩张作用和正性肌力作用的多巴酚丁胺和多巴胺;若出现血压下降,可增大剂量或使用其他血管加压药物,如肾上腺素等。对于液体负荷疗法需持审慎态度,因过大的液体负荷可能会加重右心室扩张并进而影响心排血量,一般给予负荷量限于 500mL 之内。

4.介入治疗的护理

(1)栓子摘除术适应证为:肺动脉造影确诊的巨大栓子;经 2 小时积极内科治疗后病情不能改善,出现严重缺氧($PaO_2 < 60mmHg$)和严重血流动力学紊乱($SP < 90mmHg$,尿量$< 20mL/h$)者;有溶栓禁忌证者。对于某些患者可以行栓子摘除术的,做好术前准备及术后护理措施。

(2)若有如下情况:肝素治疗失败;肝素治疗禁忌者;肺内反复小栓子造成慢性肺动脉高压;栓子切除术后。通过在下腔静脉放置滤网后同时抗凝治疗,进行下腔静脉阻断进行治疗。

(3)若以上治疗方法无效或禁忌时:可以考虑经皮导管治疗近端肺动脉栓塞,通过导管可以将大的栓子推向肺动脉血管远端,或击碎栓子,或将栓子吸出,从而减轻肺动脉阻塞。

5.恢复期的护理

下肢需进行适当的活动或被动关节活动,穿抗栓袜或气压袜,不可只在小腿下放置垫子或枕头,以免加重下肢循环障碍。

6.心理护理

做好心理护理,消除患者的恐惧心理,急性 PTE 患者一般发病急、病情变化快,患者易出现惊慌、恐惧等心理变化。要根据患者的情况做好心理护理,解除思想负担,使其能很好地配合治疗和护理。

7.健康教育

①定期随诊按时服药,特别是服用抗凝血药,一定要按照医嘱服用,刺激性药物饭后服用;②自我观察出血征现象;③按照医嘱定期复查抗凝指标,并学会看抗凝血指标化验单;④平时生活中注意下肢活动,有下肢静脉曲张者可穿弹力袜等,避免下肢深静脉血液滞留,血栓复发;⑤病情有变化时及时就医。

第七节　重症哮喘

支气管哮喘(简称"哮喘"),是由多种细胞(如嗜酸性粒细胞、肥大细胞、T 淋巴细胞、中性粒细胞、平滑肌细胞、气道上皮细胞等)和细胞组分参与的气道慢性炎症性疾病。其主要特征包括气道慢性炎症,气道对多种刺激因素呈现的高反应性,广泛多变的可逆性气流受限以及随病程延长而导致的一系列气道结构的改变,即气道重构。

哮喘患者的肺功能均有不同程度的损害,哮喘病情的严重程度因人而异,有的患者发作程度轻,常规治疗即可控制症状;有的患者表现非常严重,虽积极治疗,但病情仍然进展,甚至在短时间即发展为呼吸衰竭。哮喘发作时,虽经数小时的积极治疗,病情仍不得到有效控制,且急剧进展,称为重症哮喘或哮喘持续状态。重症哮喘或哮喘持续状态常因病情重且不稳定而有可能危及生命,故需要加强监护治疗。

虽然哮喘患者均有气道阻塞,但哮喘的严重程度却大不相同,有的患者肺功能在几天内受损而有的患者肺功能在几小时甚至几秒钟内即有损害,并导致危及生命的气道阻塞。大多数到急诊就诊的患者,其症状往往几小时内即明显加重,以下是两种重症哮喘的典型特点,见表1-4。

表 1-4　两种重症哮喘典型特点

	急性重症哮喘	急性窒息性哮喘
性别	女＞男	男＞女
基础状况	中到重度气道阻塞	正常或轻度肺功能受损
发作时限	几天到几周	几分钟到几小时
病理特点	1.气道壁水肿	1.急性支气管痉挛
	2.黏液腺肥大	2.中性粒细胞而非嗜酸性粒细胞支气管炎
	3.分泌物黏稠	
治疗反应	慢	快

一、病因与发病机制

1.病因

重症哮喘的发病原因有很多,发现和排除患者的起病原因非常重要,目前已基本明确的发病原因如下。

(1)哮喘触发因素持续存在:诱发哮喘的吸入性变应原或其他刺激因素持续存在,使机体持续地产生抗原—抗体反应,发生气道炎症、气道高反应性和支气管平滑肌痉挛。如果患者不断吸入或接触变应原,气道炎症将进行性加重,并损伤支气管黏膜,使支气管黏膜充血水肿、黏液大量分泌并形成黏液栓,加上支气管平滑肌的极度痉挛,可导致严重的气道阻塞。

(2)呼吸道感染:细菌、病毒、肺炎支原体和衣原体等引起的呼吸道感染,病原体及其代谢产物可刺激支气管和损伤支气管黏膜,引起黏膜炎症、充血、水肿和黏液的大量分泌,使小气道阻塞。呼吸道感染也使气道高反应性加重,导致支气管平滑肌进一步缩窄,呈现哮喘持续状态。

(3)糖皮质激素使用不当:长期应用糖皮质激素后突然减量或停用,可造成体内糖皮质激素水平的突然降低,致使哮喘恶化且对支气管扩张剂的反应不佳。尤其是长期吸入或口服大剂量的激素(每日使用丙酸倍氯米松超过 $800\mu g$)者。

(4)水电解质紊乱和酸中毒:哮喘急性发作时,患者多汗和呼吸道内丢失大量水分,并且使用茶碱类制剂导致尿量增多,患者可有不同程度脱水,使痰液更为黏稠,形成难以咳出的痰栓,可广泛阻塞中小支气管,加重呼吸困难且难以缓解。此外,低氧血症使体内酸性代谢产物积累,患者可合并代谢性酸中毒。此时气道对许多支气管扩张药的反应性降低,进一步加重哮喘患者的病情。

(5)精神因素:精神紧张、不安、恐惧和焦虑等因素导致哮喘病情的恶化和发作加剧。精神因素也可通过影响某些神经肽的分泌等途径而加重哮喘。

(6)阿司匹林或其他非甾体抗炎药(NSAID)的使用:此类药物可诱发哮喘。

(7)出现严重的并发症:当哮喘患者合并气胸、纵隔气肿或肺不张等,以及伴发其他脏器功能障碍时均可导致哮喘症状加剧。

2.发病机制

哮喘的发病机制尚未完全阐明,目前可以概括为气道免疫-炎症机制、神经调节机制及其相互作用。

(1)气道免疫-炎症机制:①气道炎症形成机制气道慢性炎症反应是由多种炎症细胞、炎症介质和细胞因子共同参与、相互作用的结果。②气道高反应(AHR)是指气道对各种刺激因子如变应原、理化因素、运动、药物呈现的高度敏感状态,表现为患者接触这些刺激因子时气道出现过强或过早的收缩反应。AHR是哮喘的基本特征,可通过支气管激发试验来量化和评估,有症状的哮喘患者基本都存在AHR。③气道重构是哮喘的重要病理特征,表现为气道上皮细胞黏液化生、平滑肌肥大/增生、上皮下胶原沉积和纤维化、血管增生等,多出现反复发作、长期没有得到良好控制的哮喘患者。

(2)神经调节机制:神经因素是哮喘发病的重要环节之一。支气管受复杂的自主神经支配,除肾上腺素能神经、胆碱能神经外,还有非肾上腺素能非胆碱能神经系统。

二、临床评估与判断

1.病情评估

(1)临床评估:对哮喘的严重性和控制水平的评价十分重要。美国国家哮喘教育和预防计划指南以两个参数作为控制水平的依据,即活动受限或无能力的评估和针对具体患者未来风险评估。哮喘患者伴有的持续症状,频繁的夜间唤醒,频繁的给药缓解症状以及肺功能的下降都会降低其日常活动。而且哮喘患者症状频繁恶化,肺功能进行性下降,有合并症以及药物相关的不良反应都会导致以后疾病的恶化和预后不良。

(2)临床表现:重症哮喘的早期诊断有助于及时进行有效地治疗,防治哮喘病情的进一步加重,改善患者的预后,降低哮喘的病死率。临床上根据患者的病史、哮喘发作的预兆及临床表现,结合体格检查和必要的实验室检查,立即作出临床诊断和治疗。

1)重症哮喘:患者多有喘息、咳嗽、呼吸困难、呼吸频率增加(>30次/分)。部分重症哮喘患者常表现极度严重的呼气性呼吸困难,吸气浅,呼气延长且费力。患者有强迫端坐呼吸,不能平卧,不能讲话,大汗淋漓,焦虑,表情痛苦而恐惧。病情严重的患者可出现意识障碍,甚至昏迷。

2)体格检查:重症哮喘典型发作时,患者面色苍白、口唇发绀、可有明显的三凹征。常常有辅助呼吸肌参与呼吸运动,胸锁乳突肌痉挛性收缩,胸廓饱满。有时呼吸运动可呈矛盾运动,即吸气时下胸部向前而上腹部向内侧运动。呼气时间明显延长,呼气期双肺布满哮鸣音,有时不用听诊器也可闻及。但是危重哮喘患者呼吸音或哮鸣音可明显降低甚至消失,表现为所谓的"静息胸"。可有血压下降,心率>120次/分,有时可发现"肺性奇脉"。如果患者出现神志改变、意识模糊、嗜睡、精神淡漠等,为病情危重征象。

2.辅助检查

(1)痰液检查:患者痰涂片检查可见较多嗜酸性粒细胞。

(2)气道阻塞程度检查:哮喘的诊断一旦成立,则需要动态观察呼出气峰流速(PEFR),PEFR值保持在80%～100%,为安全区,说明哮喘控制理想;PEFR 50%～80%为警告区,说明哮喘加重,需及时调整治疗方案;PEFR<50%为危险区,说明哮喘严重,需立即到医院就诊。

(3)动脉血气分析:哮喘持续状态患者均存在中等程度的低氧血症,甚至是重度低氧血症。

对于 PEFR<30％预计值和呼吸窘迫的患者,测定动脉血气分析非常重要。

(4)常规实验室检查:重症哮喘患者可有电解质的紊乱,但无特异性。常见中性粒细胞和嗜酸性粒细胞升高,但与哮喘的严重程度无关。

(5)胸部 X 线检查:可表现为肺过度充气,也可见到气胸、纵隔气肿、肺不张或肺炎等表现。

(6)心电图:可表现为窦性心动过速等。

三、监测与护理

(一)紧急处理

(1)立即给予患者心电监护,尤其是血氧饱和度的监测。

(2)立即纠正患者缺氧状态,首先给予低流量吸氧,若无改善,立即准备无创呼吸机,给予患者戴口鼻罩行无创通气处理,严重者应选择气管插管协助医师建立人工气道行机械通气。对哮喘患者进行通气,一般会采用允许性高碳酸血症通气(PHV)。PHV 是指(供氧充足的条件下)采用小潮气量以进行肺部保护;采用容控通气,因为哮喘患者气道痉挛,如采用压控气流则不能进入;设定吸气时间(Ti)缩短,或保持 Ti 时间不变但减慢呼吸速率,以延长呼气时间,以减少内源性 PEEP(intrinsic PEEP)的出现。内源性 PEEP 出现会导致肺部过度充胀,并出现肺部受伤。

(3)及时清除呼吸道分泌物,必要时可使纤维支气管镜深部吸痰。

(4)解痉平喘治疗。

①糖皮质激素:使用原则是早期、足量、短程、静脉用药和(或)雾化吸入。糖皮质激素与支气管扩张药联合应用效果更好,因为两者合用可达到及时舒张支气管平滑肌,继而控制气道变应性炎症的作用;②β_2 受体激动药:其为最有效的支气管扩张药,广泛用于哮喘的临床治疗。常用药为短效沙丁胺醇、特布他林等;③茶碱类:此类药物是一类非选择性磷酸二酯酶抑制药,不仅扩张支气管,还具有弱的调节和抗炎作用,可减轻持续性哮喘的严重程度,减少发作频率;④抗胆碱药物:吸入性抗胆碱药物多作为哮喘治疗的辅助用药,对夜间哮喘发作有一定的预防作用,常用药物有噻托溴铵、异丙托溴铵等。

(5)纠正酸碱失衡。

(6)建立人工气道后,为减轻患者痛苦及气管插管带来的气道高反应,减少呼吸做功,保持人机协调,可遵医嘱使用镇静药。

(7)为防止患者烦躁脱管,可给予适当约束。

(8)因患者张口呼吸,易造成胃肠胀气,给予留置胃管行胃肠减压。

(二)监测

(1)观察患者的镇静程度,根据镇静评分调整镇静药用量。

(2)观察患者的生命体征,尤其是血压,因为行机械通气及使用镇静药均可导致血压降低。

(3)监测血气分析变化,判断缺氧和二氧化碳潴留改善情况。

(4)观察呼吸机参数的变化,尤其是气道峰压的变化。根据监测参数下调设定参数,判断有无停呼吸机辅助呼吸指征。

(5)对使用口鼻罩行无创通气者,注意观察受压区域的皮肤颜色变化,尤其是鼻梁部,同时观察有无胃胀气。

(6)密切观察患者有无自发性气胸、脱水、酸中毒、电解质紊乱、肺不张等并发症。

(三)护理措施

1.对症护理

重症哮喘发作有可能导致呼吸衰竭、窒息等危险,因此,应备好气管插管和所需物品及各种抢救物品,配合医师抢救。

2.用药护理

①糖皮质激素:指导患者吸入药物后用清水充分漱口,使口咽部无药物残留,减轻局部反应,长期用药可引起骨质疏松等全身反应,指导患者联合用药,减轻激素的用量,口服用药时指导患者不可自行停药或减量。②β_2受体激动剂:用药方法应严格遵医嘱间隔给药,用药期间注意不良反应,如心悸、低血钾和骨骼肌震颤等。但一般反应较轻,停药后症状即可消失,应宽慰患者不必担心。③茶碱:主要不良反应为胃肠道症状(恶心、呕吐)、心血管症状(心动过速、心律失常、血压下降)。最好用药中监测血浆茶碱浓度。发热、妊娠、小儿或老年、患有肝、心、肾功能障碍及甲状腺功能亢进者尤其慎用。④其他:明确治疗计划,指导患者了解自己所用每种药的药名、用法及使用时的注意事项,制订简明的用药表,使定期用药成为患者日常生活的常规。

3.生活护理

①发现和避免诱发因素,有助于哮喘症状的控制,并保持环境清洁、空气清新;②饮食护理:根据需要供给热量,必要时可静脉补充营养,禁忌食用可能诱发哮喘的食物,如鱼虾蟹、牛奶及蛋类。

4.心理护理

哮喘的反复发作可以导致心理障碍,而心理障碍也会影响哮喘的临床表现和治疗效果。正确认识和处理这些心理问题,有利于提高哮喘的治疗成功率。护士应关心、体贴患者,通过暗示、说服、示范、解释、训练患者逐渐学会放松技巧及转移自己的注意力。

5.健康教育

①指导患者注意哮喘发作的前驱症状,自我处理并及时就医,鼓励并指导患者坚持每日测量峰流速值(PEF)、监视病情变化、记录哮喘日记。指导患者各种雾化吸入器的正确使用方法。②积极参加锻炼,尽可能改善肺功能,最大限度恢复劳动能力,预防疾病向不可逆性发展,预防发生猝死。③指导患者了解目前使用的每一种药物的主要作用、用药时间、频率和方法及各种药物的不良反应。④指导峰流速仪的使用。⑤指导患者识别和避免过敏原或诱因,并采取相应措施,如在花粉和真菌最高季节应尽量减少外出;保持居住环境干净、无尘、无烟,窗帘、床单、枕头及时清洗;避免香水、香的化妆品及胶胶可能的过敏,回避宠物,不用皮毛制成的衣物或被褥,若必须拜访有宠物家庭,提前吸入气雾剂;运动性哮喘患者在运动前使用气雾剂;充分休息、合理饮食、定期运动、情绪放松、预防感冒。⑥推荐患者家庭参与哮喘的管理,起到监督管理作用。

第八节　肺部肿瘤

肺部肿瘤包括原发性和转移性肿瘤,原发性肿瘤中多数为恶性肿瘤,最常见的是肺癌,肉瘤则少见。肺的转移瘤大多数为其他器官组织的恶性肿瘤经血行播散到肺部。肺癌又称原发性支气管肺癌,为原发于支气管、肺的癌。因绝大多数均起源于各级支气管黏膜上皮,源于支气管腺体或肺泡上皮细胞者较少,因而肺癌实为支气管源性癌,包括鳞癌、腺癌、小细胞癌和大细胞癌几种主要类型。

全国肿瘤登记中心 2014 年发布的数据显示,2010 年,我国新发肺癌病例 60.59 万(男性 41.63 万,女性 18.96 万),居恶性肿瘤首位(男性首位,女性第 2 位),占恶性肿瘤新发病例的 19.59%(男性 23.03%,女性 14.75%)。肺癌发病率为 35.23/10 万(男性 49.27/10 万,女性 21.66/10 万)。同期,我国肺癌死亡人数为 48.66 万(男性 33.68 万,女性 16.62 万),占恶性肿瘤死因的 24.87%(男性 26.85%,女性 21.32%)。肺癌死亡率为 27.93/10 万(男性 39.79/10 万,女性 16.62/10 万)。预测至 2025 年我国每年死亡于肺癌者达 90 万人,世界卫生组织报告肺癌和艾滋病将是 21 世纪危害人类最严重的两种常见病。

一、病因与发病机制

1.病因

肺癌的病因复杂,至今仍不十分清楚,研究表明肺癌的发生与下列因素有关。

(1)吸烟:肺癌患者中 3/4 有重度吸烟。吸烟者比不吸烟者肺癌发病率高 10～13 倍,且与开始吸烟年龄有关,19 岁以下青少年开始吸烟,死亡于肺癌的机会更大。

(2)大气污染:城市空气中的致癌物质明显高于农村,因城市中工业燃料燃烧后及大量机动车排出的废气中具有 3,4-苯并芘、甲基胆蒽类环烃化合物,SO_2、NO_2 和飘尘等,这些物质均具有致癌作用。

(3)室内微小环境的污染:女性肺癌的发病与室内空气污染有关,如厨房小环境内焦油、煤烟、烹调的油烟等污染;香烟物;室内氡气等均可成为女性肺癌的危险因素。

(4)职业危害:某些职业的劳动环境中可能有导致或促进肺癌发生、发展的致癌物质。已确认的致癌物质有:铬镍、砷、铍、石棉、煤烟、煤焦油、芥子气、异丙油、二氯甲基醚及电离辐射。推测有致癌物质如:丙烯、氯乙烯、镉、玻璃纤维、人工纤维、二氯化硅、滑石粉及氯化苯等。肺癌的形成是一个相当漫长的过程,因此停止接触后需要相当长的时间才发现肺癌。

(5)慢性肺部疾病:慢性支气管炎、肺结核等与肺癌危险度有显著关系。甚至结节病及间质性肺纤维化患者中,肺癌的相对危险度也较高。

(6)营养状况:维生素 E、B_2 的缺乏在肺癌患者中较为突出,食物中长期缺乏维生素 A、维甲类、β 胡萝卜素和微量元素(锌、硒)等易发生肺癌。

(7)遗传因素

2.发病机制

随着分子生物学的研究和发展,对肺癌的发生过程中一系列分子生物学的异常有了进一步的了解。由于原癌基因的活化、抑癌基因的失活、DNA 损伤及其修复基因异常等,导致细胞调节和生长调控途径的改变,从而形成临床可见的恶性肿瘤。肿瘤侵袭、转移及对治疗的反应也受到肿瘤分子生物学特征的影响。

3.分类

(1)按解剖学部位分类:①中央型肺癌:发生于主支气管以上的肺癌称为中央型,约占3/4,以鳞状上皮细胞癌和小细胞癌多见;②周围型肺癌:发生在段支气管以下的癌称为周围型,约占 1/4,以腺癌较为多见。

(2)病理组织学分类:按照组织学分类目前将肺癌分为两大类:①小细胞癌(SCLC,占25%),多见于男性,较年轻,多见于 40～50 岁,是肺癌中恶性程度最高者,早期即发生血行和淋巴转移,即使局部生长的肿瘤,也显示浸润行为,对放化疗均敏感;②非小细胞癌(NSCLC,占 75%),包括鳞癌、腺癌、大细胞癌及腺鳞癌。鳞癌占全部肺癌 30%,为肺癌最常见类型,男性多见,与吸烟密切相关。血行转移发生较晚,手术切除疗效较好。腺癌,约占原发性肺癌25%,多见女性,生长缓慢,早期即可侵犯血管和淋巴管,引起远处转移,多累及胸膜。大细胞癌,是一种高度恶性的上皮肿瘤,多发生于周边肺实质,占肺癌中 15%。腺鳞癌,具有明确的腺癌、鳞癌的组织结构,两种成分混杂在一起或单独存于同一瘤块内。

二、临床评估与判断

1.病情评估

(1)了解患者年龄性别,尤其以 40 岁以上的男性为主,患者吸烟史,应包括吸烟时间和吸烟量及有无戒烟。患者是否经常暴露在危险因子中,如石棉、无机砷化合物、铬、镍等化学物质及患者的居住环境。是否患有慢性支气管炎或其他呼吸系统慢性疾病,以及患者的家族史中是否患有肺部肿瘤。

(2)临床表现:多数患者在就诊时已有症状,仅 5%～15% 的患者无症状,临床表现与肿瘤所在部位、大小、类型、发展阶段、有无并发症或转移有密切关系。

由原发肿瘤引起的症状和体征:

1)呼吸系统症状

咳嗽:约有 3/4 患者有咳嗽症状,为肺癌最常见的早期表现,常为阵发性、刺激性干咳或有少量黏液痰;

咯血或血痰:由于癌组织中血管丰富,局部组织易发生坏死,故肺癌患者常有咯血,多见于中央型肺癌;

气短或喘鸣:肿瘤向支气管内生长,或转移到肺门淋巴结导致肿大的淋巴结压迫主支气管或隆突,或引起部分气道阻塞,出现呼吸困难、气短、喘息,偶尔表现为喘鸣,听诊有局限或者单侧哮鸣音;

发热:肿瘤组织局部坏死可引起发热,但多数发热是由肿瘤引起的阻塞性肺炎所致;

体重下降:肿瘤发展到晚期,患者表现为消瘦或者恶病质。

2)肺外胸内扩展引起的症状和体征

胸痛:肿瘤侵犯胸膜、肋骨和胸壁;

呼吸困难:肿瘤压迫支气管,可出现吸气性呼吸困难;

声音嘶哑:肿瘤直接压迫或转移至纵隔淋巴结压迫喉返神经(多见左侧)引起声音嘶哑;

吞咽困难:癌肿侵犯或压迫食管,可引起咽下困难,也可引起气管-食管瘘,导致肺部感染;

胸腔积液:约10%的患者有不同程度的胸腔积液,提示肿瘤转移累及胸膜或淋巴回流受阻;

上腔静脉阻塞综合征:肿瘤侵犯纵隔压迫上腔静脉时,使上腔静脉回流受阻,致头面部、颈部和上肢水肿,前胸部淤血和静脉曲张,并可引起头痛头晕等症状;

Horner 综合征:肺尖部的肺癌又称肺上沟瘤,易压迫颈部交感神经,引起病侧眼睑下垂、瞳孔缩小、眼球内陷、同侧额部与胸壁少汗或无汗。也常有压迫臂丛神经造成以腋下为主、向上肢内侧放射的火灼样疼痛,在夜间尤甚。

3)胸外转移引起的症状和体征

转移至中枢神经系统:可引起颅内高压的症状如头痛、呕吐、精神异常等,少数有复视、偏瘫、共济失调等;

转移至浅表淋巴结:可有锁骨上及颈部淋巴结肿大,多无痛感,淋巴结固定而质地坚硬;

转移至骨骼:肺癌转移至肋骨最多见,其次为脊柱骨盆,常有局部疼痛和压痛表现;

转移至腹部:转移到肝脏、胰腺,可引起肝区疼痛、胰腺炎症状、阻塞性黄疸等,也可转移到胃肠道、肾上腺和腹膜后淋巴结等;

胸外表现:又称副癌综合征,肥大性肺性骨关节病杵状指(趾);男性乳房发育;库欣综合征;稀释性低钠综合征;神经肌肉综合征;高钙血症。

2.辅助检查

(1)影像学检查:胸部 X 线、CT、磁共振显像(MRI)、正电子发射体层显像(PET)等。

(2)痰脱落细胞检查:中央型肺癌的诊断率可达 80%,周围型肺癌的诊断率可达 50%,注意多次、深部咳出、新鲜痰液,立即送检。

(3)纤维支气管镜检:通过支气管镜可直接窥察支气管内膜及管腔的病理变化情况。中央型可直接窥视、活检、刷检;阳性率可达到 80%～90%,表现为管腔阻塞、隆突增宽等;周围型肺癌无法窥视,经支气管镜活检,可提高周围型肺癌的诊断率。

(4)其他:如肿瘤标志物、胸腔镜检查、组织活检、放射性核素扫描、剖胸探查等。

三、监测与护理

(一)监测

1.观察患者症状,如咳嗽、咯血、胸痛、呼吸困难等症状的变化;

2.观察体温、呼吸频率及节律、体重、营养状态、肺部体征的变化;

3.肺癌转移症状及体征;

4.观察放疗、化疗患者的反应,及时给予干预措施;

5.及时观察患者的血液白细胞总数、分类及血小板计数的变化。

(二)护理措施

1.化疗患者的护理

护士要了解药物的作用及不良反应,并对患者做出解释和说明;安全用药,选择合适的静脉,注射过程中严禁药物外渗;密切观察和发现药物不良反应,及时给予处理。

（1）评估患者应用化疗药物后机体是否产毒性反应以及严重程度。

（2）恶心呕吐的护理:嘱家属不要紧张,以免增加患者心理负担,减慢药物滴注速度,并遵医嘱给予止吐药物;化疗前后2小时避免进食,少量多餐,避免不良气味,进食色香味俱全、清淡、适合患者口味的食物。如果入量不足,应静脉补充水电解质及营养。

（3）骨髓抑制的护理:化疗期间密切观察血象变化,应用抗感染药物,预防感染,并做好保护性隔离。

（4）口腔护理:化疗的患者易发生口腔真菌感染和牙周病,嘱患者不要进食较硬的食物,用软毛牙刷刷牙,并用盐水或漱口水漱口。

（5）预防局部组织坏死和栓塞性静脉炎:注意保护静脉血管,输注药物确定通畅无外渗,若发生外漏,停止输注,立即处理。

2.放疗患者的护理

（1）全身反应的护理:放疗后患者可有头痛、头晕、恶心、呕吐等反应,因此照射前不应进食,照射后宜卧床休息30分钟,进食易消化食物,多食蔬菜水果,多饮水,促进毒素排出,避免刺激性饮食,注意观察血象。

（2）局部照射皮肤的护理:照射部位避免用肥皂水或过冷、过热水清洗或用力揉抓,应穿柔软、宽大、吸湿性强的内衣,避免衣服的摩擦,出现渗出性炎及时处理。

3.症状护理

（1）疼痛:评估患者疼痛的程度,遵医嘱按时用药,警惕药物的不良反应;避免加重疼痛的因素,如预防上呼吸道感染,尽量避免咳嗽,平缓的给患者更换体位,避免推拉动作;教会患者转移注意力的技巧,帮助患者找出适宜的减轻疼痛的方法。

（2）维持气道通畅:如采取坐位或半卧位,进行胸部叩击,遵医嘱给予止咳化痰药物等。

4.生活护理

应给予患者高蛋白、高热量、高维生素、易消化的食物,动植物蛋白应合理搭配,维持良好的进食环境及口腔清洁以增进食欲,鼓励患者摄取足够水分,若无法进食时,则应给予鼻饲或肠道外营养,以补充所需的热量和营养。

5.心理护理

加强与患者的沟通,耐心倾听患者的主诉,动员家属给予患者心理和经济上的支持,帮助患者面对现实,调整情绪,以积极的态度对待疾病,接受必要的检查,尽早开始治疗。对肺癌晚期患者应做好临终关怀工作,使患者安详、无憾、有尊严的离开人世。

6.健康教育

①环境:保持休养环境的安静、舒适,室内保持适宜的温湿度,每日上下午各开窗通风至少0.5小时,以保持空气新鲜。根据天气变化增减衣物,不要在空气污染的场所停留,避免吸入二手烟,尽量避免感冒。②饮食:维持正常饮食即可,宜清淡、新鲜、富于营养、易消化。不吃或少吃辛辣刺激的食物,禁烟酒。③活动:保持适当的活动,每日坚持进行低强度的有氧锻炼,如散步、打太极拳等,多做深呼吸运动,锻炼心肺功能,注意保持乐观开朗的心态,充分调动身体内部的抗病机制。④其他:术后切口周围可能会出现的疼痛或麻木属于正常反应,随时间推移,症状会逐渐减轻或消失,不影响活动,出院后3个月进行复查,如有不适随时就诊。

第九节 肺移植

肺移植术是治疗多种终末期肺疾病的重要治疗手段,同时肺移植是风险最高的器官移植手术之一。尽管供者管理、供肺保护、受者术前医疗以及肺移植术后技术已经取得了长足的进步,但肺移植仍有相当高的并发症发生率和病死率,近期生存率也较其他实体脏器移植低。患者围手术期的管理是临床关注的重点,也是延长患者生命、提高生活质量的关键。

一、概述

1963 年,James Hardy 医生首次为 1 例主支气管鳞状细胞癌患者成功进行了肺移植手术。1983 年首例肺移植成功,从此肺移植在世界各地相继开展,在南北美、欧洲和澳洲取得了巨大的成功。根据国际心肺移植协会(ISHLT)的最新统计,到 2009 年末,世界上已完成肺移植 32652 例,患者术后 1、3、5、10 年累积存活率分别为 79%、63%、52% 和 29%。据不完全统计,我国内地至今已经有 25 家医院先后开展了肺移植术,其中无锡人民医院、同济大学附属肺科医院报告的存活率与 ISHLT 的数据较为接近。

二、病因与发病机制

1.肺移植的适应证

肺移植受体的一般指征为:慢性终末期肺疾病内科治疗无效,符合以下条件的患者:①不进行移植则两年内因肺疾病死亡风险高于 50%;②移植后预计存活大于 90 天的可能性大于 80%;③在假定移植肺功能正常的前提下,预计移植 5 年存活率高于 80%;④受体年龄大于 14 岁;⑤受体参加术前功能锻炼;⑥受体有经济能力接受手术、术后免疫抑制剂应用、各种支持治疗措施;⑦情绪稳定和较好的心理素质。慢性终末期肺疾病包括间质性肺疾病、慢性阻塞性肺疾病、囊性纤维化、支气管扩张、肺血管病等。

2.肺移植的禁忌证(表 1-5)

表 1-5 肺移植的禁忌证

绝对禁忌证
近 2 年内恶性肿瘤(皮肤鳞状细胞和基底细胞癌除外)
难以纠正的心、肝、肾等重要脏器功能不全;冠心病不能通过介入治疗或冠脉搭桥手术治疗缓解或伴有严重的左心功能不全是相对禁忌证,但是部分患者经过严格选择后可以考虑心肺联合移植
不能治愈的严重慢性肺外感染,如活动性 B 型肝炎和 C 型肝炎、HIV 感染
严重的胸壁或脊柱畸形
患者的依从性差、不能配合医生治疗或定期随访
难以治疗的心理障碍
近 6 个月内仍然持续的严重不良嗜好,如吸烟、酗酒或滥用违禁药品
相对禁忌证
年龄>65 岁

(待续)

病情危重或通气、血流动力学不稳定

严重的运动功能障碍,不能进行康复训练

耐药细菌、真菌或结核分枝杆菌寄殖

重度肥胖,BMI>30

严重的症状性骨质疏松

机械通气,但是仔细选择一些无其他重要脏器的急性或慢性功能不全,能积极参加康复训练的机械通气患者,移植可能成功

其他合并症,但没有导致终末期脏器功能不全,如糖尿病、高血压病、消化性溃疡病、胃食管反流病等,可以通过有效控制

3.手术方式

(1)单肺移植术:用于心脏功能好的终末期肺病患者,一般成人单肺移植无需体外循环,儿童肺移植和肺叶移植的患者则要在体外循环下完成。

(2)序贯双肺移植术:切除所有病肺组织,用于纤维化性肺病、阻塞性肺疾病、脓毒症性肺病包括支气管扩张患者的慢性肺部感染、肺血管疾病。就受体而言,一次双肺移植比两次单肺移植节省开支,更重要的是其效果优于单肺移植,双肺移植者具有正常生理功能的支气管肺泡数量远多于单肺移植者,因此抵御闭塞性细支气管炎综合征的能力更强。

(3)心肺联合移植术:针对有心脏病的肺动脉高压症患者,具有操作简单、保留了冠状动脉支气管侧支的优点,缺点在于对器官的需求量大。

(4)活体肺移植术或双侧肺叶移植术:在供体短缺的情况下,肺叶移植为一种挽救性措施。活体肺叶移植需要选择两个健康的供体,两个供体分别行左下肺叶、右下肺叶切取,分别移植到受体左右肺。

三、临床评估与判断

1.并发症的观察与判断—非感染性并发症

(1)急性排斥反应:常发生于肺移植术后几天至几周。临床表现为呼吸困难、体温升高、低氧血症、白细胞计数增高,乏力,运动耐量下降,听诊有喘鸣或吸气爆裂音,X线可见肺门阴影增大,或肺内出现大片云雾状阴影。

(2)慢性排斥反应:发生于移植后几个月至几年,但启动机制可在移植即刻发生。多表现为细支气管闭塞综合征,是成人肺移植的主要死亡原因。发病机制不清,可能与移植后早期炎症反应等有关。

(3)气道吻合口并发症:这是肺移植后吻合口并发症中最常见的部位,气管支气管吻合口裂开引发漏气、出血、坏死、感染等,患者多因呼吸衰竭或腐蚀血管大出血死亡。吻合口并发症的危险因素涉及缺血时间过长、供肺保存技术的好坏、术中休克或低血压减少支气管血液供应、排斥或感染、吻合口供血不足和应用激素等。近年来肺移植生存率已有稳定提高,但支气管吻合口并发症的情况在过去十多年来却没有明显的变化。吻合口狭窄或软化的发生率为5%～14%,危险因素包括如下。①缺血气道损伤;②吻合口套叠;③支气管内膜感染。通过吻

合口狭窄或软化的临床表现如呼吸功能减低、痰多和喘鸣及纤维支气管镜可明确诊断。

（4）肺损伤：首当其冲的是肺缺血再灌注损伤，也是肺移植面对的固有的极为重要的危险因素。常发生于术后72h内，临床表现为肺水肿和低氧血症，胸部X线可见肺泡、肺门及基底部不对称的肺间质性纹状改变。

（5）血管吻合口并发症：此类并发症包括肺动脉狭窄和肺静脉/左心房袖血栓形成，前者表现为气短、肺动脉高压、右心室功能不全和通气/血流比异常，确诊需要肺动脉造影证实；后者大的血栓可阻塞肺静脉流出道，导致严重的顽固性肺水肿，小的血栓引发体循环栓塞或脑血管意外，最终因移植肺衰竭、多器官衰竭或系统抗凝后出血死亡。

（6）其他：主要有上呼吸道阻塞、出血、心律失常、呼吸心搏骤停和气胸等。

2.并发症的观察与判断-感染性并发症

（1）细菌感染：移植后前30天的死亡病例中，20.3%是非巨细胞病毒（CMV）感染造成的。造成移植术后早期感染的细菌通常是存在于供体或受体的定植菌或移植中心近期流行的菌种，因此抗生素的选择依赖于移植受体分离鉴定出的病原菌的种类及抗生素的敏感性，这尤其适用于支气管扩张，术前存在泛耐药或多耐药细菌寄植或感染者，另外也应该参考移植中心近期流行的病原菌及其对抗生素的敏感性。常规联合使用广谱抗生素以覆盖革兰阴性杆菌尤其是铜绿假单胞菌，革兰阳性球菌尤其是耐甲氧西林葡萄球菌（MRSA）。

（2）真菌感染：系统性真菌感染见于支气管吻合口、气管支气管树、侵袭肺炎或弥漫性感染。曲霉菌感染是术后常见的真菌感染，其中烟曲霉最多，黄曲霉不到2%。

（3）病毒感染：CMV感染是肺移植术后的第二常见感染，也是肺移植术后最常见的病毒性感染，尤其是存在CMV感染高危因素如受体抗CMV阴性和供体抗CMV抗体阳性不匹配状态。

四、监测与护理

术后早期的管理中，重点在维持患者血流动力学的监测管理、辅助通气支持、免疫抑制剂合理使用及药物浓度监测、严格执行无菌操作及合理使用抗感染治疗、术后近期并发症的观察与处理等方面进行干预，促进患者平稳地度过术后危重期。目前认为，在供肺保护、移植外科技术等条件相对成熟的前提下，术后早期合理的围术期管理能够明显减少移植肺损伤程度，对近、远期肺功能的恢复大有意义。

1.循环系统监测

由于肺移植不可避免的再灌注肺损伤和肺水肿，因此术后早期应该在维持循环稳定的基础上，严格控制出入量，适当应用利尿药，使中心静脉压<10mmHg，平均动脉压>65mmHg，血细胞比容>30%，以保持足够的脏器灌注、氧输送和尿量，保护心、脑、肾等重要脏器的功能，并保持术后数天肺"干燥"。移植术后早期需密切监测心率、心排血量或心排血指数、中心静脉压、动脉血压、肺动脉压、尿量、动脉和混合静脉氧分压和血氧饱和度等，以及时发现和处理不稳定的血流动力学问题。

（1）液体：肺移植术后早期原则应限液，给予最低必需剂量液体，以维持循环稳定与新陈代谢产物和药物的排出，术后48小时应该试图维持液体负平衡。每小时进行出入量平衡计算，每天测体重一次。每小时记录尿量并测尿比重，如1小时尿量<30mL应通知医生处理。

(2)利尿药:适当使用利尿药,维持体重在术前水平,保护肾脏功能,但要避免使用过强的利尿药,以免导致肾功能不全。

(3)血管活性药物:没有循证医学证据支持术后常规使用小剂量多巴胺<5μg/(kg·min)可以改善肝肾血流灌注。然而,循环不稳定者可以酌情使用多巴胺、多巴酚丁胺等。有肺动脉高压者可以给予伊洛前列素或 NO 吸入治疗,或静脉给予前列腺素 El(PGEl)。

(4)抗心律失常药:心房颤动和心房扑动是肺移植后常见的心律失常,使用地高辛和(或)胺碘酮通常可以纠正。

2.呼吸支持治疗

(1)机械通气模式与参数:在保证足够氧合的前提下,移植受体术后常规应用压力控制模式限制气道峰压,并设定平台压不超过 35mmHg,以预防气压伤、支气管吻合口漏。通常采用低水平 PEEP,以降低气道压,减少肺损伤和动态肺过度充气,注意密切监测患者呼吸机各参数的变化。

(2)气道管理:肺移植术后患者遵循呼吸危重症或大型胸腔手术后的常规气道管理。需要强调的是肺移植术后,患者因咳嗽反射减低和纤毛运动功能障碍造成分泌物排出困难,而支气管黏液分泌增多和支气管收缩又是常见现象,因此,进行有效呼吸道引流在术后早期非常重要。包括加强气道湿化、胸部物理治疗、气道吸引等。拔管后应该鼓励和帮助患者活动,加强体位引流,锻炼咳嗽和深呼吸,防止肺不张,促进肺脏康复。如果患者因早期移植肺功能不全需要长期插管者,早期气管切开有利于气道管理。

(3)如果术后最初动脉血气分析显示 $PaO_2 \geqslant 70mmHg$ 和(或)$SaO_2 \geqslant 90\%$,可以逐渐降低 FiO_2,如果没有严重再灌注肺水肿,FiO_2 可以在术后 24 小时降至 30% 或更低,24~48 小时内撤离呼吸机和拔除气管插管。常规在拔除气管插管前进行纤维支气管镜检查,进一步了解支气管吻合口情况,充分清除气道分泌物,同时留取分泌物进行相关病原学检查。

3.胸腔引流管的管理

严密监测引流液的颜色、性质、量及水柱波动情况,如引流液每小时引流量大于 200mL 连续 3 小时,应考虑活动性出血的存在,及时通知医生给予相应处理;妥善固定胸引管,交接班时观察置管部位情况,防止脱管;定时挤压引流管,保持引流管通畅;术侧如大量气泡冒出,应警惕支气管吻合口裂开。

4.抗排斥治疗及护理

急性排斥反应是术后严重并发症之一,临床表现为呼吸困难、体温升高(升高 0.5℃有意义)、肺部浸润性改变、低氧血症、白细胞计数升高等。肺移植术后常用的维持治疗采用环孢素A(CsA)、硫唑嘌呤与糖皮质激素联合用药。应严格掌握用药剂量,服药时间及时准确。开始时应每天监测血药浓度,根据监测值调整用药剂量;为保证监测准确,应在服药前 30min 抽取血标本,并注意饮食及药物的影响(如葡萄柚汁及大扶康、利福平等药物可影响 CsA 浓度)。同时应密切监测肝肾功能,以早期发现毒副作用。

5.管路管理

患者全身管路多,管路固定应顺畅、稳妥;每班检查并记录管路位置;对管路进行操作时要严格无菌技术;更换体位时需多人,避免脱管;管路标识清楚,避免误操作。

6.并发症管理

(1)出血:加强胸腔闭式引流管护理,注意患者血流动力学的改变,如血压下降、脉搏增快,应警惕是否有出血的发生;注意患者血红蛋白情况,当血红蛋白进行性下降时,应积极寻找原因并及时补液、输血。

(2)感染

1)细菌性感染预防:泰能、万古霉素等。

2)巨细胞病毒感染预防:监测 CMV-PP65、CMV 核酸检测,使用更昔洛韦抗病毒治疗。

3)真菌感染预防:制霉菌素口腔护理,两性霉素 B 雾化,抗真菌药物(伏立康唑、卡泊芬净等)静点。

4)肺孢子菌肺炎预防:增效联磺口服。

5)感染预防常规:加强伤口部位及导管穿刺处换药;严格控制探视人数;严格遵守无菌原则;严格执行手卫生;每日监测体温、血象、PCT 等情况;改善全身营养状态;控制好血糖。

(3)气道并发症:早期主要问题是支气管吻合口裂开和坏死,常表现为漏气,护理的重点为注意观察患者胸腔引流情况,如出现明显气泡增多,应警惕吻合口瘘的出现,及时通知医生。晚期气道问题包括支气管狭窄、支气管软化。

7.其他

(1)营养支持:术后早期给予胃肠内营养,每日摄入热量保证在 1500 千卡,注意抬高床头,防止误吸。拔除气管插管 6 小时后予流质饮食,并逐渐过渡至普通饮食,注意摄入高热量、高蛋白、低脂肪食物。

(2)皮肤护理:注意卧床期间的皮肤护理,保持皮肤清洁、床单平整干燥,骶尾、脚踝部等骨突部位使用压疮贴保护皮肤,定时翻身,有效预防压疮。

(3)肢体功能锻炼:术后的肺移植患者应注意肺康复锻炼,患者卧床期间协助其保持肢体功能位,并进行肢体功能锻炼,防止失用性肢体功能障碍。术后早期鼓励患者下地活动。

第二章　心内科护理

第一节　风湿性心脏瓣膜病

风湿性心脏病(简称"风心病")。本病多见于 20～40 岁,女性多于男性,约 1/3 的患者无典型风湿热病史。二尖瓣病变最常见,发生率达 95%～98%;主动脉瓣病变次之,发生率为 20%～35%;三尖瓣病变为 5%;肺动脉瓣病变仅为 1%;联合瓣膜病变占 20%～30%。非风湿性心瓣膜病见于老年瓣膜病、二尖瓣脱垂综合征、先天性瓣膜异常、感染性心内膜炎、外伤等。

一、二尖瓣狭窄

(一)病因和发病机制

二尖瓣狭窄(MS)几乎均为风湿性,2/3 为女性,急性风湿热一般 10 年后(至少 2 年)才出现杂音,常于 25～30 岁时出现症状。先天性 MS 罕见,患儿的存活时间一般不超过 2 年。老年性二尖瓣狭窄患者并不罕见。占位性病变,如左心房黏液瘤或血栓形成很少导致 MS。

MS 是一种进行性损害性病变,狭窄程度随年龄增加而逐渐加重。无症状期为 10～20 年。多数患者在风湿热发作后 10 年内无狭窄的临床症状。在随后的 10 年内,多数患者可做出二尖瓣狭窄的诊断,但患者常无症状。正常二尖瓣瓣口面积为 4～6 cm²,当瓣口缩小到 1.5～2.5 cm² 时,才出现明显的血流动力学障碍,患者可感到劳累时心悸气促,此时患者一般在 20～40 岁。再过 10 年,当瓣口缩小到 1.1～1.5 cm² 时,就会出现明显的左心力衰竭症状。当瓣口小于 1.0 cm² 时,肺动脉压明显升高,患者出现右心衰竭的症状和体征,随后因反复发作心力衰竭而死亡。

(二)临床表现

1.症状

MS 的临床表现主要有呼吸困难、咯血、咳嗽、心悸,少数患者可有胸痛、晕厥。合并快速性心房颤动、肺部感染等,可发生急性左心衰竭。有胸痛者,常提示合并冠心病、严重主动脉瓣病变或肺动脉高压(致右心室缺血)等。出现晕厥者少见,如反复发生晕厥多提示合并主动脉瓣狭窄、左心房球形血栓、并发肺栓塞或左心房黏液瘤等。由于患者左心房扩大和肺动脉扩张而挤压左喉返神经而引起声音嘶哑,压迫食管可引起吞咽困难。肺水肿为重度二尖瓣狭窄的严重并发症,患者突然出现重度呼吸困难,不能平卧,咳粉红色泡沫样痰,双肺布满啰音,如不及时抢救,往往致死。长期的肺淤血可引起肺动脉高压、右心衰竭而使患者出现颈静脉怒张、肝大、直立性水肿和胸腔积液、腹腔积液等;右心衰竭发生后患者的呼吸困难减轻,发生急性肺水肿和大咯血的危险性减少。

MS 常并发心房颤动(发生率为 20%～60%,平均为 50%),主要见于病程晚期;心房颤的发生后心排血量减少 20％左右,可诱发、加重心功能不全,甚至引起急性肺水肿。心房颤动发生后平均存活年限为 5 年左右,但也有存活长达 25 年以上者。由于房颤后心房内血流缓慢及淤滞,故易促发心房内血栓形成,血栓脱落后可引起栓塞。其他并发症有感染性心内膜炎(8％)、肺部感染等。

2.体征

查体可有二尖瓣面容——双颧绀红色,心尖区第一心音(S_1)亢进和开瓣音(如瓣膜钙化僵硬则第一心音减弱、开瓣音消失),心尖区有低调的隆隆样舒张中晚期杂音,常伴舒张期震颤。肺动脉高压时可有肺动瓣第二音(P_2)亢进,也可有肺动脉扩张及三尖瓣关闭不全的杂音。心房颤动特别是伴有较快心室率时,心尖区舒张期杂音可发生改变或暂时消失,心率变慢后杂音又重新出现。所谓"哑型 MS"是指有 MS 存在,但临床上未能闻及心尖区舒张期杂音,这种情况可见于快速性心房颤动、合并重度二尖瓣反流或主动脉瓣病变、心脏重度转位、合并肺气肿、肥胖以及重度心功能不全等。

(三)诊断

1.辅助检查

(1)X 线:典型表现为二尖瓣型心脏,左心房大、右心室大、主动脉结小,食管下段后移,肺淤血,间质性肺水肿和含铁血黄素沉着等征象。

(2)心电图:可出现二尖瓣型 P 波,PTFV1(＋),心电轴右偏和右心室肥厚。

(3)超声心动图:可确定狭窄瓣口面积及形态,M 型超声可见二尖瓣运动曲线呈典型"城垛样改变"。

2.诊断要点

查体发现心尖区隆隆样舒张期杂音、心尖区 S_1 亢进和开瓣音、P_2 亢进,可考虑 MS 的诊断。辅助检查可明确诊断。

依瓣口大小,将 MS 分为轻、中、重度;其瓣口面积分别为 1.5～2.0 cm^2、1.0～1.5 cm^2、小于1.0 cm^2。

3.鉴别诊断

临床上应与下列情况的心尖区舒张期杂音相鉴别,如功能性 MS、左心房黏液瘤或左心房球形血栓、扩张型或肥厚型心肌病、三尖瓣狭窄、Austin－Flint 杂音、Carey－Coombs 杂音以及甲状腺功能亢进、贫血、二尖瓣关闭不全、室缺等流经二尖瓣口的血流增加时产生的舒张期杂音。

(四)治疗

MS 患者左心室并无压力负荷或容量负荷过重,因此没有任何特殊的内科治疗。内科治疗的重点是针对房颤和防止血栓栓塞并发症。对出现肺淤血或肺水肿的患者,可慎用利尿药和静脉血管扩张药,以减轻心脏前负荷和肺淤血。洋地黄仅适用于控制快速性房颤时的心室率。β受体阻滞剂仅适用于心房颤动并快速心室率或有窦性心动过速时。MS 的主要治疗措施是手术。

二、二尖瓣关闭不全

(一)病因和发病机制

二尖瓣关闭(MR)包括急性和慢性 2 种类型。急性二尖瓣关闭不全起病急,病情重。急性 MR 多为腱索断裂或乳头肌断裂引起,此外,感染性心内膜炎所致的瓣膜穿孔、二尖瓣置换术后发生的瓣周漏、MS 的闭式二尖瓣分离术或球囊扩张术的瓣膜撕裂等也可引起。慢性 MR 在我国以风心病为其最常见原因,在西方国家则二尖瓣脱垂为常见原因。其他原因有冠心病、老年瓣膜病、感染性心内膜炎、左心室显著扩大、先天畸形、特发性腱索断裂、系统性红斑狼疮、类风湿关节炎、肥厚型梗阻性心肌病、心内膜心肌纤维化和左心房黏液瘤等。

急性 MR 时,左心房压急速上升,进而导致肺淤血,甚至急性肺水肿,相继出现肺动脉高压及右心衰竭;而左心室的前向排血量明显减少。慢性 MR 时,左心房顺应性增加,左心房扩大。同时扩大的左心房、左心室在较长时间内适应容量负荷增加,使左心房室压不至于明显上升,故肺淤血出现较晚。持续的严重过度负荷,终致左心衰竭,肺淤血、肺动脉高压、右心衰竭相继出现。

(二)临床表现

1.症状

轻度 MR 患者,如无细菌性心内膜炎等并发症,可无症状。最早症状常为活动后易疲乏,或体力活动后心悸、呼吸困难。当出现左心衰竭时,可表现为活动后呼吸困难或端坐呼吸,但较少发生肺水肿及咯血。一旦出现左心衰竭,多呈进行性加重,病情多难以控制。急性 MR 时,起病急,病情重,肺淤血,甚至急性肺水肿,相继出现肺动脉高压及右心衰竭。

2.体征

查体于心尖区可闻及全收缩期吹风样高调一贯性杂音,可伴震颤;杂音一般向左腋下和左肩胛下区传导。心尖冲动呈高动力型;瓣叶缩短所致重度关闭不全者,第一心音常减弱。

二尖瓣脱垂者的收缩期非喷射性喀喇音和收缩晚期杂音为本病的特征。凡使左心室舒张末期容积减少的因素,如从平卧位到坐位或直立位、吸入亚硝酸异戊酯等都可以使喀喇音提前和收缩期杂音延长;凡使左心室舒张末期容积增加的因素,如下蹲、握拳、使用普萘洛尔(心得安)等均使喀喇音出现晚和收缩期杂音缩短。严重的二尖瓣脱垂产生全收缩期杂音。

(三)诊断

1.辅助检查

(1)左心室造影:为本病半定量反流严重程度的"金标准"。

(2)多普勒超声:诊断 MR 敏感性几乎达 100%,一般将左心房内最大反流面积$<4cm^2$ 为轻度反流,$4\sim8cm^2$为中度反流,$>8cm^2$ 为重度反流。

(3)超声心动图:可显示二尖瓣形态特征,并提供心腔大小、心功能及并发症等情况。

2.诊断要点

MR 的主要诊断依据为心尖区响亮而粗糙的全收缩期杂音,伴左心房、左心室增大。确诊有赖于超声心动图等辅助检查。

3.鉴别诊断

因非风湿性 MR 占全部 MR 的 55%,加之其他心脏疾患也可在心尖区闻及收缩期杂音,故应注意鉴别。非风湿性 MR 杂音可见于房缺合并 MR、乳头肌功能不全或断裂、室间隔缺损、三尖瓣关闭不全、主动脉瓣狭窄及关闭不全、二尖瓣腱索断裂或瓣叶穿孔、二尖瓣脱垂、二尖瓣环钙化、扩张型心肌病、直背综合征等。

(四)治疗

1.二尖瓣关闭不全

无症状的慢性 MR、左心室功能正常时，并无公认的内科治疗。如无高血压，也无应用扩血管药或 ACEI 的指征。主要的治疗措施是手术。

2.二尖瓣脱垂

二尖瓣脱垂不伴有 MR 时，内科治疗主要是预防心内膜炎和防止栓塞。β 受体阻滞剂可应用于二尖瓣脱垂患者伴有心悸、心动过速或伴交感神经兴奋增加的症状以及有胸痛、忧虑的患者。

三、主动脉瓣狭窄

(一)病因和发病机制

主动脉瓣狭窄(AS)的主要原因是风湿性、先天性和老年退行性瓣膜病变。风湿性 AS 约占慢性风湿性心脏病的 25%，男性多见，几乎均伴发二尖瓣病变和主动脉瓣关闭不全。

正常瓣口面积为大于或等于 $3.0 \, cm^2$。当瓣口面积减少一半时，收缩期无明显跨瓣压差；小于或等于 $1.0 \, cm^2$ 时，左心室收缩压明显增高，压差显著。左心室对慢性 AS 所致后负荷增加的代偿机制为进行性左心室壁向心性肥厚，顺应性降低，左心室舒张末期压力进行性增高；进而导致左心房代偿性肥厚，最终由于室壁应力增高、心肌缺血和纤维化而致左心衰竭。严重的 AS 致心肌缺血。

(二)临床表现

1.症状

AS 可多年无症状，一旦出现症状平均寿命仅 3 年。典型的 AS 三联症是晕厥、心绞痛和劳力性呼吸困难。呼吸困难是最常见的症状，约见于 90% 的患者，先是劳力性呼吸困难，进而发生端坐呼吸、阵发性夜间呼吸困难和急性肺水肿。心绞痛见于 60% 的有症状患者，多发生于劳累或卧床时，3%～5% 的患者可发生猝死。晕厥或晕厥先兆可见于 1/3 的有症状患者，可发生于用力或服用硝酸甘油时，表明 AS 严重。晕厥也可由心室纤颤引起。少部分患者可发生心律失常、感染性心内膜炎、体循环栓塞、胃肠道出血和猝死等。

2.体征

查体心尖部抬举性搏动十分有力且有滞留感，心尖部向左下方移位。80% 的患者于心底部主动脉瓣区可能触及收缩期震颤，反映跨膜压差＞5.3 kPa(40 mmHg)。典型的 AS 收缩期杂音在 3/6 级以上，为喷射性，呈递增-递减型，菱峰位于收缩中期，在胸骨右缘第 2 肋间及胸骨左缘第 3～4 肋间最清楚。主动脉瓣区第二心音减弱或消失。收缩压显著降低，脉压小，脉搏弱。高度主动脉瓣狭窄时，杂音可不明显，而心尖部可闻及第四心音，提示狭窄严重，跨膜压差在9.3 kPa(70 mmHg)以上。

(三)诊断

1. 辅助检查

(1)心电图:可表现为左心室肥厚、伴 ST-T 改变和左心房增大。

(2)超声心动图:有助于确定瓣口狭窄的程度和病因诊断。

(3)心导管检查:可测出跨瓣压差并据此计算出瓣口面积,>1.0 cm² 为轻度狭窄,0.75～1.0 cm² 为中度狭窄,<0.75 cm² 为重度狭窄。根据压差判断,则平均压差>6.7 kPa(50 mmHg)或峰压差>9.3 kPa(70 mmHg)为重度狭窄。

2. 诊断和鉴别诊断

根据病史、主动脉瓣区粗糙而响亮的喷射性收缩期杂音和收缩期震颤,诊断多无困难。应鉴别是风湿性、先天性、老年钙化性 AS 或特发性肥厚型主动脉瓣下狭窄(IHSS)。病史、超声心动图等可助鉴别。

(四)治疗

无症状的 AS 患者并无特殊内科治疗。有症状的 AS 则必须手术。有肺淤血的患者,可慎用利尿药。ACEI 具有血管扩张作用,应慎用于瓣膜狭窄的患者,以免前负荷过度降低致心排血量减少,引起低血压、晕厥等。AS 患者亦应避免应用 β 受体阻滞剂等负性肌力药物。重度 AS 患者应选用瓣膜置换术。经皮主动脉球囊成形术尚不成熟,仅适用于不能手术患者的姑息治疗。

四、主动脉瓣关闭不全

(一)病因和发病机制

主动脉瓣关闭不全(AR)系由主动脉瓣和主动脉根部病变所引起,分急性与慢性两类。慢性 AR 的病因有风湿性、先天性畸形、主动脉瓣脱垂、老年瓣膜病变、主动脉瓣黏液变性、梅毒性 AR、升主动脉粥样硬化与扩张、马方综合征、强直性脊柱炎、特发性升主动脉扩张、严重高血压和(或)动脉粥样硬化等,其中2/3的 AR 为风心病引起,单纯风湿性 AR 少见。

急性 AR 的原因有:感染性心内膜炎、主动脉根部夹层或动脉瘤、由外伤或其他原因导致的主动脉瓣破裂或急性脱垂、AS 行球囊成形术或瓣膜置换术的并发症。

急性 AR 时,心室舒张期血流从主动脉反流入左心室,左心室同时接受左心房和主动脉反流的血液,左心室急性扩张以适应容量过度负荷的能力有限,故左心室舒张压急剧上升,随之左心房压升高、肺淤血、肺水肿。同时,AR 使心脏前向排血量减少。

慢性 AR 时,常缓慢发展、逐渐加重,故左心室有充足的时间进行代偿;使左心室能够在反流量达心排血量80％左右的情况下,多年不出现严重循环障碍的症状;晚期才出现心室收缩功能降低,左心衰竭。

(二)临床表现

1. 症状

急性 AR,轻者可无症状,重者可出现急性左心衰竭和低血压。慢性 AR 可多年(5～10 年)无症状,首发症状可为心悸、胸壁冲撞感、心前区不适、头部强烈搏动感;随着左心功能减退,出现劳累后气急或呼吸困难,左心衰竭逐渐加重后,可随时发生阵发性夜间呼吸困难、肺水肿及端坐呼吸,随后发生右心衰竭。亦可发生心绞痛(较主动脉瓣狭窄少见)和晕厥。在出现左心衰竭后,病情呈进行性恶化,常于1~2年内死亡。

2.体征

查体在胸骨左缘第3~4肋间或胸骨右缘第2肋间闻及哈气样递减型舒张期杂音。该杂音沿胸骨左缘向下传导,达心尖部及腋前线,取坐位、前倾、深呼气后屏气最清楚。主动脉瓣区第二心音减弱或消失。脉压升高,有水冲脉,周围血管征常见。

(三)诊断

1.辅助检查

(1)X线胸片:表现为左心室、左心房大,心胸比率增大,左心室段延长及隆突,心尖向下延伸,心腰凹陷,心脏呈主动脉型,主动脉继发性扩张。

(2)心电图:表现为左心室肥厚伴劳损。

(3)超声心动图:可见主动脉增宽,AR时存在裂隙或瓣膜撕裂、穿孔等,二尖瓣前叶舒张期纤细扑动或震颤(为AR的可靠征象,但敏感性只有43%),左心室扩大,室间隔活动增强并向右移动等。

(4)心脏多普勒超声心动图:可显示血液自主动脉反流入左心室。

(5)主动脉根部造影:是诊断本病的金标准,若注射造影剂后,造影剂反流到左心室,可确定AR的诊断,若左心室造影剂浓度低于主动脉内造影剂浓度,则提示为轻度AR;若两者浓度相近,则提示中度反流;若左心室浓度高于主动脉浓度,则提示重度反流。

2.诊断要点

如在胸骨左缘或主动脉瓣区有哈气样舒张期杂音,左心室明显增大,并有周围血管征,则AR之诊断不难确立。超声心动图、心脏多普勒超声心动和主动脉根部造影可明确诊断。风湿性AR常与AS并存,同时合并二尖瓣病变。

3.鉴别诊断

风湿性AR需与老年性和梅毒性AR、马方综合征及瓣膜松弛综合征、先天性主动脉瓣异常、细菌性心内膜炎、高血压和动脉粥样硬化性主动脉瓣病变、主动脉夹层、动脉瘤以及外伤等所致的AR相鉴别。

(四)治疗

有症状的AR患者必须手术治疗,而不是长期内科治疗的对象。血管扩张药(包括ACEI)应用于慢性AR患者,目的是减轻后负荷,增加前向心排血量而减轻反流,但是否能有效降低左心室舒张末容量,增加LVEF尚不肯定。

五、护理措施

注意休息,劳逸结合,避免过重体力活动。但在心功能允许情况下,可进行适量的轻体力活动或轻体力的工作。预防感冒、防止扁桃体炎、牙龈炎等。如果发生感染可选用青霉素治疗。对青霉素过敏者可选用红霉素或林可霉素治疗。心功能不全者应控制水分的摄入,饮食中适量限制钠盐,每天以10g以下为宜,切忌食用盐腌制品。服用利尿剂者应吃些水果,如香蕉、橘子等。房颤的患者不宜做剧烈活动。应定期门诊随访;在适当时期要考虑行外科手术治疗,何时进行,应由医师根据具体情况定。如需拔牙或做其他小手术,术前应采用抗生素预防感染。

第二节　先天性心脏病

先天性心脏病(简称"先心病"),是胎儿时期心脏血管发育异常而致的畸形,是小儿时期最常见的心脏病。根据左右心腔或大血管间有无直接分流和临床有无青紫,可将先心病分为三大类:①左向右分流型(潜伏青紫型),常见有室间隔缺损、房间隔缺损、动脉导管未闭;②右向左分流型(青紫型),常见有法洛四联症和大动脉错位;③无分流型(无青紫型),常见有主动脉缩窄和肺动脉狭窄。

小儿先天性心脏病中最常见的是室间隔缺损、房间隔缺损、动脉导管未闭、肺动脉狭窄、法洛四联症和大动脉错位。

一、临床特点

(一)室间隔缺损

室间隔缺损(ventricular septal defect,VSD)为小儿最常见的先天性心脏病,缺损可单独存在,亦可为其他畸形的一部分。按缺损部位可分为室上嵴上方、室上嵴下方、三尖瓣后方、室间膈肌部四种类型。临床症状与缺损大小及肺血管阻力有关。大型 VSD(缺损 1~3 cm 者)可继发肺动脉高压,当肺动脉压超过主动脉压时,造成右向左分流而产生发绀,称为艾森门格(Eisenmenger)综合征。

1.症状

小型室间隔缺损可无症状;中型室间隔缺损易患呼吸道感染,或在剧烈运动时发生呼吸急促,生长发育多为正常,偶有心力衰竭;大型室间隔缺损在婴幼儿时期由于缺损较大,左向右分流量多超过肺循环量的 50%,使体循环内血量显著减少,而肺循环内明显充血,可于生后 1~3 个月即发生充血性心力衰竭,平时反复呼吸道感染、肺炎、哭声嘶哑、喂养困难、乏力、多汗等,并有生长发育迟缓。

2.体征

心前区隆起;胸骨左缘 3~4 肋间可闻及Ⅲ~Ⅳ/6 级全收缩期杂音,在心前区广泛传导;肺动脉第二心音显著增强或亢进。

3.辅助检查

(1)X 线检查:肺充血,心脏左室或左右室大;肺动脉段突出,主动脉结缩小。

(2)心电图:小型室间隔缺损,心电图多数正常;中等大小室间隔缺损示左心室增大或左右心室增大;大型室间隔缺损或有肺动脉高压时,心电图示左右心室增大。

(3)超声心动图:室间隔回声中断征象,左右心室增大。

(二)房间隔缺损

房间隔缺损(atrial septal defect,ASD)按病理解剖分为继发孔(第二孔)缺损和原发孔(第一孔)缺损,以继发孔缺损为多见。继发孔缺损为较常见的先天性心脏病之一,以女性较多见,缺损位于房间隔中部卵圆窝处,血流动力学特点为右心室舒张期负荷过重。原发孔缺损位于房间隔下端,是心内膜垫发育障碍未能与第一房间隔融合,常合并二尖瓣裂缺。

1.症状

在初生后及婴儿期大多无症状,偶有暂时性青紫。年龄稍大,症状渐渐明显,患儿发育迟缓,体格瘦小,易反复呼吸道感染,活动耐力减低,有劳累后气促、咳嗽等症状。左胸部常隆起,一般无青紫或杵状指(趾)。

2.体征

胸骨左缘第 2～3 肋间闻及柔和的喷射性收缩期杂音,肺动脉瓣区第二心音可增强或亢进、固定分裂。

3.辅助检查

(1)X 线检查:右心房、右心室扩大,主动脉结缩小,肺动脉段突出,肺血管纹理增多,肺门舞蹈。

(2)心电图:电轴右偏,完全性或不完全性右束支传导阻滞,右心房、右心室增大;原发孔 ASD 常见电轴左偏及心室肥大。

(3)超声心动图:右心房右心室增大,右心室流出道增宽,室间隔与左心室后壁呈同向运动。二维切面可显示房间隔缺损的位置及大小。

(三)动脉导管未闭

动脉导管未闭(patent ductus arteriosus,PDA)是临床较常见的先天性心脏病,女性多于男性。开放的动脉导管位于肺总动脉分叉与主动脉之间,有管型、漏斗型和窗型,以漏斗型为多见。

1.症状

导管较细时,临床无症状。导管较粗时临床表现为反复呼吸道感染、肺炎,发育迟缓,早期即可发生心力衰竭。重症病例常有呼吸急促、心悸。临床无青紫,但若合并肺动脉高压,即出现青紫。

2.体征

胸骨左缘第 2 肋间可闻及粗糙、响亮、机器样的连续性杂音,向心前区、颈部及左肩部传导,肺动脉第二音亢进。脉压增宽,出现股动脉枪击音、毛细血管搏动和水冲脉。

3.辅助检查

(1)X 线检查:分流量小者,心影正常;分流量大者,多见左心房、左心室增大,主动脉结增宽,可有漏斗征,肺动脉段突出,肺血增多,重症病例左右心室均肥大。

(2)心电图:左心房、左心室增大或双心室肥大。

(3)超声心动图:左心房、左心室大,肺动脉与降主动脉之间有交通。

(四)法洛四联症

法洛四联症(tetralogy of Fallot,TOF)是临床上最常见的发绀型先天性心脏病,病变包括肺动脉狭窄、室间隔缺损、主动脉骑跨及右心室肥大,其中肺动脉狭窄程度是决定病情严重程度的主要因素。主动脉骑跨及室间隔缺损存在使体循环血液中混有静脉血,临床上出现发绀与缺氧,并代偿性引起红细胞增多现象。

1.症状

发绀是主要症状,它出现的时间早、晚和程度与肺动脉狭窄程度有关,多见于毛细血管丰富的浅表部位,如唇、指(趾)甲床、球结膜等。患儿活动后有气促、易疲劳、蹲踞等;并常有缺氧发作,表现为呼吸加快、加深、烦躁不安,发绀加重,持续数分钟至数小时,严重者可表现为神志不清,惊厥或偏瘫,死亡。发作多在清晨、哭闹、吸乳或用力后诱发,发绀严重者常有鼻出血和咯血。

2.体征

生长发育落后,全身发绀,眼结膜充血,杵状指(趾);多有行走不远自动蹲踞姿势或膝胸位。胸骨左缘第2~4肋间闻及粗糙收缩期杂音;肺动脉第二心音减弱。

3.辅助检查

(1)X线检查:心影呈靴形,上纵隔增宽,肺动脉段凹陷,心尖上翘,肺纹理减少,右心房、右心室肥厚。

(2)心电图:电轴右偏,右心房、右心室肥大。

(3)超声心动图:显示主动脉骑跨及室间隔缺损,右心室流出道、肺动脉狭窄,右心室内径增大,左心室内径缩小。

(4)血常规:血红细胞增多,一般在 $5.0\sim9.0\times10^{12}$/L,血红蛋白 $170\sim200$ g/L,红细胞容积60%~80%。当有相对性贫血时,血红蛋白低于 150 g/L。

二、护理评估

(一)健康史

了解母亲妊娠史,在孕期最初 3 个月内有无病毒感染、放射线接触和服用过影响胎儿发育的药物,孕母是否有代谢性疾病。患儿出生有无缺氧、心脏杂音,出生后各阶段的生长发育状况。是否有下列常见表现:喂养困难,哭声嘶哑,易气促、咳嗽,青紫,蹲踞现象,突发性晕厥。

(二)症状、体征

评估患儿的一般情况,生长发育是否正常,皮肤发绀程度,有无气急、缺氧、杵状指(趾),有无哭声嘶哑,有无蹲踞现象,胸廓有无畸形。听诊心脏杂音位置、性质、程度,尤其要注意肺动脉第二心音的变化。评估有无肺部啰音及心力衰竭的表现。

(三)社会、心理

评估家长对疾病的认知程度和对治疗的信心。

(四)辅助检查

了解并分析 X 线、心电图、超声心动图、血液等检查结果。较复杂的畸形者还应了解心导管检查和心血管造影的结果。

三、常见护理问题

(一)活动无耐力

活动无耐力与氧的供需失调有关。

(二)有感染的危险

感染与机体免疫力低下有关。

(三)营养失调

营养失调低于机体需要量,与缺氧使胃肠功能障碍、喂养困难有关。

(四)焦虑

焦虑与疾病严重,花费大,预后难以估计有关。

(五)综合性问题

综合性问题有脑血栓、脑脓肿、心力衰竭、感染性心内膜炎、昏厥。

四、护理措施

(1)休息:制订适合患儿活动的生活制度,轻症无症状者与正常儿童一样生活,但要避免剧烈活动;有症状患儿应限制活动,避免情绪激动和剧烈哭闹;重症患儿应卧床休息,给予妥善的生活照顾。

(2)饮食护理:给予高蛋白、高热量、高维生素饮食,适当限制食盐摄入,并给予适量的蔬菜类粗纤维食品,以保证大便通畅。重症患儿喂养困难,应有耐心,少量多餐,以免导致呛咳、气促、呼吸困难等,必要时从静脉补充营养。

(3)预防感染:病室空气清新,穿着衣服冷热要适中,防止受凉,应避免与感染性疾病患儿接触。

(4)注意心率、心律、呼吸、血压变化,必要时使用监护仪监测。

(5)防止法洛四联症:患儿因哭闹、进食、活动、排便等引起缺氧发作,一旦发生可立即置于胸膝卧位,吸氧,遵医嘱应用普萘洛尔、吗啡和纠正酸中毒。

(6)青紫型先天性心脏病患儿由于血液黏稠度高,暑天、发热、吐泻时体液量减少,加重血液浓缩,易形成血栓,有造成重要器官栓塞的危险,因此应注意多饮水,必要时静脉输液。

(7)合并贫血者可加重缺氧,导致心力衰竭,须及时纠正。

(8)合并心力衰竭者按心力衰竭护理。

(9)做好心理护理关心患儿,建立良好护患关系,充分理解家长及患儿对检查、治疗、预后的期望心理,介绍疾病的有关知识、诊疗计划、检查过程、病室环境,消除恐惧心理。

(10)健康教育:①向家长讲述疾病的相关护理知识和各种检查的必要性,以取得配合;②指导患儿及家长掌握活动种类和强度;③告知家长如何观察病情变化,一旦发现异常(婴儿哭声无力,呕吐,不肯进食,手脚发软,皮肤出现花纹,较大患儿自诉头晕等),应立即呼叫;④向患儿及家长讲述重要药物如地高辛的作用及注意事项。

五、出院指导

(1)饮食宜高营养、易消化,少量多餐。人工喂养儿用柔软的奶头孔稍大的奶嘴,每次喂奶时间不宜过长。

(2)休息根据耐受力确立适宜的活动,以不出现乏力、气短为度,重者应卧床休息。

(3)避免感染居室空气新鲜,经常通风,不去公共场所、人群集中的地方。注意气候变化及时添减衣服,预防感冒。按时预防接种。

(4)发热、出汗时要给足水分,呕吐、腹泻时应到医院就诊补液,以免血液黏稠而发生脑血栓。

(5)保证休息,避免哭闹,减少外界刺激以预防晕厥的发生。当患儿在吃奶、哭闹或活动后出现气急、青紫加重或年长儿诉头痛、头晕时应立即将患儿取胸膝卧位并送医院。

第三节 原发性高血压

原发性高血压的病因复杂，不是单个因素引起，与遗传有密切关系，是环境因素与遗传相互作用的结果。要诊断高血压，必须根据患者与血压对照规定的高血压标准，在未服降压药的情况下，测两次或两次以上非同日多次重复的血压所得的平均值为依据，偶然测得一次血压增高不能诊断为高血压，必须重复和进一步观察。测得高血压时，要做相应的检查以排除继发性高血压，若患者是继发性高血压，未明确病因即当成原发性高血压而长期给予降压治疗，不但疗效差，而且原发性疾病严重发作常可危及生命。

一、一般表现

原发性高血压通常起病缓慢，早期常无症状，可以多年自觉良好而偶于体格检查时发现血压升高，少数患者则在发生心、脑、肾等并发症后才被发现。高血压患者可有头痛、眩晕、气急、疲劳、心悸、耳鸣等症状，但并不一定与血压水平成正比。往往是在患者得知患有高血压后才注意到。

高血压病初期只是在精神紧张、情绪波动后血压暂时升高，随后可恢复正常，以后血压升高逐渐趋于明显而持久，但一天之内白昼与夜间血压水平仍可有明显的差异。

高血压病后期的临床表现常与心、脑、肾功能不全或器官并发症有关。

二、实验室检查

（1）为了原发性高血压的诊断、了解靶器官（主要指心、脑、肾、血管）的功能状态并指导正确选择药物治疗，必须进行下列实验室检查：血、尿常规、肾功能、血尿酸、脂质、糖、电解质、心电图、胸部 X 线和眼底检查。早期患者上述检查可无特殊异常，后期高血压患者可出现尿蛋白增多及尿常规异常，肾功能减退，胸部 X 线可见主动脉弓迂曲延长、左室增大，心电图可见左心室肥大劳损。部分患者可伴有血清总胆固醇、甘油三酯、低密度脂蛋白胆固醇的增高和高密度脂蛋白胆固醇的降低，亦常有血糖或尿酸水平增高。目前认为，上述生化异常可能与原发性高血压的发病机制有一定的内在联系。

（2）眼底检查有助于对高血压严重程度的了解，眼底分级法；标准如下：Ⅰ级，视网膜动脉变细、反光增强；Ⅱ级，视网膜动脉狭窄、动静脉交叉压迫；Ⅲ级，上述血管病变基础上有眼底出血、棉絮状渗出；Ⅳ级，上述基础上出现视神经盘水肿。大多数患者仅为Ⅰ、Ⅱ级变化。

（3）动态血压监测（ABPM）与通常血压测量不同，动态血压监测是由仪器自动定时测量血压，可每隔 15～30 分钟自动测压（时间间隔可调节），连续 24 小时或更长。可测定白昼与夜间各时间段血压的平均值和离散度，能较敏感、客观地反映实际血压水平。

正常人血压呈明显的昼夜波动，动态血压曲线呈双峰一谷，即夜间血压最低，清晨起床活动后血压迅速升高，在上午 6～10 时及下午 4～8 时各有一高峰，继之缓慢下降。中、轻度高血压患者血压昼夜波动曲线与正常类似，但血压水平较高。早晨血压升高可伴有血儿茶酚胺浓度升高，血小板聚集增加及纤溶活性增高会变化，可能与早晨较多发生心脑血管急性事件有关。

血压变异性和血压昼夜节律与靶器官损害及预后有较密切的关系,即伴明显靶器官损害或严重高血压患者其血压的昼夜节律可消失。

目前尚无统一的动态血压正常值,但可参照采用以下正常上限标准:24 小时平均血压值<17.33/10.66 kPa,白昼均值<18/11.33 kPa,夜间<16.66/10 kPa。夜间血压均值比白昼降低>10%,如降低不及 10%,可认为血压昼夜节律消失。

动态血压监测可用于:诊断"白大衣性高血压",即在诊所内血压升高,而诊所外血压正常;判断高血压的严重程度,了解其血压变异性和血压昼夜节律;指导降压治疗和评价降压药物疗效;诊断发作性高血压或低血压。

三、原发性高血压危险度的分层

原发性高血压的严重程度并不单纯与血压升高的水平有关,必须结合患者总的心血管疾病危险因素及合并的靶器官损害进行全面的评价,治疗目标及预后判断也必须以此为基础。心血管疾病危险因素包括吸烟、高脂血症、糖尿病、年龄>60 岁、男性或绝经后女性、心血管疾病家族史(发病年龄女性<65 岁,男性<55 岁)。靶器官损害及合并的临床疾病包括心脏疾病(左心室肥大、心绞痛、心肌梗死、既往曾接受冠状动脉旁路手术、心力衰竭),脑血管疾病(脑卒中或短暂性脑缺血发作),肾脏疾病(蛋白尿或血肌酐升高),周围动脉疾病,高血压视网膜病变(大于等于Ⅲ级)。危险度的分层是把血压水平及危险因素及合并的器官受损情况相结合分为低、中、高和极高危险组。治疗时不仅要考虑降压,还要考虑危险因素及靶器官损害的预防及逆转。

低度危险组:高血压 1 级,不伴有上列危险因素,治疗以改善生活方式为主,如 6 个月后无效,再给药物治疗。

中度危险组:高血压 1 级伴 12 个危险因素或高血压 2 级不伴有或伴有不超过 2 个危险因素者。治疗除改善生活方式外,给予药物治疗。

高度危险组:高血压 1~2 级伴至少 3 个危险因素者,必须药物治疗。

极高危险组:高血压 3 级或高血压 1~2 级伴靶器官损害及相关的临床疾病者(包括糖尿病),必须尽快给予强化治疗。

四、临床类型

原发性高血压大多起病及进展均缓慢,病程可长达十余年至数十年,症状轻微,逐渐导致靶器官损害。但少数患者可表现为急进重危,或具特殊表现而构成不同的临床类型。

(一)高血压急症

是指高血压患者血压显著的或急剧的升高[收缩压>26.66 kPa(200 mmHg),舒张压>17.33 kPa(130 mmHg)],常同时伴有心、脑、肾及视网膜等靶器官功能损害的一种严重危及生命的临床综合征,其舒张压>18.67~20 kPa 和(或)收缩压>29.33 kPa,无论有无症状,也应视为高血压急症。高血压急症包括高血压脑病、高血压危象、急进型高血压、恶性高血压、高血压合并颅内出血、急性冠状动脉功能不全、急性左心衰竭、主动脉夹层血肿以及子痫、嗜铬细胞瘤危象等。

(二)恶性高血压

1%~5%的中、重度高血压患者可发展为恶性高血压,其发病机制尚不清楚,可能与不及时治疗或治疗不当有关。病理上以肾小动脉纤维样坏死为突出特征。临床特点：①发病较急骤；多见于中、青年；②血压显著升高，舒张压持续＞17.33 kPa；③头痛、视力模糊、眼底出血、渗出和乳头水肿；④肾脏损害突出，表现为持续蛋白尿、血尿及管型尿，并可伴肾功能不全；⑤进展迅速，如不给予及时治疗，预后不佳，可死于肾衰竭、脑卒中或心力衰竭。

(三)高血压危重症

1.高血压危象

在高血压病程中，由于周围血管阻力的突然上升，血压明显升高，出现头痛、烦躁、眩晕、恶心、呕吐、心悸、气急及视力模糊等症状。伴靶器官病变者可出现心绞痛、肺水肿或高血压脑病。血压以收缩压显著升高为主，也可伴舒张压升高。发作一般历时短暂、控制血压后病情可迅速好转；但易复发。危象发作时交感神经活动亢进，血中儿茶酚胺升高。

2.高血压脑病

高血压脑病是指在高血压病程中发生急性脑血液循环障碍，引起脑水肿和颅内压增高而产生的临床征象。发生机制可能为过高的血压突破了脑血管的自身调节机制，导致脑灌注过多，液体渗入脑血管周围组织，引起脑水肿。临床表现有严重头痛、呕吐、神志改变，较轻者可仅有烦躁、意识模糊，严重者可发生抽搐、昏迷。

(四)急进型高血压

占高血压患者中1％～8％，多见于年轻人，男性居多。临床特点：①收缩压，舒张压均持续升高，舒张压常持续≥17.3 kPa(130 mmHg)，很少有波动；②症状多而明显进行性加重，有一些患者高血压是缓慢病程，但后突然迅速发展，血压显著升高；③出现严重的内脏器官的损害，常在1～2 年内发生心、脑、肾损害和视网膜病变，出现脑卒中、心肌梗死、心力衰竭、尿毒症及视网膜病变(眼底Ⅲ级以上改变)。

(五)缓进型高血压

这种类型占95％以上，临床上又称之为良性高血压。因其起病隐匿，病情发展缓慢，病程较长，可达数十年，多见于中老年人。其临床表现：①早期可无任何明显症状，仅有轻度头痛或不适，休息之后可自行缓解。偶测血压时才发现高血压；②逐渐发展，患者表现为头痛、头晕、失眠、乏力、记忆力减退症状，血压也随着病情发展是逐步升高并趋向持续性，波动幅度也随之减小并伴随着心、脑、肾等器官的器质性损害。

此型高血压病由于病程长，早期症状不明显所以患者容易忽视其治疗，思想上不重视，不能坚持服药，最终造成不可逆的器官损害，危及生命。

(六)老年人高血压

年龄超过60岁达高血压诊断标准者即为老年人高血压。其临床特点：①半数以上以收缩压为主；即单纯收缩期高血压(收缩压＞18.66 kPa；舒张压＜12 kPa)，此与老年人大动脉弹性减退、顺应性下降有关，使脉压增大。流行病资料显示，单纯收缩压的升高也是心血管病致死的重要危险因素。②部分老年人高血压是由中年原发性高血压延续而来，属收缩压和舒张压均增高的混合型。③老年人高血压患者心、脑、肾器官常有不同程度损害，靶器官并发症如脑卒中、心力衰竭、心肌梗死和肾功能不全较为常见。④老年人压力感受路敏感性减退；对血压的调节功能降低、易造成血压波动及直立性低血压，尤其在使用降压药物治疗时要密切观察。

老年人选用高血压药物时宜选用平和、缓慢的制剂,如利尿剂和长效钙拮抗剂及 ACEI 等;常规给予抗凝剂治疗;定期测量血压以予调整剂量。

(七)难治性高血压

难治性高血压又称顽固性或有抵抗性的高血压。临床特点:①治疗前血压≥24/15.32 kPa,经过充分的、合理的、联合应用三种药物(包括利尿剂),血压仍不能降至 21.33/7.5 kPa 以下。②治疗前血压<24/15.33 kPa,而适当的三联药物治疗仍不能达到:<18.66/12 kPa,则被认为是难治性高血压。③对于老年单纯收缩期高血压,如治疗前收缩压>26.66 kPa,经三联治疗,收缩压不能降至 22.66 kPa 以下,或治疗前收缩压 21.33～26.66 kPa,而治疗后不能降至 21.33 kPa 以下及至少低 1.33 kPa,亦称为难治性高血压。充分的合理的治疗应包括至少三种不同药理作用的药物,包括利尿剂并加之以下两种:β 阻断剂,直接的血管扩张药,钙拮抗剂或血管紧张素转化酶抑制剂。应当说明的是,并不是所有严重的高血压都是难治性高血压,也不是难治性高血压都是严重高血压。

诊断难治性高血压应排除假性高血压及白大衣高血压,并排除继发性高血压,如嗜铬细胞瘤、原发性醛固酮增生症、肾血管性高血压等;中年或老年患者过去有效的治疗以后变得无效,则强烈提示肾动脉硬化及狭窄,肾动脉造影可确定诊断肾血管再建术可能是降低血压的唯一有效方法。

难治性高血压的主要原因可能有以下几种:①患者的依从性不好即患者没有按医师的医嘱服药,这可能是最主要的原因。依从性不好的原因可能药物方案复杂或服药次数频繁,患者未认识到控制好血压的重要性,药物费用及不良反应等。②患者食盐量过高(>5 g/d),或继续饮酒,体重控制不理想。应特别注意来自加工食品中的盐,如咸菜、罐头、腊肉、香肠、酱油、酱制品、咸鱼、成豆制品等,应劝说患者戒烟、减肥,肥胖者减少热量摄入量。③医师不愿使用利尿药或使用多种作用机制相同的药物。④药物相互作用,如阿司匹林或非甾体抗炎药因抑制前列腺素合成而干扰高血压的控制,拟交感胺类可使血压升高,麻黄素、口服避孕药、雄性激素、过多的甲状腺素、糖皮质激素等可使血压升高或加剧原先的高血压;考来烯胺可妨碍抗高血压药物的经肠道吸收。三环类抗忧郁药,苯异丙胺、抗组胺、单胺氧化酶抑制剂及可卡因干扰胍乙啶的药理作用。

(八)儿童高血压

关于儿童高血压的诊断标准尚未统一。如 WHO 规定:13 岁以上正常上限为 18.66/12 kPa,13 岁以下则为 18/11.33 kPa。《实用儿科学》中规定:8 岁以下舒张压>10.66 kPa,8 岁以上>12 kPa;或收缩压>16 kPa 与舒张压>10.66 kPa 为高血压。儿童血压测量方法与成年人有所不同:①舒张压以 Korotloff 第四音为难;②根据美国心脏病协会规定,使用袖带的宽度为:1 岁以下为 2.5,1～4 岁 5～6,5～8 岁 8～9,成人 12.5,否则将会低估或高估血压的高度。诊断儿童高血压应十分慎重,特别是轻度高血压者应加强随访。一经确诊为儿童高血压后,首先除外继发性高血压。继发性高血压中最常见的病因是肾脏疾病,其次是肾动脉血栓、肾动脉狭窄、先天性肾动脉异常、主动脉缩窄、嗜铬细胞瘤等。

临床特点:①5%的患者有高血压的家族史;②早期一般无明显症状,部分患者可有头痛,尤在剧烈运动时易发生;③超体重肥胖者达 50%;④平素心动过速,心前区搏动明显,呈现高动力循环状态;⑤尿儿茶酚胺水平升高,尿缓激肽水平降低,血浆肾素活性轻度升高,交感神经活性增高;⑥对高血压的耐受力强,一般不引起心、肾、脑及眼底的损害。

(九)青少年高血压

青少年时期高血压的研究已越来越被人们重视。大量调查发现,青少年原发性高血压起源于儿童期,并认为青少年高血压与成人高血压及并发症有密切关系,同儿童期高血压病因相似,常见于继发性高血压,在青春期继发性高血压病例中,肾脏疾病仍然是主要的病因。大量的调查发现青少年血压与年龄有直接相关,青少年高血压诊断标准在不同时间(每次间隔三个月以上)三次测量坐位血压,收缩压和(或)舒张压高于95百分位以上可诊断为高血压。见表2-1。

表 2-1 我国青少年年龄血压百分位值表

年龄	男性/P95	女性/P95
1~12	128/81	119/82
13~15	133/84	124/81
16~18	136/89	127/82

(十)精神紧张性高血压

交感神经系统在发病中起着重要作用。交感神经系统活性增强可导致:①血浆容量减少,血小板聚集,因而易诱发血栓形成。②激活肾素-血管紧张素系统,再加上儿茶酚胺的作用,引起左室肥厚的血管肥厚,肥厚的血管更易引起血管痉挛。③副交感神经系统活性较低和交感神经系统活性增强,是易引起心律失常,心动过速的因素。④降低骨骼肌对胰岛素的敏感性,其主要机制为:在紧急情况下;交感神经系统活性增高引起血管收缩,导致运输至肌肉的葡萄糖减少,去甲肾上腺素刺激β受体也可引起胰岛素耐受,持续的交感神经系统还可以造成肌肉纤维类型由胰岛素耐受性慢收缩纤维转变成胰岛素耐受性快收缩纤维,这些变化可致血浆胰岛素浓度水平升高,并促进动脉粥样硬化。

(十一)白大衣性高血压

白大衣性高血压(WCH)是指在诊疗单位内血压升高,但在诊疗单位外血压正常。有人估计,在高血压患者中,有 20%~30% 为白大衣高血压,故近年来提出患者自我血压监测(HBPM)。HBPM 有下列好处:①能更全面更准确地反应患者的血压;②没有"白大衣效应";③提高患者服药治疗和改变生活方式的顺从性;④无观察者的偏倚现象。自测血压可使用水银柱血压计,亦可使用动态血压监测(ABPM)的方法进行判断。有人认为"白大衣高血压"也应予以重视,它可能是早期高血压的表现之一。我国目前的参考诊断标准为 WCH 患者诊室收缩压>21.33 kPa 和(或)舒张压>12 kPa 并且白昼动态血压收缩压<18 kPa,舒张压<10.66 kPa,这还需要经过临床的验证和评价。

"白大衣性高血压"多见于女性、年轻人、体形瘦以及诊所血压升高、病程较短者。在这类患者中,规律性的反复出现的应激方式,例如上班工作,不会引起血压升高。ABPM 有助于诊断"白大衣性高血压"。其确切的自然史与预后还不很清楚。

(十二)应激状态

偏快的心率是处于应激状态的一个标志,心动过速是交感神经活性增高的一个可靠指标,同时也是心血管病死亡率的一个独立危险因素。心率增快与血压升高、胆固醇升高、甘油三酯升高、血球压积升高、体重指数升高、胰岛素抵抗、血糖升高、高密度脂蛋白-胆固醇降低等密切相关。

(十三)夜间高血压

24 小时动态血压监测发现部分患者的血压正常节律消失,夜间收缩压或舒张压的降低小于日间血压平均值的 10%,甚至夜间血压反高于日间血压。夜间高血压常见于某些继发性高血压(如嗜铬细胞瘤、原发性醛固酮增多症、肾性高血压)、恶性高血压和合并心肌梗死、脑卒中的原发性高血压。夜间高血压的产生机制与神经内分泌正常节律障碍、夜间上呼吸道阻塞、换气过低和睡眠觉醒有关,其主要症状是响而不规则的大鼾、夜间呼吸暂停及日间疲乏和嗜睡。这种患者常伴有超重、易发生脑卒中、心肌梗死、心律失常和猝死。

(十四)肥胖型高血压

肥胖者易患高血压,其发病因素是多方面的,伴随的危险因素越多,则预后越差。本型高血压患者心、肾、脑、肺功能均较无肥胖者更易受损害,且合并糖尿病、高脂血症、高尿酸血症者多,患冠心病、心力衰竭、肾功能障碍者明显增加。

(十五)夜间低血压性高血压

是指日间为高血压(特别是老年收缩期性高血压),夜间血压过度降低,即夜间较日间血压低超过 20%。其发病机制与血压调节异常、血压节律改变有关。该型高血压易发生腔隙性脑梗死,可能与夜间脑供血不足、高凝状态有关。治疗应注意避免睡前使用降压药(尤其是能使夜间血压明显降低的药物)。

(十六)顽固性高血压

顽固性高血压是指高血压患者服用三种以上的不同作用机制的全剂量降压药物,测量血压仍不能控制在 18.66/12.66 kPa 以下或舒张压(DBP)≥13.33 kPa,老年患者血压仍＞21.33/12 kPa,或收缩压(SBP)不能降至 18.66 kPa 以下。顽固性高血压的原因:①治疗不当。应采用不同机制的降压药物联合应用。②对药物的不能耐受。由于降压药物引起不良反应;而中断用药,常不服药或间断服药,造成顺应性差。③继发性高血压。当患者血压明显升高并对多种治疗药物呈抵抗状态的,应考虑排除继发因素。常见肾动脉狭窄、肾动脉粥样斑块形成、肾上腺疾病等。④精神因素。工作繁忙造成白天血压升高,夜间睡眠时血压正常。⑤过度摄钠。尤其对高血压人群中,约占 50% 的盐敏感性高血压,例如老年患者和肾功能减退者,盐摄入量过高更易发生顽固性高血压,而低钠饮食可改善其对药物的抵抗性。

五、护理评估

(一)病史

应注意询问患者有无高血压家族史,个性特征,职业、人际关系、环境中有无引发本病的应激因素,生活与饮食习惯、烟酒嗜好,有无肥胖、心脏病、肾脏病、糖尿病、高脂血症、痛风、支气管哮喘等病史及用药情况。

(二)身体状况

高血压病根据起病和病情进展缓急分为缓进型和急进型两类,前者多见,后者占高血压病的1%～5%。

1.一般表现

缓进型原发性高血压起病隐匿,病程进展缓慢,早期多无症状,偶在体格检查时发现血压升高,少数患者在发生心、脑、肾等并发症后才被发现。高血压患者可在精神紧张、情绪激动或劳累后有头晕、头痛、眼花、耳鸣、失眠、乏力、注意力不集中等症状,但症状与血压增高程度并不一定一致。

患者血压随季节、昼夜、情绪等因素有较大波动,表现为冬季较夏季高、清晨较夜间高、激动时较平静时高等特点。体检时可听到主动脉瓣区第二心音亢进、主动脉瓣区收缩期杂音,少数患者在颈部或腹部可听到血管杂音。长期持续高血压可有左心室肥厚。

高血压病早期血压仅暂时升高,去除原因和休息后可恢复,称为波动性高血压阶段。随病情进展,血压呈持久增高,并有脏器受损表现。

2.并发症

主要表现心、脑、肾等重要器官发生器质性损害和功能性障碍。

(1)心脏:血压长期升高,增加了左心室的负担。左室因代偿而心肌肥厚,继而扩张,形成高血压性心脏病。在心功能代偿期,除有劳累性心悸外,其他症状不明显。心功能失代偿时,则表现为心力衰竭。由于高血压后期可并发动脉粥样硬化,故部分患者可并发冠心病,发生心绞痛、心肌梗死。

(2)脑:重要的脑血管病变表现有,一时性(间歇性)脑血管痉挛:可使脑组织缺血,产生头痛、一时性失语、失明、肢体活动不灵或偏瘫。可持续数分钟至数日,一般在 24 小时内恢复。脑出血:一般在紧张的体力或脑力劳动时容易发生,例如情绪激动、搬重物等时突然发生。其临床表现因出血部位不同而异,最常见的部位在脑基底节豆状核,故常损及内囊,又称内囊出血。其主要表现为突然摔倒,迅速昏迷,头、眼转向出血病灶的同侧,出血病灶对侧的"三偏"症状,即偏瘫、偏身感觉障碍和同侧偏盲。呼吸深沉而有鼾声,大小便失禁。瘫痪肢体开始完全弛缓,腱反射常引不出。数日后瘫痪肢体肌张力增高,反射亢进,出现病理反射。脑动脉血栓形成:多在休息睡眠时发生,常先有头晕、失语、肢体麻木等症状,然后逐渐发生偏瘫,一般无昏迷。随病情进展,可发生昏迷甚至死亡。上述脑血管病变的表现,祖国医学统称为"中风"或"卒中",现代医学统称为"脑血管意外"。高血压脑病:是指脑小动脉发生持久而严重的痉挛、脑循环发生急性障碍,导致脑水肿和颅内压增高,可发生于急进型或严重的缓进型高血压病患者。表现血压持续升高,常超过 26.7/16.0 kPa(200/120 mmHg),剧烈头痛、恶心、呕吐、眩晕、抽搐、视力模糊、意识障碍、昏迷。发作可短至数分钟,长者可达数小时或数日。

(3)肾的表现:长期高血压可致肾小动脉硬化,当肾功能代偿时,临床上无明显肾功能不全表现。当肾功能转入失代偿期时,可出现多尿、夜尿增多、口渴、多饮,提示肾浓缩功能减低,尿比重固定在 1.010 左右,称为等渗尿。当肾功能衰退时,可发展为尿毒症,血中肌酐、尿素氮增高。

(4)眼底视网膜血管改变:目前我国采用 Keith-Wegener4 级眼底分级法。Ⅰ级,视网膜动脉变细;Ⅱ级,视网膜动脉狭窄,动脉交叉压迫;Ⅲ级,眼底出血或棉絮状渗出;Ⅳ级,视神经盘水肿。眼底的改变可反映高血压的严重程度。

3.急进型高血压病

急进型高血压占高血压病的 1% 左右,可由缓进型突然转变而来,也可起病即为急进型。多见于青年和中年。基本的临床表现与缓进型高血压病相似,但各种症状更为突出,具有病情严重、发展迅速、肾功能急剧恶化和视网膜病变(眼底出血、渗出、视乳头水肿)等特点。血压显著增高,舒张压持续在 17.3～18.6 kPa(130～140 mmHg)或更高,常于数月或 1～2 年内出现严重的心、脑、肾损害、最后常为尿毒症死亡,也可死于急性脑血管疾病或心力衰竭。经治疗后,少数病情亦可转稳定。

高血压危象:是指短期内血压急剧升高的严重临床表现。它是在高血压的基础上,交感神经亢进致周围小动脉强烈痉挛,这是血压进一步升高的结果,常表现为剧烈头痛、神志改变、恶心、呕吐、心悸、呼吸困难等。收缩压可高达 34.7 kPa(260 mmHg),舒张压 16 kPa(120 mmHg)以上。

(三)实验室及其他检查

1.尿常规检查

可阴性或有少量蛋白和红细胞,急进型高血压患者尿中常有大量蛋白、红细胞和管型,肾功能减退时尿比重降低,尿浓缩和稀释功能减退,血中肌酐和尿素氮增高。

2.X 线检查

轻者主动脉迂曲延长或扩张、并发高血压性心脏病时,左心室增大,心脏至靴形样改变。

3.超声检查

心脏受累时,二维超声显示:早期左室壁搏动增强,第Ⅱ期多见室间隔肥厚,继则左心室后型肥厚;左心房轻度扩大;超声多普勒于二尖瓣上可测出舒张期血流速度减慢,舒张末期速度增快。

4.心电图和心向量图检查

心脏受累的患者又可见左心室增厚或兼有劳损,P 波可增宽或有切凹,P 环振幅增大,特别终末向后电力更为明显。偶有心房颤动或其他心律失常。

5.血浆肾素活性和血管紧张素Ⅱ浓度测定

二者可增高,正常或降低。

6.血浆心钠素浓度测定

心钠素浓度降低。

六、护理目标

(1)头痛减轻或消失。

(2)焦虑减轻或消失。

(3)血压维持在正常水平,未发生意外伤害。

(4)能建立良好的生活方式,合理膳食。

七、护理措施

(一)一般护理

(1)头痛、眩晕、视力模糊的患者应卧床休息,抬高床头,保证充足的睡眠。指导患者使用放松技术,如缓慢呼吸、心理训练、音乐治疗等,避免精神紧张、情绪激动和焦虑,保持情绪平稳。保持病室安静,减少声光刺激和探视,护理操作动作要轻巧并集中进行,少打扰患者。对因焦虑而影响睡眠的患者遵医嘱应用镇静剂。

(2)有氧运动可降压减肥、改善脏器功能、提高活动耐力、减轻胰岛素抵抗,指导轻症患者选择适当的运动,如慢跑、健身操、骑自行车、游泳等(避免竞技性、力量型的运动),一般每周3～5次,每次30～40分钟,出现头晕、心慌、气短、极度疲乏等症状时应立即停止运动。

(3)合理膳食,每日摄钠量不超过6g,减少热量、胆固醇、脂肪摄入,适当增加蛋白质,多吃蔬菜、水果,摄入足量的钾、镁、钙,避免过饱,戒烟酒及刺激性的饮料,可以降低血压,减轻体重,防止高血脂和动脉硬化,防止便秘,减轻心脏负荷。

(二)病情观察与护理

(1)注意神志、血压、心率、尿量、呼吸频率等生命体征的变化,每日定时测量并记录血压。血压有持续升高时,密切注意有无剧烈头痛、呕吐、心动过速、抽搐等高血压脑病和高血压危象的征象。出现上述现象时应给予氧气吸入,建立静脉通路,通知病危,准备各种抢救物品及急救药物,详细书写特别护理记录单;配合医师采取紧急抢救措施,加快速降压、制止抽搐,以防脑血管疾病的发生。

(2)注意用药及观察:高血压患者服药后应注意观察服药反应,并根据病情轻重、血压的变化决定用药剂量与次数,详细做好记录。若有心、脑、肾严重并发症,则药物降压不宜过快,否则供血不足易发生危险。血压变化大时,要立即报告医师予以及时处理。要告诉患者按时服药及观察,忌乱用药或随意增减剂量与擅自停药。用降压药期间要经常测量血压并做好记录,以提供治疗参考,注意起床动作要缓慢,防止直立性低血压引起摔倒。用利尿剂降压时注意记出入量,排尿多的患者应注意补含钾高的食物和饮料,如玉米面、海带、蘑菇、枣、桃、香蕉、橘子汁等。用普萘洛尔药物要逐渐减量、停药,避免突然停用引起心绞痛发作。

(3)患者如出现肢体麻木,活动欠灵,或言语含糊不清时,应警惕高血压并发脑血管疾病。对已有高血压心脏病者,要注意有无呼吸困难、水肿等心力衰竭表现;同时检查心率、心律有无心律失常的发生。观察尿量及尿的化验变化,以发现肾脏是否受累。发现上述并发症时,要协助医师相应的治疗及做好护理工作。

(4)高血压急症时,应迅速准确按医嘱给予降压药、脱水剂及镇痉药物,注意观察药物疗效及不良反应,严格按药物剂量调节滴速,以免血压骤降引起意外。

(5)出现脑血管意外、心力衰竭、肾衰竭者,给予相应抢救配合。

八、健康教育

(1)向患者提供有关本病的治疗知识,注意休息和睡眠,避免劳累。

(2)同患者共同讨论改变生活方式的重要性,低盐、低脂、低胆固醇、低热量饮食,禁烟、酒及刺激性饮料。肥胖者节制饮食。

(3)教会患者进行自我心理平衡调整,自我控制活动量,保持良好的情绪,掌握劳逸适度,懂得愤怒会使舒张压升高,恐惧焦虑会使收缩压升高的道理,并竭力避免之。

(4)定期、准确、及时服药,定期复查。

(5)保持排便通畅,规律的性生活,避免婚外性行为。

(6)教会患者怎样测量血压及记录。让患者掌握药物的作用及不良反应,告诉患者不能突然停药。

(7)指导患者适当地进行运动,可增加患者的健康感觉和松弛紧张的情绪,增高 HDL-C。推荐作渐进式的有 O_2 运动,如散步、慢跑;也可打太极拳、练气功;避免举高重物及做等长运动(如举重、哑铃)。

九、高血压合并常见病的护理

(一)高血压合并脑卒中的护理要点

1.生活起居护理

(1)外感风寒者,病室宜温暖,汗出时忌当风,恶风严重时,头部可用毛巾包裹或戴帽,以免复感外邪。

(2)阴虚阳亢者病室宜凉润通风,阳虚者病室宜温暖、阳光充足。

(3)眩晕发作时卧床休息,闭目养神,起坐下床动作要缓慢,尽量减少头部的活动,防止跌仆,协助其生活护理。座椅、床铺避免晃动、摇动。

(4)神昏或脑卒中患者加强口腔、眼睛、皮肤及会阴的护理,用盐水或中药漱口液清洗口腔;眼睑不能闭合者,覆盖生理盐水湿纱布,并按医嘱滴眼药水或眼药膏;保持床单位清洁,定时为患者翻身叩背;尿失禁患者给予留置导尿。

2.情志护理

(1)脑卒中患者多心肝火盛,易心烦易怒,可安抚鼓励患者,使其舒神开心,指导患者适当看一些哀伤电影、小说和赏心悦目的金色、杏色或白色的五行图片,听大自然的轻音乐,对应中医学的音乐疗法,五音调试可选角调,如《碧叶烟云》,其音韵可清肝泻火、平肝清阳,可缓解头晕胀痛、烦躁易怒、失眠多梦等。

(2)合并郁证患者可用"喜疗法",所谓"喜则气和志达,营卫通利"。指导患者看笑话集、喜剧以及红色、紫色、绿色等色彩鲜艳的五行图片,多交友谈心,听一些喜庆的音乐,如徵调《雨后彩虹》、角调的《春江花月夜》与宫调的《青花瓷》。还可运用中医学芳香治疗法,如选择柠檬可以轻度兴奋,缓解压力,减轻消沉和抑郁。

3.饮食护理

(1)宜清淡、低盐低脂饮食,忌辛辣、肥甘厚味、咸食等,禁烟、浓茶、咖啡等。

(2)吞咽困难、饮水呛咳者,指导患者取平卧位喂食流质食物,取坐位或半卧位进食半流或固体食物。

(3)风痰上扰证应多食雪梨、橘子、杏仁、冰糖、萝卜等,忌食肥腻、公鸡肉等助痰生风的食物。

(4)肝阳上亢证宜食山楂、淡菜、紫菜、甲鱼、芹菜、海蜇、香菇等。

(5)痰湿中阻证可多食薏苡仁、红小豆、西瓜、冬瓜、玉米、竹笋等清热利湿的食物。

(6)气血两亏者应着重补益,如黑芝麻、胡桃肉、红枣、怀山药、羊肝、猪肾等。

4.用药护理

(1)外感风寒者,中药宜热服,服药后可饮热粥或热汤以助药力。其他中药宜温服。恶心呕吐较重者,可少量多次频服,或舌上滴姜汁数滴。

(2)长期服药者,不可擅自骤然停药,以免引起病情反复。若停药一定要遵医嘱缓慢逐步减量,直至停药。注意观察药物引起的不良反应及不良反应。

(3)服降压药、利尿脱水药时,应观察血压变化,防止头晕,注意安全。

5.病情观察

(1)严密观察神志、瞳孔、生命体征、汗出、肢体活动、大小便失禁、出入量等,防止脑疝及脱证的发生。

(2)观察疾病发作的时间、性质、程度、伴随症状、诱发因素等,做好实时记录。

6.脑卒中的急症处理

(1)应就地处理,予吸氧,针刺人中、十宣、涌泉穴等紧急救治,遵医嘱使用降压药、脱水药或镇静药。

(2)脑卒中患者取头高脚低位,尽量避免搬动。保持呼吸道通畅,头转向一侧,除去义齿,清除口咽部分泌物,解开其衣领、衣扣、腰带,及时吸痰。使用压舌板、舌钳和牙垫防止舌后坠、舌咬伤、颊部咬伤。

(3)严重者应专人守护,注意安全,卧床设床栏,防止坠床,必要时使用保护性约束,防止意外伤害。抽搐时切忌强拉、捆绑患者拘急挛缩的肢体,以免造成骨折。床旁备气管切开包、气管插管、呼吸机等急救用物。

(4)做好鼻饲、导尿的护理。

7.健康指导

(1)起居:有常,劳逸有节,适寒温,防外感,保证充足睡眠,避免用脑过度,不宜长时间看书学习等。

(2)饮食:辨证施食。可多食健脑的食物,如灵芝、桂圆、核桃、蚕豆、动物的骨髓等。忌辛辣、肥甘厚味、咸食等,禁烟、浓茶、咖啡等。

(3)情志:顺其自然,为所能为。

(4)用药:遵医嘱用药,不可擅自停药和减量。

(5)康复:脑卒中患者常有肢体瘫痪、语言不利、吞咽困难等功能障碍。应根据患者的具体情况,指导其做被动或主动的肢体功能活动、语言训练及吞咽功能训练。运用针灸、推拿、按摩、理疗等治疗方法,帮助患者恢复功能。预防或减少失用性萎缩、失语等并发症的发生。注意患肢保暖防寒,保持肢体功能位置。

(6)强身:散步、打太极拳、做脑或颈保健操,以疏通经脉,调畅气血,濡养脑髓。

(7)定期复查,不适随诊。

(二)高血压合并糖尿病的护理要点

1.生活起居护理

(1)病室要保持整洁安静、光线柔和,室温在 18～22 ℃,相对湿度 50%～70% 为宜。

(2)根据患者具体情况选择运动疗法:如快步走、打太极拳、练八段锦、骑自行车等。时间安排在饭后 1 小时开始,每次持续 20～30 分钟。以运动后脉搏在 120 次/分左右,不感到疲劳为宜。外出时携带糖果、饼干和水,以预防低血糖。

(3)指导患者注意个人卫生,保持全身和局部清洁,加强口腔、皮肤和阴部的清洁,做到勤换内衣。

(4)衣服鞋袜穿着要宽松,寒冷季节要注意四肢关节末端保暖。肢痛、肢麻者应避免局部刺激,可用乳香、当归、红花煎水熏洗,要注意温度,以免烫伤。

(5)注意保护足部,鞋袜不宜过紧,保持趾间干燥、清洁。经常检查有无外伤、鸡眼、水泡、趾甲异常等,并及时处理。剪趾甲时注意剪平,不要修剪过短。

(6)出现视物模糊者,应减少活动和外出时需有专人陪同。

2.情志护理

(1)消渴患者多为肝失调畅,气机紊乱,应多与患者沟通,正确对待疾病,针对每个患者的病情和心理、性格特点,循循善诱,耐心开导,让患者保持乐观情绪,积极配合治疗。

(2)源于《黄帝内经》"形神合一""天人合一""悲哀愁忧则心动,心动则五脏六腑皆摇"。用五行音乐疗法,根据病情辨证施治:①上消:肺热津伤型用金调音带;②中消:胃热炽盛型用宫调音带;③下消:肾虚型用羽调音带。

(3)嘱患者选用情调悠然、节奏徐缓、旋律清逸高雅、风格隽秀的古典乐曲与轻音乐,如《烛影摇红》《平湖秋月》《春江花月夜》《江南好》以及平静舒缓、朴实自然的牧曲等,优美悦耳的音乐可改善糖尿病患者孤独、忧郁、烦恼、沮丧等不良情绪。

(4)嘱患者在室外可选择花园、湖畔以及依山傍水、绿树成荫之处。选择的环境使人精神愉快,情绪稳定从而加强治疗的效果。

3.饮食护理

(1)计算标准体重,控制总热量。严格定时定量进餐,饮食搭配均匀。

(2)碳水化合物、蛋白质、脂肪分配比例占总热量的 55%～65%、10%～15%、20%～25%。

(3)宜选用的食物:粗、杂粮、燕麦、玉米面和黄豆及其制品、新鲜蔬菜等;少吃的食物:奶油、动物油及内脏、芋头、莲藕、葵花籽等。

(4)禁食糖、烟酒和高淀粉的食物,如薯类、香蕉等,少食煎炸食品。可适当增加蛋白质如瘦肉、鱼、牛奶、豆制品等。可食用洋葱、黄瓜、南瓜、茭白、怀山药等有治疗作用的蔬菜。按规定进食仍感饥饿者,应以增加水煮蔬菜充饥。

(5)在血糖和尿糖控制平稳后,可在两餐间限量吃一些梨、西瓜、橙子等。

4.用药护理

(1)中药宜饭后温服。

(2)了解各类降糖药物的作用、剂量、用法,掌握药物的不良反应和注意事项,指导患者正确服用,及时纠正不良反应。

(3)观察患者的血糖、尿糖、尿量和体重变化,评价药物疗效。

5.病情观察

(1)询问既往饮食习惯,饮食结构和进食情况及生活方式、休息状况、排泄状况、有无特殊嗜好、有无糖尿病家族史、有无泌尿道和皮肤等感染、有糖尿病慢性并发症的患者,注意观察有无血管、神经系统异常。

(2)定期检查空腹和饭后 2 小时的血糖变化。

(3)准确记录 24 小时出入量,每周定时测体重。

(4)观察患者饮水、进食量,尿量及尿的颜色和气味。观察患者的神志、视力、血压、舌象、脉象和皮肤情况,做好记录。如观察到以下情况应立即报告医师,医护协作处理:①患者突然心慌头晕、出虚汗、软弱无力等低血糖现象时。应该马上检查血糖情况,如果是低血糖,应按低血糖处理。②头痛头晕、食欲缺乏、恶心呕吐、烦躁不安,甚至呼吸有烂苹果气味的酮症酸中毒时。③出现神昏、呼吸深快、血压下降、肢冷脉微欲绝等症状。

6.健康指导

(1)饮食护理:①定时定量进餐,避免进食时间延迟或提早,没有低血糖时避免吃;②避免吃浓缩的碳水化合物,避免饮用酒精饮料,避免食用高胆固醇、高脂肪食物。

(2)胰岛素使用:①向患者解释所使用胰岛素的作用时间及注意事项;②指导低血糖反应的表现和紧急处理措施。

(3)测血糖:指导患者掌握正确的血糖测试方法。

(4)足部护理:①定期检查足部皮肤,以早期发现病变;②促进足部血液循环,以温水浸泡双脚,时间不可过长,5分钟左右,冬季应注意保暖,避免长时间暴露于冷空气中;③以润滑剂按摩足部,避免穿过紧的长裤、袜、鞋;④避免穿拖鞋、凉鞋、赤脚走路,禁用暖水袋,以免因感觉迟钝而造成踢伤、烫伤。

(5)注意个人卫生:①勤洗澡,不可用过热的水,以免烫伤;②女患者阴部用温水清洗,以减轻不适;③阴部及脚趾皮肤避免潮湿,应随时保持干燥。

(6)休息:适当的休息,睡眠时间以能够恢复精神为原则。

(7)运动:运动可减少身体对胰岛素的需要量,依患者喜好和能力,共同计划规律运动,鼓励肥胖患者多运动。

(8)其他:保持情绪稳定,生活规律。按医嘱服用降糖药,定期复查,如有不适,随时就诊。

(三)高血压合并心力衰竭的护理要点

1.生活起居护理

(1)创造安静舒适的环境是本证护理工作的关键,避免一切不良刺激,特别要避免突然而来的噪声、高音。病室空气要清新,经常通气换气,温湿度适宜。注意保暖、避风寒、防外感,保证充足的睡眠。

(2)久病体弱、动则心悸怔忡、饮停心下、水邪泛滥水肿及重症卧床患者,一切活动应由护理人员协助,加强生活护理,预防压疮等并发症发生;取半卧位,两腿下垂,配合吸氧、强心、利尿等不同的治疗。

(3)指导患者排便时勿过于用力,养成每天定时排便习惯,平时饮食中可增加粗纤维食物或蜂蜜等润肠之物。便秘者适当应用缓泻剂。

(4)病症轻者适当进行锻炼:打太极拳、八段锦、气功等,以利脏腑气血的功能调节;但久病怔忡或心阳不足的患者应卧床休息为宜,以免劳力耗伤心气加重病情。

2.饮食护理

(1)本证以虚证多见,需注意加强营养补益气血:多用莲子、桂圆、大枣、怀山药、甲鱼等;水肿者要限制水盐的摄入,忌食肥甘厚味、生冷、辛辣、烈酒、烟、浓茶、咖啡等刺激性物品。

(2)体虚者可配以养血安神八宝粥(原料:芡实、薏苡仁、白扁豆、莲肉、怀山药、红枣、桂圆、百合各6 g、粳米150 g)。实证者则多配用重镇安神之物如:朱砂安神丸(朱砂、黄连、生地黄、当归、甘草)。

(3)饮食宜有节制,定时定量、少食多餐、不宜过饱。

(4)适当饮用低度红酒有温阳散寒,活血通痹的作用,可少量饮用。

(5)适当控制钠盐及液体摄入量,保持热量供应的正常,进食蛋白质含量多的食物,如瘦肉、鸡蛋、鱼,蛋白质等。

3.用药护理

(1)补益药宜早晚温服;使用中成药或西药者,要严格按照医嘱的剂量和时间给药,不应发给患者自行掌握服用。

(2)服用洋地黄类药、扩冠药及抗心律失常药物等抢救药物时要注意观察药物不良反应。附子过量后出现乌头碱中毒表现:心律失常,久煎1~2小时可减毒;洋地黄中毒可出现心率减慢、恶心呕吐、头痛、黄视、绿视等毒性反应。

(3)安神定志药物宜在睡前0.5~1小时服用。

4.情志护理

(1)情志不遂是诱发本病的重要因素。故应做好情志护理,注重消除患者紧张、惧怕、焦虑等不良情绪,要使患者怡情悦志,避免思虑过度伤脾。

(2)当病症发作时,患者常自觉六神无主、心慌不宁、恐惧,此时应在旁守护患者以稳定情绪,使其感到放心,同时进行救治。

5.病情观察

(1)本病症常在夜间发作及加重,故夜间应加强巡视及观察。

(2)若见脉结代、呼吸不畅、面色苍白等心气衰微表现时,立即予吸氧,通知医师,可予口服红参粉或按医嘱给服救心丸、丹参滴丸同时针刺心俞、内关、神门、三阴交或耳针心、肾、副交感等穴。

(3)对阵发性心悸的患者,发作时脉搏明显加速而并无结代者,可试用憋气法、引吐法、压迫眼球法、压迫颈动脉窦法来控制心悸。

(4)中医适宜技术:根据不同辨证分型可给予中药泡脚、熏蒸、中频脉冲电刺激、穴位敷贴、耳穴埋豆、拔火罐、艾灸等方法进行辅助治疗。

6.健康指导

(1)起居:有序,居住环境安静,避免恶性刺激及突发而来的高音、噪声,忌恼怒、紧张。

(2)饮食:有节,食勿过饱,勿食肥甘厚味,戒烟慎酒,忌浓茶、咖啡及烈性酒;限制钠盐摄入。保持二便通畅,忌用力过大。

(3)情志:重视自我调节情志,保持乐观开朗的情绪,丰富生活内容,怡情悦志,使气机条达,心气和顺。

(4)用药:积极防治有关的疾病,如痰饮、肺胀、喘证、消渴等症。

(5)强身:注意锻炼身体,以增强心脏、肺脏的功能,预防外邪的侵袭,保持充足的睡眠。

(6)器质性心脏病的妇女不宜胎产,怀孕时应予终止妊娠。

(7)定期复查:指导患者按照医嘱定时服药,定时复诊,随身携带急救药如硝酸甘油、硝酸异山梨酯(消心痛)、速效救心丸等,以便发作时服用,及时缓解症状。

（四）高血压患者自我调护要点

自我调护与高血压的发生、发展及预后有密切的关系。正确的自我调护可以改善血压。

1. 养成良好的生活习惯

如坚持起床三部曲：醒来睁开眼睛后，继续平卧半分钟，再在床上坐半分钟，然后双腿下垂床沿半分钟，最后才下地活动。

2. 穿衣宜松

高血压患者穿衣宜松不宜紧，保持三松（衣领宜松、腰带宜松、穿鞋宜松）。

3. 居住环境宜舒适

环境应保持舒适、安静、整洁，室内保持良好的通风。

4. 正确洗漱

每日早晚坚持温水洗漱、漱口最为适宜，因水过热、过凉都会刺激皮肤感受器，引起周围血管的舒缩，影响血压；洗澡时间不能过长，特别要注意安全，防止跌倒。

5. 正确作息

坚持午休 30～60 分钟/天，如无条件，可闭目养神或静坐，有利于降压。夜间睡前，可用温水浸泡双足或按摩脚底穴位，可促进血液循环，提高睡眠质量。老年人每日睡眠时间为 6～8 小时即可。

6. 其他

（1）戒烟限酒，控制体重。

（2）预防便秘：增加粗纤维食物摄入、腹部穴位按摩促进肠蠕动，或晨起空腹喝一大杯白开水，必要时可在医师指导下于药物辅助通便。

（3）掌握血压监测的方法、预防和处理直立性低血压。

（4）自行进行耳穴、体穴按压，用指尖或指节按压所选的穴位，每次按压 5～10 分钟，以有酸胀感觉为宜，14 天 1 个疗程。

（5）自行足疗法：双足浸泡，尽量让水浸没过足踝（有足浴桶者可至膝以下），水温保持在 40 ℃，每天可进行 2 次，下午与晚间各 1 次，每次 30～40 分钟。

随着医学的不断发展，人们已开始日益重视高血压的危害，护理人员及家庭应不断更新调护观念，拓宽知识面，学习心理学、教育学等其他学科知识，把握教学技巧，不断提高整体素质，为患者提供最佳的服务，最终达到降低高血压人群心脑血管病的目标。

（五）预防和处理直立性低血压

1. 直立性低血压的表现

乏力、头晕、心悸、出汗、恶心、呕吐等临床表现，在联合用药、服首剂药物或加量时应特别注意。

2. 指导患者预防直立性低血压的方法

（1）避免长时间站立，尤其在服药后最初几个小时。

（2）改变姿势，特别是从卧、坐位起立时动作宜缓慢。

（3）服药时间可选在平静休息时，服药后继续休息一段时间再下床活动，如在睡前服药，夜间起床排尿时应注意。

(4)避免用太热的水洗澡或蒸汽浴,更不宜大量饮酒。

(5)指导患者在直立性低血压发生时采取下肢抬高平卧,以促进下肢血液回流。

第四节　心律失常

正常心律起源于窦房结,并沿正常房室传导系统顺序激动心房和心室,频率为 60～100 次/分(成人),节律基本规则。心律失常是指心脏冲动的起源、频率、节律、传导速度和传导顺序等异常。

一、分类

心律失常按其发生机制分为冲动形成异常和冲动传导异常两大类。

(一)冲动形成异常

1.窦性心律失常

(1)窦性心动过速。

(2)窦性心动过缓。

(3)窦性心律失常。

(4)窦性停搏等。

2.异位心律

(1)主动性异位心律:①期前收缩(房性、房室交界区性、室性);②阵发性心动过速(房性、房室交界区性、室性);③心房扑动、心房颤动;④心室扑动、心室颤动。

(2)被动性异位心律:①逸搏(房性、房室交界区性、室性);②逸搏心律(房性、房室交界区性、室性)。

(二)冲动传导异常

1.生理性

干扰及房室分离。

2.病理性

(1)窦房传导阻滞。

(2)房内传导阻滞。

(3)房室传导阻滞。

(4)室内传导阻滞(左、右束支及左束支分支传导阻滞)。

3.房室间传导途径异常

预激综合征。

此外,临床上依据心律失常发作时心率的快慢分为快速性心律失常和缓慢性心律失常。

二、病因及发病机制

(一)生理因素

健康人均可发生心律失常,特别是窦性心律失常和期前收缩等。情绪激动、精神紧张、过度疲劳、大量吸烟、饮酒、喝浓茶或咖啡等常为诱发因素。

（二）器质性心脏病

各种器质性心脏病是引发心律失常的最常见原因,以冠心病、心肌病、心肌炎、风湿性心脏病多见,尤其发生心力衰竭或心肌梗死时。

（三）非心源性疾病

除了心脏病外,其他系统的严重疾病,均可引发心律失常,如急性脑血管病、甲状腺功能亢进、慢性阻塞性肺病等。

（四）其他

电解质紊乱(低钾血症、低钙血症、高钾血症等)、药物作用(洋地黄、肾上腺素等)、心脏手术或心导管检查、中暑、电击伤等均可引发心律失常。

心律失常发生的基本原理是由于多种原因引起心肌细胞的自律性、兴奋性、传导性改变,导致心脏冲动形成异常、冲动传导异常,或两者兼而有之。

三、诊断要点

通过病史、体征可以做出初步判定。确定心律失常的类型主要依靠心电图,某些心律失常尚需做心电生理检查。

（一）病史

心律失常的诊断应从详尽采集病史入手,让患者客观描述发生心悸等症状时的感受。症状的严重程度取决于心律失常对血流动力学的影响,轻者可无症状或出现心悸、头晕;严重者可诱发心绞痛、心力衰竭、晕厥甚至猝死,增加心血管病死亡的危险性。

（二）体格检查

包括心脏视诊、触诊、叩诊、听诊的全面检查,并注意检查患者的神志、血压、脉搏频率及节律。

（三）辅助检查

心电图是诊断心律失常最重要的一项无创性检查技术。应记录多导联心电图,并记录能清楚显示P波导联的心电图长条以备分析,通常选择Ⅱ或 V₁ 导联。其他辅助诊断的检查还有动态心电图、运动试验和食管心电图等。临床心电生理检查,如食管心房调搏检查、心室内心电生理检查对明确心律失常的发病机制、治疗、预后均有很大帮助。

四、各种心律失常的概念、临床意义及心电图特点

（一）窦性心律失常

正常心脏起搏点位于窦房结,由窦房结发出冲动引起的心律称窦性心律,成人频率为60～100次/分。正常窦性心律的心电图特点为:①P波在Ⅰ、Ⅱ、aVF导联直立,aVR导联倒置;②PR间期0.12～0.20秒;③PP间期之差<0.12秒。窦性心律的频率可因年龄、性别、体力活动等不同有显著差异。

1.窦性心动过速

(1)成人窦性心律的频率超过 100 次/分,称为窦性心动过速,其心率的增快和减慢是逐渐改变的。

(2)心电图特点为窦性心律,PP间期<0.60秒,成人频率大多在 100～180 次/分。

(3)窦性心动过速一般不需特殊治疗。治疗主要针对原发病和去除诱因,必要时可应用

β受体阻滞剂(如普萘洛尔)或镇静剂(如地西泮)。

2.窦性心动过缓

(1)成人窦性心律的频率低于60次/分,称为窦性心动过缓。

(2)心电图特点为窦性心律,PP间期＞1.0秒。常伴窦性心律失常,即PP间期之差＞0.12秒。

(3)无症状的窦性心动过缓通常无须治疗。因心率过慢出现头晕、乏力等心排血量不足症状时,可用阿托品、异丙肾上腺素等药物,必要时需行心脏起搏治疗。

3.窦性停搏

(1)窦性停搏是指窦房结冲动形成暂停或中断,导致心房及心室活动相应暂停的现象,又称窦性静止。

(2)心电图特点为一个或多个PP间期显著延长,而长PP间期与窦性心律的基本PP间期之间无倍数关系,其后可出现交界性或室性逸搏或逸搏心律。

(3)窦性停搏可由迷走神经张力增高或洋地黄、胺碘酮、钾盐、乙酰胆碱等药物,高钾血症、心肌炎、心肌病、冠心病等引起。临床症状轻重不一,轻者无症状或偶尔出现心搏暂停,重者可发生阿-斯综合征甚至死亡。

4.病态窦房结综合征

(1)病态窦房结综合征(SSS),简称病窦综合征。由窦房结及其邻近组织病变引起的窦房结起搏功能和(或)窦房结传导功能障碍,从而产生多种心律失常的综合表现。

(2)病窦综合征常见病因为冠心病、心肌病、心肌炎,亦可见于结缔组织病、代谢性疾病及家族性遗传性疾病等,少数病因不明。主要临床表现为心动过缓所致脑、心、肾等脏器供血不足症状,尤以脑供血不足症状为主。轻者表现为头晕、心悸、乏力、记忆力减退等,重者可发生短暂晕厥或阿-斯综合征。部分患者合并短阵室上性快速性心律失常发作(慢-快综合征),进而可出现心悸、心绞痛或心力衰竭。

(3)心电图特点为:①持续而显著的窦性心动过缓(＜50次/分);②窦性停搏或(和)窦房阻滞;③窦房传导阻滞与房室传导阻滞并存;④心动过缓-心动过速综合征,又称慢-快综合征,是指心动过缓与房性快速性心律失常(如房性心动过速、心房扑动、心房颤动)交替发作,房室交界区性逸搏心律。

(4)积极治疗原发疾病。无症状者,不必给予治疗,仅定期随访观察;反复出现严重症状及心电图大于3秒长间歇者宜首选安装人工心脏起搏器。慢-快综合征应用起搏器治疗后,患者仍有心动过速发作,则可同时用药物控制快速性心律失常发作。

(二)期前收缩

期前收缩又称过早搏动(简称"早搏")。是指窦房结以外的异位起搏点发出的过早冲动引起的心脏搏动。根据异位起搏点的部位不同可分为房性、房室交界性和室性。早搏可偶发或频发,如每个窦性搏动后出现一个早搏,称为二联律;每两个窦性搏动后出现一个早搏,称三联律。在同一导联上如室性早搏的形态不同,称为多源性室性早搏。

期前收缩可见于健康人,其发生与情绪激动、过度疲劳、过量饮酒或吸烟、饮浓茶、咖啡等有关。冠心病急性心肌梗死、风湿性心瓣膜病、心肌病、心肌炎等各种心脏病常可引起。此外,药物毒性作用,电解质紊乱,心脏手术或心导管检查均可引起期前收缩。

1.临床意义

偶发的期前收缩一般无症状,部分患者可有漏跳的感觉。频发的期前收缩由于影响心排血量,可引起头痛、乏力、昏厥等;原有心脏病者可诱发或加重心绞痛或心力衰竭。听诊心律不规则,期前收缩的第一心音增强,第二心音减弱或消失。脉搏触诊可发现脉搏脱落。

2.心电图特点

(1)房性期前收缩:提前出现的房性异位 P 波,其形态与同导联窦性 P 波不同;P'R 间期>0.12 秒;P 波后的 QRS 波群有三种可能:①与窦性心律的 QRS 波群相同。②因室内差异性传导出现宽大畸形的 QRS 波群。③提前出现的 P 波后无 QRS 波群,称为未下传的房性期前收缩;多数为不完全性代偿间歇(即期前收缩前后窦性 P 波之间的时限常短于 2 个窦性 PP 间期)。

(2)房室交界区性期前收缩:提前出现的 QRS 波群,其形态与同导联窦性心律 QRS 波群相同,或因室内差异性传导而变形;逆行 P 波(Ⅰ、Ⅱ、aVF 导联倒置,aVR 导联直立)有三种可能:①P 波位于 QRS 波群之前,P'R 间期<0.12 秒。②P'波位于 QRS 波群之后,RP'间期<0.20 秒。③P 波埋于 QRS 波群中,QRS 波群之前后均看不见 P 波;多数为完全性代偿间期(即期前收缩前后窦性 P 波之间的时限等于 2 个窦性 PP 间期)。

(3)室性期前收缩:①提前出现的 QRS 波群宽大畸形,时限>0.12 秒;②QRS 波群前无相关的 P 波;③T 波方向与 QRS 波群主波方向相反;④多数为完全性代偿间歇。

3.治疗要点

(1)病因治疗:积极治疗原发病,解除诱因。如改善心肌供血,控制心肌炎症,纠正电解质紊乱,避免情绪激动或过度疲劳等。

(2)药物治疗:无明显自觉症状或偶发的期前收缩者,一般无须抗心律失常药物治疗,可酌情使用镇静剂,如地西泮等。如频繁发作,症状明显或有器质性心脏病者,必须积极治疗。根据期前收缩的类型选用不同的药物。房性期前收缩、交界性期前收缩可选用维拉帕米、普罗帕酮、莫雷帕酮或 β 受体阻滞剂等药物。室性期前收缩选用 β 受体阻滞剂、美西律、普罗帕酮、莫雷帕酮等药物。

(3)其他:急性心肌梗死早期发生的室性期前收缩可选用利多卡因;洋地黄中毒引起的室性期前收缩者首选苯妥英钠。

(三)阵发性心动过速

阵发性心动过速是一种阵发性快速而规律的异位心律,是由三个或三个以上连续发生的期前收缩形成,根据异位起搏点的部位不同可分为房性、房室交界性和室性阵发性心动过速。由于房性、房室交界性阵发性心动过速在临床上难以区别,故统称为阵发性室上性心动过速(PSVT)。阵发性室上性心动过速常见于无器质性心脏病者,其发作与体位改变、情绪激动、过度疲劳、烟酒过量等有关。阵发性室性心动过速多见于心肌病变广泛而严重的患者,如冠心病发生急性心肌梗死时;其次是心肌病、心肌炎、二尖瓣脱垂、心瓣膜病等。

1.临床意义

(1)阵发性室上性心动过速突然发作、突然终止,持续时间长短不一。发作时患者常有心悸、焦虑、紧张、乏力,甚至诱发心绞痛、心功能不全、晕厥或休克。症状轻重取决于发作时的心率、持续时间和有无心脏病变等。听诊,心律规则,心率150～250次/分,心尖部第一心音强度不变。

(2)阵发性室性心动过速症状轻重取决于室速发作的频率、持续时间、有无器质性心脏病及心功能状况。非持续性室速(发作时间<30秒)患者通常无症状或仅有心悸;持续性室速患者常伴明显血流动力学障碍与心肌缺血,可出现低血压、晕厥、心绞痛、休克或急性肺水肿。听诊心律略不规则,心率常在100～250次/分。如发生完全性房室分离,则第一心音强度不一致。

2.心电图特点

(1)阵发性室上性心动过速:①三个或三个以上连续而迅速的室上性早搏,频率范围达150～250次/秒,节律规则;②P波不易分辨;③绝大多数患者QRS波群形态与时限正常。

(2)阵发性室性心动过速:①三个或三个以上连续而迅速的室性早搏,频率范围达100～250次/分,节律较规则或稍有不齐;②QRS波群形态畸形,时限>0.12秒,有继发ST-T改变;③如有P波,则P波与QRS波无关,且其频率比QRS频率缓慢;④常可见心室夺获与室性融合波。

3.治疗要点

(1)阵发性室上性心动过速。急性发作时治疗:①刺激迷走神经:可起到减慢心率、终止发作的作用。方法包括刺激悬雍垂诱发恶心、呕吐;深吸气后屏气,再用力做呼气动作(Valsalva动作);颈动脉窦按摩等。上述方法可重复多次使用。②药物终止发作:当刺激迷走神经无效时,可采用维拉帕米或三磷酸腺苷(ATP)静脉注射。

预防复发:除避免诱因外,发作频繁者可选用地高辛、长效钙通道阻滞剂、长效普萘洛尔等药物。

对于反复发作或药物治疗无效者,可考虑施行射频消融术。该方法具有安全、迅速、有效且能治愈心动过速的优点,可作为预防发作的首选方法。

(2)阵发性室性心动过速:由于室速多发生于器质性心脏病者,往往导致血流动力学障碍,甚至发展为室颤,应严密观察予以紧急处理,终止其发作。

一般遵循的原则是:无器质性心脏病者发生的非持续性室速,如无症状,无需进行治疗;持续性室速发作,无论有无器质性心脏病,均应给予治疗;有器质性心脏病的非持续性室速亦应考虑治疗。药物首选利多卡因,静脉注射100 mg,有效后可予静脉滴注维持。其他药物如普罗帕酮、胺碘酮也有疗效。如使用上述药物无法终止发作,且患者已出现低血压、休克、脑血流灌注不足等危险表现,应立即给予同步直流电复律。

(四)扑动与颤动

当自发性异位搏动的频率超过阵发性心动过速的范围时,形成扑动或颤动。根据异位起搏点的部位不同可分为心房扑动(简称"房扑")与心房颤动(简称"房颤");心室扑动(简称"室扑")与心室颤动(简称"室颤")。房颤是成人最常见的心律失常之一,远较房扑多见,二者发病率之比为(10:1)～(20:1),绝大多数见于各种器质性心脏病,其中以风湿性心瓣膜病最为常见。室扑与室颤是最严重的致命性心律失常,室扑多为室颤的前奏,而室颤则是导致心源性猝死的常见心律失常,也是心脏病或其他疾病临终前的表现。

1.临床意义

(1)心房扑动与心房颤动:房扑和房颤的症状取决于有无器质性心脏病、基础心功能以及心室率的快慢。如心室率不快且无器质性心脏病者可无症状;心室率快者可有心悸、胸闷、头晕、乏力等。房颤时心房有效收缩消失,心排血量减少25%～30%,加之心室率增快,对血流动力学影响较大,导致心排血量、冠状循环及脑部供血明显减少,引起心力衰竭、心绞痛或晕厥;还易引起心房内附壁血栓的形成,部分血栓脱落可引起体循环动脉栓塞,以脑栓塞最常见。体检时房扑的心室律可规则或不规则。房颤时,听诊第一心音强弱不等,心室律绝对不规则;心室率较快时,脉搏短绌(脉率慢于心率)明显。

(2)心室扑动与心室颤动:室扑和室颤对血流动力学的影响均等于心室停搏,其临床表现无差别,二者具有下列特点:意识突然丧失,常伴有全身抽搐,持续时间长短不一;心音消失,脉搏触不到,血压测不出;呼吸不规则或停止;瞳孔散大,对光反射消失。

2.心电图特点

(1)心房扑动心电图特征:①P波消失,代之以250～350次/分,间隔均匀,形状相似的锯齿状心房扑动波(F波);②F波与QRS波群成某种固定的比例,最常见的比例为2:1房室传导,有时比例关系不固定,则引起心室律不规则;③QRS波群形态一般正常,伴有室内差异性传导者QRS波群可增宽、变形。

(2)心房颤动心电图特征:①P波消失,代之以大小不等、形态不一、间期不等的心房颤动波(f波),频率为350～600次/分;②RR间期绝对不等;③QRS波群形态通常正常,当心室率过快,发生室内差异性传导时,QRS波群增宽、变形。

(3)心室扑动的心电图特点:P-QRS-T波群消失,代之以150～300次/分波幅大而较规则的正弦波(室扑波)图形。

(4)心室颤动的心电图特点:P-QRS-T波群消失,代之以形态、振幅与间隔绝对不规则的颤动波(室颤波),频率为150～500次/分。

3.治疗要点

(1)心房扑动和颤动:房扑或房颤伴有较快心室率时,可使用洋地黄类药物减慢心室率,以保持血流动力学的稳定,此法可以使有些房扑或房颤转为窦性心律。其他药物如维拉帕米、地尔硫革等也能起到终止房扑、房颤的作用。对于持续性房颤的患者,符合条件者可采用药物如奎尼丁、胺碘酮等进行复律。无效时可使用电复律。

(2)心室扑动和颤动:室扑或室颤发生后,如果不迅速采取抢救措施,患者一般在3～5分钟内死亡,因此必须争分夺秒、尽快恢复有效心律。一旦心电监测确定为心室扑动或颤动时,立即采用除颤器进行非同步直流电除颤,同时配合胸部按压及人工呼吸等心肺复苏术,并经静脉注射利多卡因以及其他复苏药物如肾上腺素等。

(五)房室传导阻滞

房室传导阻滞(AVB)是指冲动从心房传到心室的过程中,冲动传导的延迟或中断。根据病因不同,其阻滞部位可发生在房室结、房室束以及束支系统内,按阻滞程度可分为三类。常见器质性心脏病,偶尔第一度和第二度Ⅰ型房室传导阻滞可见于健康人,与迷走神经张力过高有关。

1.临床意义

(1)第一度房室传导阻滞:指传导时间延长(PR间期延长);患者多无自觉症状,听诊时第一心音可略为减弱。

(2)第二度房室传导阻滞:指心房冲动部分不能传入心室(心搏脱漏);心搏脱漏仅偶尔出现时,患者多无症状或偶有心悸,如心搏脱漏频繁心室率缓慢时,可有乏力、头晕甚至短暂晕厥;听诊有心音脱漏,触诊脉搏脱落,若为2:1传导阻滞,则可听到慢而规则的心室率。

(3)第三度房室传导阻滞:指心房冲动全部不能传入心室;患者症状取决于心室率的快慢,如心室率过慢,心排血量减少,导致心脑供血不足,可出现头晕、疲乏、心绞痛、心力衰竭等,如心室搏动停顿超过15秒可引起晕厥、抽搐,即阿-斯综合征发生,严重者可猝死;听诊心律慢而规则,心室率多为35~50次/分,第一心音强弱不等,间或闻及心房音及响亮清晰的第一心音(大炮音)。

2.心电图特点

(1)第一度房室传导阻滞心电图特征:①PR间期延长,成人>0.20秒(老年人>0.21秒);②每个P波后均有QRS波群。

(2)第二度房室传导阻滞:按心电图表现可分为Ⅰ型和Ⅱ型。

第二度Ⅰ型房室传导阻滞心电图特征:①PR间期在相继的心搏中逐渐延长,直至发生心室脱漏,脱漏后的第一个PR间期缩短,如此周而复始;②相邻的RR间期进行性缩短,直至P波后QRS波群脱漏;③心室脱漏造成的长RR间期小于两个PP间期之和。

第二度Ⅱ型房室传导阻滞心电图特征:①PR间期固定不变(可正常或延长);②数个P波之后有一个QRS波群脱漏,形成2:1、3:1、3:2等不同比例房室传导阻滞;③QRS波群形态一般正常,亦可有异常。

如果第二度Ⅱ型房室传导阻滞下传比例≥3:1时,称为高度房室传导阻滞。

(3)第三度房室传导阻滞心电图特征:①P波与QRS波群各有自己的规律,互不相关,呈完全性房室分离;②心房率>心室率;③QRS波群形态和时限取决于阻滞部位,如阻滞位于希氏束及其附近,心室率40~60次/分,QRS波群正常;④如阻滞部位在希氏束分叉以下,心室率可在40次/分以下,QRS波群宽大畸形。

3.治疗要点

(1)病因治疗:积极治疗引起房室传导阻滞的各种心脏病,纠正电解质紊乱,停用有关药物,解除迷走神经过高张力等。第一度或第二度Ⅰ型房室传导阻滞,心室率不太慢(>50次/分)且无症状者,仅需病因治疗,心律失常本身无需进行治疗。

(2)药物治疗:第二度Ⅱ型或第三度房室传导阻滞,心室率慢并影响血流动力学,应及时提高心室率以改善症状,防止发生阿-斯综合征。常用药物有:①异丙肾上腺素持续静脉滴注,使心室率维持在60~70次/分,对急性心肌梗死患者要慎用;②阿托品静脉注射,适用于阻滞部位位于房室结的患者。

(3)人工心脏起搏治疗:对心室率低于40次/分,症状严重者,特别是曾发生过阿-斯综合征者,应首选安装人工心脏起搏器。

五、常见护理诊断

(一)活动无耐力

活动无耐力与心律失常导致心排血量减少有关。

(二)焦虑

焦虑与心律失常致心跳不规则、停跳及反复发作、治疗效果不佳有关。

(三)潜在并发症

潜在并发症为心力衰竭、猝死。

六、护理措施

(一)一般护理

1.体位与休息

当心律失常发作患者出现胸闷、心悸、头晕等不适时,应采取高枕卧位、半卧位或其他舒适体位,尽量避免左侧卧位。有头晕、晕厥发作或曾有跌倒病史者应卧床休息,加强生活护理。

2.饮食护理

给予清淡易消化、低脂和富于营养的饮食,且少量多餐,避免刺激性饮料。有心力衰竭患者应限制钠盐摄入,对服用利尿剂者应鼓励多进食富含钾盐的食物,避免出现低钾血症而诱发心律失常。

(二)病情观察

(1)评估心律失常可能引起的临床症状,如心悸、乏力、胸闷、头晕、晕厥等,注意观察和询问这些症状的程度、持续时间以及给患者日常生活带来的影响。

(2)定期测量心率和心律,判断有无心动过速、心动过缓、过早搏动、房颤等心律失常发生。对于房颤患者,两名护士应同时测量患者心率和脉率一分钟,并记录,以观察脉短绌的变化发生情况。

(3)心电图检查是判断心律失常类型及检测心律失常病情变化的最重要的手段,护士应掌握心电图机的使用方法,在患者心律失常突然发作时及时描记心电图并表明日期和时间。行24小时动态心电图检查的患者,应嘱其保持平素的生活和活动,并记录症状出现的时间及当时所从事的活动,以利于发现病情及查找病因。

(4)对持续心电监测的患者,应注意观察是否出现心律失常及心律失常的类型、发作次数、持续时间、治疗效果等情况。当患者出现频发、多源性室性早搏、RonT现象、阵发性室性心动过速、第二度Ⅱ型及第三度房室传导阻滞时,应及时通知医师。

(三)用药护理

严格遵医嘱按时按量应用抗心律失常药物,静脉注射抗心律失常药物时速度应缓慢,静脉滴注速度严格按医嘱执行。用药期间严密监测脉率、心律、心率、血压及患者的反应,及时发现因用药而引起的新的心律失常和药物中毒,做好相应的护理。

1.奎尼丁

毒性反应较重,可致心力衰竭、窦性停搏、房室传导阻滞、室性心动过速等心脏毒性反应,故在给药前要测量血压、心率、心律,如有血压低于 12.0/8.0 kPa(90/60 mmHg),心率慢于60次/分,或心律不规则时需告知医师。

2.普罗帕酮

可引起恶心、呕吐、眩晕、视物模糊、房室传导阻滞,诱发和加重心力衰竭等。餐时或餐后服用可减少胃肠道刺激。

3.利多卡因

有中枢抑制作用和心血管系统不良反应,剂量过大可引起震颤、抽搐,甚至呼吸抑制和心脏停搏等,应注意给药的剂量和速度。对心力衰竭、肝肾功能不全、酸中毒和老年人应减少剂量。

4.普萘洛尔

可引起低血压、心动过缓、心力衰竭等,并可加重哮喘与慢性阻塞性肺部疾病。在给药前应测量患者的心率,当心率低于 50 次/分时应及时停药。糖尿病患者可能引起低血糖、乏力。

5.胺碘酮

可致胃肠道反应、肝功能损害、心动过缓、房室传导阻滞,久服可影响甲状腺功能和引起角膜碘沉着,少数患者可出现肺纤维化,是其最严重的不良反应。

6.维拉帕米

可出现低血压、心动过缓、房室传导阻滞等。严重心衰、高度房室传导阻滞及低血压者禁用。

7.腺苷

可出现面部潮红、胸闷、呼吸困难,通常持续时间小于 1 分钟。

(四)特殊护理

当患者发生较严重心律失常时应采取如下护理措施。

(1)嘱患者卧床休息,保持情绪稳定,以减少心肌耗氧量和对交感神经的刺激。

(2)给予鼻导管吸氧,改善因心律失常造成血流动力学改变而引起的机体缺氧。立即建立静脉通道,为用药、抢救做好准备。

(3)准备好纠正心律失常的药物、其他抢救药品及除颤器、临时起搏器等。对突然发生室扑或室颤的患者,应立即施行非同步直流电除颤。

(4)遵医嘱给予抗心律失常药物,注意药物的给药途径、剂量、给药速度,观察药物的作用效果和不良反应。用药期间严密监测心电图、血压,及时发现因用药而引起的新的心律失常。

(五)健康教育

1.疾病知识指导

向患者及家属讲解心律失常的常见病因、诱因及防治知识,使患者和家属能充分了解该疾病,而与医护人员配合共同控制疾病。

2.生活指导

快速心律失常患者应改变不良的生活习惯,如吸烟、饮酒、喝咖啡、浓茶等;避开造成精神紧张激动的环境,保持乐观稳定的情绪,分散注意力,不要过分注意心悸的感受。使患者和亲属明确无器质性心脏病的良性心律失常对人的影响主要是心理因素。帮助患者协调好活动与休息,根据心功能情况合理安排,注意劳逸结合。运动有诱发心律失常的危险,建议做较轻微的运动或最好在有家人陪同的条件下运动。心动过缓者应避免屏气用力的动作,以免兴奋迷走神经而加重心动过缓。

3.用药指导

让患者认识服药的重要性,按医嘱继续服用抗心律失常药物,不可自行减量或撤换药物。教会患者观察药物疗效和不良反应,必要时提供书面材料,嘱有异常时及时就医。对室上性阵发性心动过速的患者和家属,教会采用刺激迷走神经的方法,如刺激咽后壁诱发恶心;深吸气后屏气再用力呼气,上述方法可终止或缓解室上性心动过速。教会患者家属徒手心肺复苏的方法,以备紧急需要时应用。

4.自我监测指导

教会患者及家属测量脉搏的方法,每天至少一次,每次应在一分钟以上并做好记录。告诉患者和家属何时应来医院就诊:①脉搏过缓,少于 60 次/分,并有头晕、目眩或黑矇。②脉搏过快,超过100 次/分,休息及放松后仍不减慢。③脉搏节律不齐,出现漏搏、期前收缩超过5 次/分。④原本整齐的脉搏出现脉搏忽强忽弱、忽快忽慢的现象。⑤应用抗心律失常药物后出现不良反应。出现上述情形应及时就诊,并能按时随诊复查。

第五节 心力衰竭

心力衰竭是由于心脏收缩机能及(或)舒张功能障碍,不能将静脉回心血量充分排出心脏,造成静脉系统淤血及动脉系统血液灌注不足,而出现的综合征。

一、病因

(一)基本病因

1.心肌损伤

任何大面积(大于心室面积的 40%)的心肌损伤都会导致心脏收缩和(或)舒张功能的障碍。

2.心脏负荷过重

压力负荷(后负荷)过重,心脏排血阻力增大,心排血量降低,心室收缩期负荷过度,引起心室肥厚性心力衰竭;容量负荷(前负荷)过重,心脏舒张期容量增大,心排血量减低,引起心室扩张性心力衰竭。

3.机械障碍

腱索或乳头肌断裂,心室间隔穿孔,心脏瓣膜严重狭窄或关闭不全等引起的心脏机械功能衰退,导致心力衰竭。

4.心脏负荷不足

如缩窄性心包炎、大量心包积液、限制性心肌病等,使静脉血液回心受限,因而心室心房充盈不足,腔静脉及门脉系统淤血,心排血量减低。

5.血液循环容量过多

如静脉过多过快输液,尤其在无尿少尿时超量输液,急性或慢性肾炎引起高度水钠潴留,高度水肿等均引起血液循环容量急剧膨胀而致心力衰竭。

(二)诱发因素

1.感染

感染可增加基础代谢,增加机体耗氧,增加心脏排血量而诱发心力衰竭,尤其呼吸道感染较多见。

2.体力过劳

正常心脏在体力活动时,随身体代谢增高心脏排血量也随之增加。而有器质性心脏病患者体力活动时,心率增快,心肌耗氧量增加,心排血量减少,冠状动脉血液灌注不足,导致心肌缺血,心慌气急,诱发心力衰竭。

3.情绪激动

情绪激动促使儿茶酚胺释放,心率增快,心肌耗氧增加,动脉与静脉血管痉挛,增加心脏前后负荷而诱发心力衰竭。

4.妊娠与分娩

风湿性心脏病或先天性心脏病患者,心功能低下,在妊娠 32~34 周,分娩期及产褥期最初 3 天内心脏负荷最重,易诱发心力衰竭。

5.动脉栓塞

心脏病患者长期卧床,静脉系统长期处于淤血状态,容易形成血栓,一旦血栓脱落导致肺栓塞,加重肺循环阻力诱发心力衰竭。

6.水、钠摄入量过多

心功能减退时,肾脏排水排钠功能减弱,如果水、钠摄入量过多可引起水钠潴留,血容量扩增。

7.心律失常

心动过速可使心脏无效收缩次数增加而加重心脏负荷;心脏舒张期缩短使心室充盈受限进而降低心排血量,同时心脏氧渗透期缩短不利于心肌代谢。

8.冠脉痉挛

冠状动脉粥样硬化,易发生冠脉痉挛,引起心肌缺血导致心脏收缩或舒张功能障碍。

9.药物反应

因用药或停药不当导致的心力衰竭或心力衰竭恶化不在少数。慢性心力衰竭不该停用强心剂而停用,服用过量洋地黄、利尿药或抗心律失常药,都可导致心力衰竭恶化。

二、病理生理

(一)心脏的代偿机制

正常心脏有比较充足的储备能力,以适应一般生活需要所增加的心脏负担。当心脏功能减退,心排血量降低不足以供应机体需要时,机体将同时通过神经、体液等机制进行调整,力争恢复心排血量。

(1)反射性交感神经兴奋,迷走神经抑制,代偿性心率加快及心肌收缩力加强,以维持心排血量。由于交感神经兴奋,周围血管及小动脉收缩可使血压维持正常而不随心排血量降低而下降;小静脉收缩可使静脉回心血量增加,从而使心搏血量增加。

(2)心肌肥厚:长期的负荷加重,使心肌肥厚和心室扩张,维持心排血量。然而,扩大和肥厚的心脏虽然完成较多的工作,但它耗氧量也随之增加,可是心肌内毛细血管数量并没有相应的增加,所以,扩大肥厚的心肌细胞相对的供血不足。

(3)心率增快:心率加快在一定范围内使心排血量增加,但如果心率太快则心脏舒张期显著缩短,使心室充盈不足,导致心排血量降低及静脉淤血加重。

(二)心脏的失代偿机制

当心脏储备力耗损至不能适应机体代谢的需要时,心功能便由代偿转为失代偿阶段,即心力衰竭。

心力衰竭时,心排血量相对或绝对的降低,一方面供给各器官的血流不足,引起各器官组织的功能改变,血液重新分配,首先为保证心、脑、肾血液供应,皮肤、内脏、肌肉的供血相应有较大的减少。肾血流量减少时,可使肾小球滤过率降低和肾素分泌增加,进而促使肾上腺皮质的醛固酮分泌增加,引起水、钠潴留,血容量增加,静脉和毛细血管充血和压力增加。另一方面,心脏收缩力减弱,不能完全排出静脉回流的血液,心室收缩末期残留血量增多,心室舒张末期压力升高,遂使静脉回流受阻,引起静脉淤血和静脉压力升高,从而引起外周毛细血管的漏出增加,水分渗入组织间隙引起各脏器淤血水肿;肝脏淤血时对醛固酮的灭活减少;以及抗利尿激素分泌增加,肾排水量进一步减少,水、钠潴留进一步加重,这也是水肿发生和加重的原因。

根据心脏代偿功能发挥的情况及失代偿的程度,可将心力衰竭分为三度,或心功能Ⅳ级。

Ⅰ级:有心脏病的客观证据,而无呼吸困难,心悸,水肿等症状。(心功能代偿期)

Ⅱ级:日常劳动并无异常感觉,但稍重劳动即有心悸,气急等症状。(心力衰竭Ⅰ度)

Ⅲ级:普通劳动亦有症状,但休息时消失。(心力衰竭Ⅱ度)

Ⅳ级:休息时也有明显症状,甚至卧床仍有症状。(心力衰竭Ⅲ度)

三、临床表现

心力衰竭在早期可仅有一侧衰竭,临床上以左心力衰竭为多见,但左心力衰竭后,右心也相继发生功能损害,最后导致全心力衰竭。临床表现的轻重,常依病情发展的快慢和患者的耐受能力的不同而不同。

(一)左心力衰竭

1.呼吸困难

轻症患者自觉呼吸困难,重者同时有呼吸困难和短促的征象。早期仅发生于劳动或运动时,休息后很快消失。这是由于劳动促使回心血量增加,肺淤血加重的缘故。随着病情加重,轻度劳动即感到呼吸困难,严重者休息时亦感呼吸困难,以致被迫采取半卧位或坐位,为端坐呼吸。

2.阵发性呼吸困难

多发生于夜间,故又称为阵发性夜间性呼吸困难。患者常在熟睡中惊醒,出现严重呼吸困难及窒息感,被迫坐起,咳嗽频繁,咯粉红色泡沫样痰液。轻者数分钟,重者经1~2小时逐渐停止。阵发性呼吸困难的发生原因,可能为:①睡眠时平卧位,回心血量增加,超过左心负荷的限度,加重了肺淤血;②睡眠时,膈肌上升,肺活量减少;③夜间迷走神经兴奋性增高,使冠状动脉和支气管收缩,影响了心肌的血液供应,发生支气管痉挛,降低心肌收缩性能和肺通气量,肺淤血加重;④熟睡时中枢神经敏感度降低,因此,肺淤血必须达到一定程度后方能使患者因气喘惊醒。

3.急性肺水肿

急性肺水肿是左心力衰竭的重症表现,是阵发性呼吸困难的进一步发展。常突然发生,呈端坐呼吸,表情焦虑不安,频频咳嗽,咯大量泡沫状或血性泡沫性痰液,严重时可有大量泡沫样液体由鼻涌出,面色苍白,口唇青紫,皮肤湿冷,两肺布满湿啰音及哮鸣音,血压可下降,甚至休克。

4.咳嗽和咯血

咳嗽和咯血为肺泡和支气管黏膜淤血所致,多与呼吸困难并存,咯白色泡沫样黏痰或血性痰。

5.其他症状

可有疲乏无力、失眠、心悸、发绀等。严重患者脑缺氧缺血时可出现陈-施呼吸、嗜睡、眩晕、意识丧失、抽搐等。

6.体征

除原有心脏病体征外,可有舒张期奔马律、交替脉、肺动脉瓣区第 2 心音亢进。轻症肺底部可听到散在湿性啰音,重症则湿啰音满布全肺。有时可伴哮鸣音。

7.X 线及其他检查

X 线检查,可见左心扩大及肺淤血,肺纹理增粗。急性肺水肿时可见由肺门伸向肺野呈蝶形的云雾状阴影。心电图检查可出现心率快及左心室肥厚图形。臂舌循环时间延长(正常 10～15 秒),臂肺时间正常(4～8 秒)。

(二)右心力衰竭

1.水肿

皮下水肿是右心力衰竭的典型症状。在水肿出现前,由于体内已有钠、水潴留,体液潴留达 5 kg 以上才出现水肿,故多只有体重增加。水肿多先见于下肢,卧床患者则在腰背及骶部等低重部位明显,呈凹陷性水肿。重症则波及全身。水肿多于傍晚发生或加重,休息一夜后消失或减轻,伴有夜间尿量增加。这是由于夜间休息时,回心血量比白天活动时增多,心脏能将静脉回流血量排出,心室收缩末期残留血量减少,静脉和毛细血管压力有所减轻,因而水肿减轻或消退。

少数患者可出现胸腔积液和腹水。胸腔积液可同时见于左、右两侧胸腔,但以右侧较多,其原因不甚明了。由于壁层胸膜静脉回流体静脉,而脏层胸膜静脉血流入肺静脉,因而胸腔积液多见于左右心力衰竭并存时。腹水多由心源性肝硬化引起。

2.颈静脉怒张和内脏淤血

坐位或半卧位时可见颈静脉怒张,其出现常较皮下水肿或肝大出现为早,同时可见舌下、手臂等浅表静脉异常充盈。肝大并压痛可先于皮下水肿出现。长期肝淤血,缺氧,可引起肝细胞变性、坏死,并发展为心源性肝硬化,肝功能检查异常或出现黄疸。若有三尖瓣关闭不全并存,肝脏触诊呈扩张性搏动。胃肠道淤血常引起消化不良,食欲减退,腹胀、恶心和呕吐等症状。肾淤血致尿量减少,尿中可有少量蛋白和细胞。

3.发绀

右心力衰竭患者多有不同程度发绀,首先见于指端,口唇和耳郭,较单纯左心功能不全者为显著,其原因除血红蛋白在肺部氧合不全外,与血流缓慢,组织自身毛细血管中吸取较多的氧而使还原血红蛋白增加有关。严重贫血者则不出现发绀。

4.神经系统症状

可有神经过敏,失眠,嗜睡等症状。重者可发生精神错乱,可能是脑出血,缺氧或电解质紊乱等原因引起。

5.心脏及其他检查

主要为原有心脏病体征,由于右心力衰竭常继发于左心力衰竭的基础上,因而左、右心均可扩大。右心扩大引起了三尖瓣关闭不全时,在三尖瓣音区可听到收缩期吹风样杂音。静脉压增高。臂肺循环时间延长,因而臂舌循环时间也延长。

(三)全心力衰竭

左、右心功能不全的临床表现同时存在,但患者或以左心力衰竭的表现为主或以右心力衰竭的表现为主,左心力衰竭肺充血的临床表现可因右心力衰竭的发生而减轻。

四、护理

(一)护理要点

(1)减轻心脏负担,预防心力衰竭的发生。

(2)合理使用强心,利尿,扩血管药物,改善心功能。

(3)密切观察病情变化,及时救治急性心力衰竭。

(4)健康教育。

(二)减轻心脏负担,预防心力衰竭

休息可减少全身肌肉活动,减少氧的消耗,也可减少静脉回心血量及减慢心率,从而减轻心脏负担。根据患者病情适当安排其生活和劳动,可以尽量减轻心脏负荷。对于轻度心力衰竭患者,可仅限制其体力活动,并规定充分的午睡时间或较正常人多一些的夜间睡眠时间。较重的心力衰竭患者均应卧床休息,并尽可能使卧床休息患者的体位舒适。当心力衰竭表现有明显改善时,应尽快允许和鼓励患者逐渐恢复体力活动,恢复体力活动的速度和程度视患者心力衰竭的严重程度和发作时间的长短及患者对治疗的反应等而定。如心脏功能已完全恢复正常或接近正常,则每日可作轻度的体力活动。

饮食应少食多餐,给予低热量、多维生素、易消化食物,避免过饱,加重心脏负担。目前由于利尿剂应用方便。对钠盐限制不必过于严格,一般轻度心力衰竭患者每日摄入食盐 5 g 左右(正常人每日摄入食盐 10 g 左右),中度心力衰竭患者给予低盐饮食(含钠 2～4 g),重度心力衰竭患者给予无钠饮食。如果经一般限盐、利尿,病情未能很好控制者,则应进一步严格限盐,摄入量不超过 1 g。饮水量一般不加限制,仅在并发稀释性低钠血症者,限制每日入水量 500 mL 左右。

(三)合理使用强心药物并观察毒性反应

洋地黄类强心苷是目前治疗心力衰竭的主要药物,能直接加强心肌收缩力,增加心排血量,从而使心脏收缩末期残余血量减少,舒张末期压力下降,有利于缓解各器官的淤血,增加尿量,减慢心率。常用的给药方法:负荷量加维持量,在短期内,1～3 天给予一定的负荷量,以后每日用维持量,适用于急性心力衰竭,较重的心力衰竭或需尽快控制病情的患者;单用维持量,近年来证实,洋地黄类药物治疗剂量的大小与其增强心肌收缩力作用呈线性关系,故对较轻的心力衰竭和易发生中毒的患者可用较小的剂量,而不采用惯用的洋地黄负荷量法,尤其对慢性心力衰竭更适用。

洋地黄用量的个体差异大,且治疗剂量与中毒剂量较接近,故用药期间需要密切观察洋地黄的毒性反应。洋地黄毒性反应有:①消化道反应。食欲缺乏、恶心、呕吐、腹泻等。②神经系统反应。头痛、眩晕,视觉改变(黄视或绿视)。③心脏反应。可发生各种心律失常,常见的心律失常类型为:室性期前收缩,尤其是呈二联、三联或呈多源性者。其他有房性心动过速伴有房室传导阻滞,交界性心动过速,各种不同程度的房室传导阻滞,室性心动过速,心房纤维颤动等。④血清洋地黄含量。放射性核素免疫法测定血清地高辛含量<2.0 ng/mL,或洋地黄毒苷<20 μg/mL 为安全剂量。中毒者多数大于以上浓度。

使用洋地黄类药物时注意事项:①服药前要先了解病史,如询问已用洋地黄情况,利尿剂的使用情况及电解质浓度如何,如果存在低钾,低镁易诱发洋地黄中毒。②心力衰竭反复发作,严重缺氧,心脏明显扩大的患者对洋地黄药物耐受性差,宜小剂量使用。③询问有无合并使用增加或降低洋地黄敏感性的药物,如心得安、利血平、利尿剂、抗甲状腺药物、异搏停、胺碘酮、肾上腺素等可增加洋地黄敏感性;而消胆胺,抗酸药物,降胆固醇药及巴比妥类药则可降低洋地黄敏感性。④了解肝脏肾脏功能,地高辛主要自肾脏排泄,肾功能不全的,宜减少用量;洋地黄毒苷经肝脏代谢胆管排泄,部分转化为地高辛。⑤密切观察洋地黄毒性反应。⑥静脉给药时应用 5%～20%的 GS 溶液稀释,混匀后缓慢静推,一般不少于 15 分钟,用药时注意听诊心率及节律的变化。

(四)观察应用利尿剂后的反应

慢性心力衰竭患者,首选噻嗪类药,采用间歇用药,即每周固定服药 2～3 天,停用 4～5 天。若无效可加服氨苯蝶啶或安体舒通。如果上两药联用效果仍不理想可以速尿代替噻嗪类药物。急性心力衰竭或肺水肿者,首选速尿或利尿酸钠或撒利汞等快速利尿药。在应用利尿剂 1 小时后,静脉缓慢注射氨茶碱 0.25 g,可增加利尿效果。应用利尿剂后要密切观察尿量,每日测体重,准确记录 24 小时液体出入量,大量利尿者应测血压,脉搏和抽血查电解质,观察有无利尿过度引起的脱水,低血容量和电解质紊乱的表现,尤其是应用排钾利尿剂后有无乏力、恶心、呕吐、腹胀等低钾表现。对于利尿反应差者,应找出利尿不佳的原因,如了解肾脏功能情况,是否存在低血压、低血钾、低血镁或稀释性低钠血症,及用药是否合理等。

(五)合理使用扩血管药物并观察用药反应

血管扩张剂可以扩张周围小动脉,减轻心脏排血时的阻力,而减轻心脏后负荷;又可以扩张周围静脉,减少回心血量,减轻心脏前负荷,进而改善心功能。常用的扩张静脉为主的药物有:硝酸甘油、硝酸酯类及吗啡类药物;扩张动脉为主的药物有:平胺唑啉,肼苯达嗪、硝苯吡啶;兼有扩张动脉和静脉的药物有:硝普钠、哌唑嗪及卡托普利等。在开始使用血管扩张剂时,要密切观察病情和用药前后血压,心率的变化,慎防血管扩张过度,心脏充盈不足,血压下降,心率加快等不良反应。用血管扩张药应从小剂量开始,用药前后对比心率,血压变化情况或床边监测血流动力学。根据具体情况,每 5～10 分钟测量 1 次,若用药后血压较用药前降低 1.33～2.66 kPa,应谨慎调整药物浓度或停用。

(六)急性肺水肿的救治及护理

急性肺水肿为急性左心功能不全或急性左心力衰竭的主要表现。多因突发严重的左心室排血不足或左心房排血受阻引起肺静脉及肺毛细血管压力急剧升高所致。当肺毛细血管压升高超过血浆胶体渗透压时,液体即从毛细血管漏到肺间质、肺泡甚至气道内,引起肺水肿。典型发作表现为突然严重气急,每分钟呼吸可达 30～40 次,端坐呼吸,阵阵咳嗽,面色苍白,大汗,常咯出泡沫样痰,严重者可从口腔和鼻腔内涌出大量粉红色泡沫液体。发作时心率、脉搏增快,血压在起始时可升高,以后降至正常或低于正常。两肺内可闻及广泛的水泡音和哮鸣音。心尖部可听到奔马律。

1.治疗原则

(1)减少肺循环血量和静脉回心血量。

(2)增加心搏量,包括增强心肌收缩力和降低周围血管阻力。

(3)减少血容量。

(4)减少肺泡内液体漏出,保证气体交换。

2.护理措施

(1)使患者取坐位或半卧位,两腿下垂,减少下肢静脉回流,减少回心血量。

(2)立即皮下注射吗啡 10 mg 或哌替啶 50～100 mg,使患者安静及减轻呼吸困难。但对昏迷、严重休克、有呼吸道疾病或痰液极多者忌用,年老,体衰,瘦小者应减量。

(3)改善通气-换气功能,轻度肺水肿早期高流量氧气吸入,开始是 2～3 L/min,以后逐渐增至4～6 L/min,氧气湿化瓶内加 75 %酒精或选用有机硅消泡沫剂,以降低肺泡内泡沫的表面张力,使泡沫破裂,改善通气功能。肺水肿明显出现即应做气管插管进行加压辅助呼吸,改善通气与氧的弥散,减少肺内分流,提高血氧分压。肺水肿基本控制后,可采用呼吸机间歇正压呼吸,如果动脉血氧分压＜9.31 kPa时,可改为持续正压呼吸。

(4)速给西地兰 0.4 mg 或毒毛旋花子苷 K 0.25 mg,加入葡萄糖溶液中缓慢静推。

(5)快速利尿,如速尿 20～40 mg 或利尿酸钠 25 mg 静脉注射。

(6)静脉注射氨茶碱 0.25 g 用 50%葡萄糖液 20～40 mL 稀释后缓慢注入,减轻支气管痉挛,增加心肌收缩力和促进尿液排出。

(7)氢化可的松 100～200 mg 或地塞米松 10 mg 溶于葡萄糖中静脉注射。

(七)健康教育

随着人们生活水平的不断提高,人们对生活质量的要求也越来越高。心力衰竭的转归及治愈程度将直接影响患者的生活质量,预防心力衰竭发生以保证患者的生活质量就显得更为重要。首先要避免诱发因素,如气候转换时要预防感冒,及时添加衣服;以乐观的态度对待生活,情绪平稳,不要大起大落过于激动;体力劳动不要过重;适当掌握有关的医学知识以便自我保健等。其次,对已明确心功能Ⅱ级、Ⅲ级的患者要按一般治疗标准,合理正确按医嘱服用强心、利尿、扩血管药物,注意休息和营养,并定期门诊随访。

第六节　高血压急症

高血压急症是指短时间内（数小时或数天）血压明显升高,舒张压＞16.0 kPa(120 mmHg)和(或)收缩压＞24.0 kPa(180 mmHg),伴有重要器官组织,如心脏、脑、肾、眼底、大动脉的严重功能障碍或不可逆性损害。高血压急症可以发生在高血压患者,表现为高血压危象或高血压脑病;也可发生在其他许多疾病过程中,主要在心、脑血管病急性阶段,如脑出血、蛛网膜下隙出血、缺血性脑卒中、急性左侧心力衰竭伴肺水肿、不稳定型心绞痛、急性主动脉夹层和急性肾衰竭、慢性肾衰竭等情况时。

单纯的血压升高并不构成高血压急症,血压的高低也不代表患者的危重程度;是否出现靶器官损害以及哪个靶器官受累不仅是高血压急症诊断的关键,也直接决定治疗方案的选择。及时正确处理高血压急症,可在短时间内使病情缓解,预防进行性或不可逆性靶器官损害,降低死亡率。根据降压治疗的紧迫程度,高血压急症可分为紧急和次急两类。前者需要采用静脉途径给药,在几分钟到1小时内迅速降低血压;后者需要在几小时到24小时内降低血压,可使用快速起效的口服降压药。

一、发病机制

长期高血压及伴随的危险因素引起小动脉中层平滑肌细胞增生和纤维化,中动脉、大动脉粥样硬化,管壁增厚和管腔狭窄,导致重要靶器官,如心、脑、肾缺血。在此基础上或在其他许多疾病过程中,因紧张、疲劳、情绪激动、突然停服降压药、嗜铬细胞瘤阵发性高血压发作等诱因,小动脉发生强烈痉挛,血压急剧上升,使重要靶器官缺血加重而产生严重功能障碍或不可逆性损害;或由于过高的血压突破了脑血流自动调节范围,脑组织血流灌注过多引起脑水肿、脑功能障碍。

妊娠时子宫胎盘血流灌注减少,使前列腺素在子宫合成减少,从而促使肾素分泌增加,通过血管紧张素系统使血压升高。

二、临床表现

(一)高血压脑病

高血压脑病常见于急性肾小球肾炎,亦可见于其他原因高血压,但在醛固酮增多症和嗜铬细胞瘤者少见。常表现为剧烈头痛、烦躁、恶心、呕吐、抽搐、昏迷、暂时局部神经体征。舒张压常≥18.7 kPa(130 mmHg),眼底几乎均能见到视网膜动脉强烈痉挛,脑脊液压力可高达3.9 kPa(400 mmH$_2$O),蛋白增加。经有效的降压治疗,症状可迅速缓解,否则将导致不可逆脑损害。

(二)急进型或恶性高血压

此类多见于中青年,血压显著升高,舒张压持续≥18.7 kPa(130 mmHg),并有头痛、视力减退、眼底出血、渗出和视盘水肿;肾损害突出,持续蛋白尿、血尿与管型尿;若不积极降压治疗,预后很差,常死于肾衰竭、脑卒中、心力衰竭。病理上以肾小球纤维样坏死为特征。

(三)急性脑血管病

急性脑血管病包括脑出血、脑血栓形成和蛛网膜下隙出血。

(四)慢性肾疾病合并严重高血压

原发性高血压可以导致肾小球硬化,肾功能损害,在各种原发或继发性肾实质疾病中,包括各种肾小球肾炎、糖尿病肾病、红斑狼疮肾炎、梗阻性肾病等,出现肾性高血压者可达80%～90%,是继发性高血压的主要原因。随着肾功能损害加重,高血压的出现率、严重程度和难治程度也加重。

(五)急性左侧心力衰竭

高血压是急性心力衰竭最常见的原因之一。

(六)急性冠脉综合征(ACS)

血压升高引起内膜受损而诱发血栓形成致 ACS。

(七)主动脉夹层

主动脉内的血液经内膜撕裂口流入囊样变性的中层,形成血肿,随血流压力的驱动,逐渐在主动脉中层内扩展。临床特点为急性起病,突发剧烈胸、背部疼痛、休克和血肿压迫相应的主动脉分支血管时出现的脏器缺血症状。多见于中老年患者,约 3/4 的患者有高血压。超高速 CT 和 MRI 能明确诊断,必要时主动脉造影。一旦诊断明确,立即进行解除疼痛、降低血压、减慢心率的治疗。

(八)子痫

先兆子痫是指以下三项中有两项者:血压≥21.3/14.7 kPa(160/110 mmHg);尿蛋白≥3 g/24 h;伴水肿、头痛、头晕、视物不清、恶心、呕吐等自觉症状。子痫指妊娠高血压综合征的孕产妇发生抽搐。辅助检查:血液浓缩、血黏度升高、重者肌酐升高、凝血机制异常,眼底可见视网膜痉挛、水肿、出血。

(九)嗜铬细胞瘤

嗜铬细胞瘤可产生和释放大量去甲肾上腺素和肾上腺素,常见的肿瘤部位在肾上腺髓质,也可在其他具有嗜铬组织的部位,如主动脉分叉、胸腹部交感神经节等。临床表现为血压急剧升高,伴心动过速、头痛、苍白、大汗、麻木、手足发冷。发作持续数分钟至数小时。通过发作时尿儿茶酚胺代谢产物香草基杏仁酸(VMA)和血儿茶酚胺的测定可以确诊。

高血压次急症,也称为高血压紧迫状态,指血压急剧升高而尚无靶器官损害。允许在数小时内将血压降低,不一定需要静脉用药。包括急进型或恶性高血压无心、肾和眼底损害,先兆子痫,围手术期高血压等。

三、诊断与评估

(一)诊断依据

(1)原发性高血压病史。

(2)血压突然急剧升高。

(3)伴有心功能不全、高血压脑病、肾功能不全、视盘水肿、渗出、出血等靶器官严重损害。

(二)评估

发生高血压急症的患者基础条件不同,临床表现形式各异,要决定合适的治疗方案,有必要早期对患者进行评估,做出危险分层,针对患者的具体情况制订个体化的血压控制目标和用药方案。

在病情诊断及评估中,简洁但完整的病史收集有助于了解高血压的持续时间和严重性、并发症情况以及药物使用情况;需要明确患者是否有心血管、肾、神经系统疾病病史,检查是否有靶器官损害的相关征象;进行必要的辅助检查:血电解质、尿常规、ECG、检眼镜等。根据早期评估选择适当的急诊检查,如X线胸部平片、脑CT等。一旦发现患者有靶器官急性受损的迹象,就应该进行紧急治疗,绝不能一味等待检查结果。

四、治疗原则

(一)迅速降低血压

选择适宜有效的降压药物静脉滴注,在监测下将血压迅速降至安全水平,以预防进行性或不可逆性靶器官损害,避免使血压下降过快或过低,导致局部或全身灌注不足。

(二)降压目标

高血压急症降压治疗的第一个目标是在 30～60 分钟将血压降到一个安全水平。由于患者基础血压水平各异,合并的靶器官损害不一,这一安全水平必须根据患者的具体情况决定。指南建议:①1 小时内使平均动脉血压迅速下降但不超过 25%。一般掌握在近期血压升高值的 2/3 左右。但注意对于临床的一些特殊情况,如主动脉夹层和急性脑血管病患者等,血压控制另有要求。②在达到第一个目标后,应放慢降压速度,加用口服降压药,逐步减慢静脉给药的速度,逐渐将血压降低到第二个目标。在以后的 2～6 小时将血压降至 21.3/13.3～14.7 kPa(160/100～110 mmHg),根据患者的具体病情适当调整。③如果这样的血压水平可耐受和临床情况稳定,在以后24～48 小时逐步降低血压达到正常水平,即高血压急症血压控制的第三步。

五、常见高血压急症的急诊处理

(一)高血压脑病

高血压脑病临床处理的关键一方面要考虑将血压降低到目标范围内,另一方面要保证脑血流灌注,尽量减少颅内压的波动。脑动脉阻力在一定范围内直接随血压变化而变化,慢性高血压时,该设定点也相应升高,迅速、过度降低血压可能降低脑血流量,造成不利影响。因而降压治疗以静脉给药为主,1 小时内将收缩压降低 20%～25%,血压下降幅度不可超过 50%,舒张压一般不低于 14.7 kPa(110 mmHg)。在治疗时要同时兼顾减轻脑水肿、降颅压,避免使用降低脑血流量的药物。迅速降压过去首选硝普钠,起始量20 μg/min,视血压和病情可逐渐增至 200～300 μg/min。但硝普钠可能引起颅内压增高,并影响脑血流灌注,以及可能产生蓄积中毒,在用药时需对患者进行密切监护。现多用尼卡地平、拉贝洛尔等。其中尼卡地平不仅能够安全平稳地控制血压,同时还能较好的保证脑部、心脏、肾等重要脏器的血供。尼卡地平急诊应用于高血压急症时,以静脉泵入为主,剂量为每分钟 0.5～6 μg/kg,起始量每分钟 0.5 μg/kg,达到目标血压后,根据血压调节点滴速度。拉贝洛尔 50 mg 缓慢静脉注射,以后每隔 15 分钟重复注射,总剂量不超过 300 mg,或给初始量后以 0.5～2 mg/min 的速度静脉点滴。对合并有冠心病、心功能不全者可选用硝酸甘油。颅压明显升高者应加用甘露醇、利尿药。一般禁用单纯受体阻断药、可乐定和甲基多巴等。二氮嗪可反射性地使心率增快,并可增加心搏量和升高血糖,故有冠心病、心绞痛、糖尿病者慎用。

(二)急性脑血管病

高血压患者在出现急性脑血管病时,脑部血流的调节机制进一步紊乱,特别是急性缺血性脑卒中患者,几乎完全依靠平均动脉血压的增高来维持脑组织的血液灌注。因而在严重高血压合并急性脑血管病的治疗中,需首先把握的一个原则就是"无害原则",避免血流灌注不足。急性卒中期间迅速降低血压的风险和好处并不清楚,因此,一般不主张对急性脑卒中患者采用积极的降压治疗,在病情尚未稳定或改善的情况下,宜将血压控制在中等水平[约 21.3/13.3 kPa (160/100 mmHg)],血压下降不要超过 20%。治疗时避免使用减少脑血流灌注的药物,可选用尼卡地平、拉贝洛尔、卡托普利等。联合使用血管紧张素转换酶抑制药(ACEI)和噻嗪类利尿药有利于减少卒中发生率。

1.脑梗死

许多脑梗死患者在发病早期,其血压均有不同程度的升高,且其升高的程度与脑梗死病灶大小及是否患有高血压有关。脑梗死早期的高血压处理取决于血压升高的程度及患者的整体情况和基础血压来定。如收缩压在 24.0~29.3 kPa(180~220 mmHg)或舒张压在 14.7~16.0 kPa (110~120 mmHg),一般不急于降压治疗,但应严密观察血压变化;如血压>29.3/16.0 kPa (220/120 mmHg),或伴有心肌缺血、心力衰竭、肾功能不全及主动脉夹层等,或考虑溶栓治疗的患者,则应给予降压治疗。根据患者的具体情况选择合适的药物及合适剂量。如尼卡地平 5 mg/h 作为起始量静脉点滴,每 5 分钟增加 2.5 mg/h 至满意效果,最大 15 mg/h。拉贝洛尔 50 mg 缓慢静脉注射,以后每隔 15 分钟重复注射,总剂量不超过 300 mg,或给初始量后以 0.5~2 mg/min 的速度静脉点滴。效果不满意者可谨慎使用硝普钠。β 受体阻断药可使脑血流量降低,急性期不宜用。

2.脑出血

脑出血时血压升高是颅内压增高情况下保持正常脑血流的脑血管自动调节机制,脑出血患者合并严重高血压的治疗方案目前仍有争论,降压可能影响脑血流量,导致低灌注或脑梗死,但持续高血压可使脑水肿恶化。一般认为,在保持呼吸道通畅,纠正缺氧,降低颅内压后,如血压≥26.7/14.7 kPa(200/110 mmHg)时,才考虑在严密血压监测下使用经静脉降压药物进行治疗,使血压维持在略高于发病前水平或 24.0/14.0 kPa(180/105 mmHg)左右;收缩压在 22.7~26.7 kPa(170~200 mmHg)或舒张压在 13.3~14.7 kPa(100~110 mmHg),暂不必使用降压药,先脱水降颅压,并严密观察血压情况,必要时再用降压药。可选择 ACEI、利尿药、拉贝洛尔等。钙通道阻滞药能扩张脑血管、增加脑血流,但可能增高颅内压,应慎重使用。α 受体阻断药往往出现明显的降压作用及明显的直立性低血压,应避免使用。在调整血压的同时,防止继续出血、保护脑组织、防治并发症,需要时采取手术治疗。

(三)急性冠脉综合征

急性冠脉综合征包括不稳定性心绞痛和心肌梗死,其治疗目标在于降低血压、减少心肌耗氧量,但不可影响到冠脉灌注压,从而减少冠脉血流量。血压控制的目标是使其收缩压下降 10%~15%。治疗时首选硝酸酯类药物,如硝酸甘油,开始时以 5~10 μg/min 速率静脉滴注,逐渐增加剂量,每 5~10 分钟增加5~10 μg/min。早期联合使用其他降血压药物治疗,如β 受体阻断药、ACEI、α_1 受体阻断药,必要时还可配合使用利尿药和钙通道阻滞药。另外,配合使用镇痛、镇静药等。特别是尼卡地平能增加冠状动脉血流、保护缺血心肌,静脉点滴能发挥降压和保护心脏的双重效果。拉贝洛尔能同时阻断 α_1 和 β 受体,在降压的同时能减少心肌耗氧量,也可选用。心肌梗死后的患者可选用 ACEI、β 受体阻断药和醛固酮拮抗药。此外,原发病的治疗如溶栓、抗凝、血管再通等也非常重要,对 ST 段抬高的患者溶栓前应将血压控制在 20.0/12.0 kPa(150/90 mmHg)以下。

(四)急性左侧心力衰竭

急性左侧心力衰竭主要是由收缩期高血压和缺血性心脏病导致的。严重高血压伴急性左侧心力衰竭治疗的主要手段是通过静脉用药,迅速降低心脏的前后负荷。在应用血管扩张药迅速降低血压的同时,配合使用强效利尿药,尽快缓解患者的缺氧和高度呼吸困难。就心脏功能而言,应力求将血压降到正常水平。血压被控制的同时,心力衰竭亦常得到控制。血管扩张药可选用硝普钠、硝酸甘油、酚妥拉明等,广泛心肌缺血引起的急性左侧心力衰竭,首选硝酸甘油。在降压的同时以吗啡 3～5 mg 静脉缓注,必要时每隔 15 分钟重复 1 次,共 2～3 次,老年患者酌减剂量或改为肌内注射;呋塞米 20～40 mg 静脉注射,2 分钟内推完,4 小时后可重复 1次;并予吸氧、氨茶碱等。洋地黄仅在心脏扩大或心房颤动伴快速心室率时应用。

(五)急性主动脉夹层

3/4 的主动脉夹层患者有高血压,血压增高是病情进展的重要诱因。治疗目标为通过扩张血管、减缓心动过速、抑制心脏收缩、降低血压及左心室射血速度、降低血流对动脉的剪切力,从而阻止夹层血肿的扩展。主动脉夹层在升主动脉及有并发症者尽快手术治疗;主动脉夹层病变局限在降主动脉者应积极内科治疗。患者应绝对卧床休息,严密监测生命体征和血管受累征象,给予有效止痛、迅速降压、镇静和吸氧,忌用抗凝或溶栓治疗。疼痛剧烈患者立即静脉使用较大剂量的吗啡或哌替啶。不论患者有无收缩期高血压,都应首先静脉应用 β 受体阻断药来减弱心肌收缩力,减慢心率,降低左心室射血速度。如普萘洛尔0.5 mg 静脉注射,随后每 3～5 分钟注射1～2 mg,直至心率降至 60～70 次/分。心率控制后,如血压仍然很高,应加用血管扩张药。降压的原则是在保证脏器足够灌注的前提下,迅速将血压降低并维持在尽可能低的水平。一般要求在 30 分钟内将收缩降至 13.3 kPa(100 mmHg)左右。如果患者不能耐受或有心、脑、肾缺血情况,也应尽量将血压维持在 16.0/10.7 kPa(120/80 mmHg)以下。治疗首选硝普钠或尼卡地平静脉点滴。其他常用药物有乌拉地尔、艾司洛尔、拉贝洛尔等。必要时加用血管紧张素 II 受体拮抗药、ACEI、小剂量利尿药,但要注意 ACEI 类药物可引起刺激性咳嗽,可能加重病情。肼苯达嗪和二氮嗪因有反射性增快心率,增加心排血量作用,不宜应用。主动脉大分支阻塞患者,因降压后使缺血加重,不宜采用降压治疗。

(六)子痫和先兆子痫

妊娠急诊患者的处理需非常小心,因为要同时顾及母亲和胎儿的安全。在加强母儿监测的同时,治疗时需把握三项原则:镇静防抽搐、止抽搐,积极降压,终止妊娠。①镇静防抽搐、止抽搐。常用药物为硫酸镁,肌内注射或静脉给药,用药时监测患者血压、尿量、腱反射、呼吸,避免发生中毒反应。镇静药可选用冬眠 1 号或地西泮。②积极降压。当血压升高>22.7/14.7 kPa(170/110 mmHg)时,宜静脉给予降压药物,控制血压,以防脑卒中及子痫发生。究竟血压应降至多少合适,目前尚无一致意见。注意避免血压下降过快、幅度过大,影响胎儿血供。保证分娩前舒张压在 12.0 kPa(90 mmHg)以上,否则会增加胎儿死亡风险。紧急降压时可静脉滴注尼卡地平、拉贝洛尔或肼苯达嗪。尼卡地平是欧洲妊娠血压综合征治疗的首选药,它的胎盘转移率低,长时间使用对胎儿也无不良影响,能在有效降压的同时,延长妊娠,有利于改善胎儿结局,尤其适用于先兆子痫患者使用。另外,尼卡地平有针剂和口服两种剂型,适合孕产妇灵活应用。但应注意其可能抑制子宫收缩而影响分娩,在与硫酸镁合用时应小心产生协同作用。肼苯达嗪常用剂量为 40 mg 加于 5%葡萄糖溶液 500 mL 静脉滴注,0.5~10 mg/h。血压稳定后改为口服药物维持。ACEI、血管紧张素Ⅱ受体拮抗药可能对胎儿产生不利影响,禁用;利尿药可进一步减少血容量,加重胎儿缺氧,除非存在少尿情况,否则不宜使用利尿药;硝普钠可致胎儿氰化物中毒亦为禁忌。③结合患者病情和产科情况,适时终止妊娠。

(七)特殊人群高血压急症的处理

1.老年性高血压急症

老年人患高血压比例较高,容易出现靶器官损害,甚至是多个靶器官损害,高血压急症的发展速度较快,危险度更高。降压治疗可减少老年患者的心脑血管病及死亡率。但是老年高血压患者血压波动大,控制效果差。另外,老年患者多有危险因素和复杂的基础疾病,因而在遵循一般处理原则的同时,需格外注意以下几点:①降压不要太快,尤其是对于体质较弱者。②脏器的低灌注对老年患者的危害更大,建议血压控制目标为收缩压降至 20.0 kPa(150 mmHg),如能耐受可进一步降低。舒张压若<9.3 kPa(70 mmHg)可能产生不利影响。③大多数患者的药物初始剂量宜降低,注意药物不良反应。④常需要两种或更多药物控制血压。由于尼卡地平具有脏器保护功能的优势,对于老年人高血压急症,建议优先使用。⑤注意原有的和药物治疗后出现的直立性低血压。

2.肾功能不全患者

治疗原则为在强效控制血压的同时,避免对肾功能的进一步损害,通常需要联合用药,根据患者的具体情况选择合适的降压药物。血压一般以降至 20.0~21.3/12.0~13.3 kPa(150~160/90~100 mmHg)为宜,第 1 小时使平均动脉压下降 10%,第 2 小时下降 10%~15%,在 12 小时内使平均动脉压下降约 25%。选用增加或不减少肾血流量的降压药,首选 ACEI 和血管紧张素Ⅱ受体拮抗药,常与钙通道阻滞药、小剂量利尿药、β 受体阻断药联合应用;避免使用有肾毒性的药物;经肾排泄或代谢的降压药,剂量应控制在常规用量的 1/3~1/2。病情稳定后建议长期联合使用降压药,将血压控制在<17.3/10.7 kPa(130/80 mmHg)。

六、常用于高血压急症的药物评价

高血压急症的降压治疗除了选择起效迅速、作用持续时间短、停药后作用消失较快、不良反应小的静脉用药外,为增强降压作用、减少不良反应、保护重要脏器血流,以及出于特殊人群的需要,常需联合使用口服降压药,并且在血压控制后逐步减少静脉用药,转而用口服降压药物长期维持治疗。选择药物时应充分权衡血压与组织灌注、心脏负荷、血管损害、出凝血等的关系,合理控制降压的幅度与速度,考虑各种降压药物的作用和不良反应。

临床上用于降低血压的药物主要分为钙通道阻滞药、ACEI、血管紧张素Ⅱ受体拮抗药、α 受体阻断药、β 受体阻断药、利尿药及其他降压药 7 类,其中,常用于高血压急症的静脉注射药物为:硝普钠、尼卡地平、乌拉地尔、二氮嗪、肼苯达嗪、拉贝洛尔、艾司洛尔、酚妥拉明等。其他药物则根据患者的具体情况酌情配合使用,如紧急处理时可选用硝酸甘油、卡托普利等舌下含服;ACEI、血管紧张素Ⅱ受体拮抗药对肾功能不全的患者有很好的肾保护作用;α受体阻断药可用于前列腺增生的患者;在预防卒中和改善左心室肥厚方面,血管紧张素Ⅱ受体拮抗药均优于β受体阻断药;心力衰竭时需采用利尿药联合使用 ACEI、β受体阻断药、血管紧张素Ⅱ受体拮抗药等药物。

部分常用药物比较如下。

(一)硝普钠

硝普钠能直接扩张动脉和静脉,降压作用迅速,停药后效果持续时间短,可用于各种高血压急症。但是由于快速降低血压的同时也带来一系列不良反应,从而使硝普钠在临床的应用具有一定的局限性。如其控制血压呈剂量依赖性,同时还可以降低脑血流量,增加颅内压;对心肌供血的影响可引起冠脉缺血,增加急性心肌梗死早期的死亡率。静脉滴注时需密切观察血压,以免过度降压,造成器官组织血流灌注不足。长期或大剂量应用时可导致血中氰化物蓄积中毒,引起急性精神病和甲状腺功能低下等。小儿、冠状动脉或脑血管供血不足、肝肾或甲状腺功能不全者禁用;代偿性高血压、动静脉并联、主动脉狭窄和孕妇禁用。高血压急症伴急性冠状动脉综合征、高血压脑病、急性脑血管病或严重肾功能不全者使用时应谨慎。

(二)尼卡地平

尼卡地平为二氢吡啶类钙通道阻滞药,是世界上第一个取得抗高血压适应证的钙通道阻滞药。尼卡地平主要扩张动脉,降低心脏后负荷,对椎动脉、冠状动脉、肾动脉和末梢小动脉的选择性远高于心肌,在降低血压的同时,能改善脑、心脏、肾的血流量,并对缺血心肌具有保护作用。另外,它还具有利尿作用,也不影响肺部的气体交换。基于以上机制,尼卡地平在治疗高血压急症时具有以下特点:降压作用起效迅速、效果显著、血压控制过程平稳、血压波动性小;能有效保护靶器官;不易引起血压的过度降低,用量调节简单、方便;不良反应少且症状轻微,停药后不易出现反跳,长期用药也不会产生耐药性,安全性很好。与硝普钠相比降压效果上近似,而其安全性及对靶器官的保护作用明显优于硝普钠,因而尼卡地平不仅是治疗高血压的一线药物,也是急诊科在处理大多数高血压急症的理想选择。

(三)乌拉地尔

乌拉地尔为选择性 α_1 受体阻断药,具有外周和中枢双重降压作用,起效快,效果显著,不影响心率,无反跳现象,对嗜铬细胞瘤引起的高血压危象有特效。暂不提倡与 ACEI 类药物合用;主动脉峡部狭窄、哺乳期妇女禁用;妊娠妇女仅在绝对必要的情况下方可使用;老年患者需慎用,初始剂量宜小,在脏器供血维持方面欠佳。

(四)拉贝洛尔

拉贝洛尔对 α_1 和β受体均有阻断作用,能减慢心率,减少心排血量,减小外周血管阻力。其降压作用温和,效果持续时间较长。特别适用于妊娠高血压。充血性心力衰竭、房室传导阻滞、心率过缓或心源性休克、肺气肿、支气管哮喘、脑出血禁用;肝、肾功能不全、甲状腺功能低下等慎用。

(五)艾司洛尔

艾司洛尔选择性 β_1 受体阻断药,起效快,作用时间短。能减慢心率,减少心排血量,降低血压,特别是收缩压。支气管哮喘、严重慢性阻塞性肺病、窦性心动过缓、二至三度房室传导阻滞、难治性心功能不全、心源性休克及对本品过敏者禁用。

七、急救护理

(一)保持安静

绝对卧床休息,半卧位。减少患者搬动,教会患者缓慢改变体位。避免一切不良刺激和不必要的活动。消除紧张恐惧心理、稳定情绪,必要时按医嘱使用镇静药。

(二)保持呼吸道通畅

吸氧 4～5 L/min,如呼吸道分泌物较多,患者呼吸功能较差,应用吸引器吸出。呕吐时头偏向一侧,防止误吸导致窒息。

(三)建立有效静脉通路

立即建立静脉通路,迅速按医嘱使用降压药及时降低血压。降低血管阻力,解除血管的痉挛状态。一般首选硝普钠,应避光静脉注射,以微量泵控制注入速度,缓慢降压。4～6 小时更换1 次,持续静脉注射一般不超过 72 小时,以免发生硫氰酸盐中毒,严重肝、肾疾病患者应慎用。

(四)密切监测病情变化

严密观察血压变化,尤其在更换药物或改变给药速度时,降压不宜过快或过低,应在短时间内把血压降至安全范围,并不要将血压降至完全正常水平,以免造成脑供血不足和肾血流量下降,如出现出汗、不安、头痛、心悸、胸骨后疼痛等血管过度扩张现象,应立即停止用药。也可选用硝酸甘油、硝苯地平舌下含服;制止抽搐用地西泮肌内注射或静脉注射;降低颅内压、减轻脑水肿用呋塞米或甘露醇快速静脉滴注。

严密观察脉搏、呼吸、心率、血压、神志、瞳孔、尿量变化,如发现异常,随时与医师联系。准确记录24 小时出入量。

(五)提供保护性护理

患者意识不清时应加床栏以防止坠床;发生抽搐时用牙垫置于上、下磨牙间防止唇舌咬伤;避免屏气用力呼气或用力排便;保持周围安静,减少噪声的刺激。

(六)饮食护理

合理饮食,给予低盐、低脂、低胆固醇、清淡饮食,少量多餐,避免过饱及刺激性食物。适当控制能量,多食含维生素和蛋白质食物,增加蔬菜、水果、高膳食纤维食物的摄入,限烟酒,达到减轻心脏负荷、防止水钠潴留、预防便秘、降低血压的效果。

(七)心理护理

长期的抑郁或情绪激动、急剧而强烈的精神创伤可使交感-肾上腺素活性增强,血压升高,因此,保持良好的心理状态非常重要。可通过了解患者性格特征及有关社会心理因素进行心理疏导,说明本病需长期甚至终身治疗,取得患者的充分理解和配合,教会患者训练自我控制能力,消除紧张恐惧心理、安定情绪,保持最佳的心理状态。

(八)康复护理

指导并鼓励患者坚持非药物治疗,如给予低盐、低脂、低胆固醇和富含维生素食物,少量多餐,适当控制总热量;减肥、控制体重;合理安排休息和活动,保证充足的睡眠,参加适当的体育锻炼和劳动,避免重体力劳动,精神过度紧张和情绪激动等诱发因素。帮助患者建立长期治疗的思想准备,按时遵医嘱服药。定期门诊随访,教会患者及家属测量血压,病情变化时随时就医。

第七节 冠状动脉粥样硬化性心脏病

冠状动脉粥样硬化性心脏病简称冠心病,指冠状动脉粥样硬化使血管腔狭窄或阻塞,和(或)因冠状动脉功能性改变(痉挛)导致心肌缺血、缺氧或坏死而引起的心脏病,统称冠状动脉性心脏病,亦称缺血性心脏病。冠心病是严重危害人民健康的常见病。在我国,本病呈逐年上升趋势。发生年龄多在 40 岁以后,男性多于女性,脑力劳动者多见。

一、临床分型

(一)无症状性心肌缺血(隐匿型)

患者无症状,但静息、动态或负荷试验心电图有 ST 段压低,T 波低平或倒置等心肌缺血的客观证据;或心肌灌注不足的核素心肌显像表现。

(二)心绞痛

心绞痛有发作性胸骨后疼痛,为一过性心肌供血不足引起。

(三)心肌梗死

心肌梗死一般症状严重,由冠状动脉闭塞致心肌急性缺血性坏死所致。

(四)缺血性心肌病(心律失常和心力衰竭型)

缺血性心肌病表现为心脏增大、心力衰竭和心律失常,由长期心肌缺血导致心肌纤维化而引起,临床表现与扩张型心肌病类似。

(五)猝死

因原发性心搏骤停而猝然死亡,多为缺血心肌局部发生电生理紊乱,引起严重的室性心律失常所致。

本节主要介绍"心绞痛"和"心肌梗死"两种类型。

二、心绞痛

心绞痛是由于冠状动脉供血不足,导致心肌急剧的、暂时的缺血、缺氧所产生的临床综合征。心绞痛可分为稳定型心绞痛和不稳定型心绞痛,本部分重点介绍稳定型心绞痛。

(一)病因及发病机制

1.病因

心绞痛最基本的病因是冠状动脉粥样硬化引起血管腔狭窄和(或)痉挛。其次有重度主动脉瓣狭窄或关闭不全、肥厚型心肌病、先天性冠状动脉畸形、冠状动脉栓塞、严重贫血、休克、快速心律失常、心肌耗氧量增加等。常因体力劳动、情绪激动、饱餐、寒冷、阴雨天气、吸烟而诱发。

2.发病机制

当冠状动脉的血液供应与需求之间发生矛盾时,冠状动脉血流量不能满足心肌代谢的需要,引起心肌急剧的、暂时的缺血缺氧,即可发生心绞痛。

正常情况下,冠状循环血流量具有很大的储备力量,其血流量可随身体的生理情况有显著的变化,在剧烈体力活动、情绪激动等对氧的需求增加时,冠状动脉适当扩张,血流量增加(可增加6~7倍),达到供求平衡。当冠状动脉粥样硬化致冠状动脉狭窄或部分分支闭塞时,其扩张性减弱,血流量减少,当心肌的血供减少到尚能应付平时的需要,则休息时无症状。一旦心脏负荷突然增加,如劳累、激动、心力衰竭等使心脏负荷增加,心肌耗氧量增加时,对血液的需求增加,而冠脉的供血已经不能相应增加,即可引起心绞痛。

在缺血缺氧的情况下,心肌内积聚过多的代谢产物,如乳酸、磷酸、丙酮酸等酸性物质,或类似激肽的多肽类物质,刺激心脏内自主神经的传入纤维末梢,经1~5胸交感神经节和相应的脊髓段,传到大脑,可产生疼痛的感觉,即心绞痛。

(二)临床分型

1.劳累性心绞痛

劳累性心绞痛发作常由于体力劳动或其他增加心肌需氧量的因素而诱发,休息或含服硝酸甘油后可迅速缓解。其原因主要是冠状动脉狭窄使血流不能按需求相应地增加,出现心肌氧的供需不平衡。

(1)稳定型心绞痛:最常见,指劳累性心绞痛发作的性质在1~3个月内并无改变,即每次发作的诱因、发作次数、程度、持续时间、部位、缓解方式等大致相同。

(2)初发型心绞痛:过去未发作过心绞痛或心肌梗死,初次发生劳累性心绞痛的时间不足一个月者。或既往有稳定型心绞痛已长期未发作,再次发生时间不足一个月者。

(3)恶化型心绞痛:原为稳定型心绞痛的患者,在3个月内疼痛发作的频率、程度、时限、诱因经常变动,进行性恶化,硝酸甘油不易缓解。可发展为心肌梗死或猝死,亦可逐渐恢复为稳定型心绞痛。

2.自发性心绞痛

自发性心绞痛发作特点为疼痛发生与体力或脑力活动引起心肌需氧量增加无明显关系,常与冠脉血流储备量减少有关。疼痛程度较重,时限较长,不易为硝酸甘油所缓解。

(1)卧位型心绞痛:休息、睡眠时发作,常在半夜、偶在午睡时发生,硝酸甘油不易缓解。本型易发展为心肌梗死或猝死。

(2)变异型心绞痛:与卧位型心绞痛相似,常在夜间或清晨发作,但发作时心电图相关导联ST段抬高,与之对应的导联则ST段下移,主要为冠状动脉痉挛所致,患者迟早会发生心肌梗死。

(3)急性冠状动脉功能不全:亦称中间综合征,常在休息或睡眠时发生,时间可达30分钟至1小时或以上,但无心肌梗死表现,常为心肌梗死的前奏。

(4)梗死后心绞痛:急性心肌梗死发生后一个月内再发的心绞痛。

3.混合性心绞痛

其特点是患者既可在心肌需氧量增加时发生心绞痛,亦可在心肌需氧量无明显增加时发生心绞痛,为冠状动脉狭窄使冠脉血流储备量减少,而这一血流储备量的减少又不固定,经常波动地发生进一步减少所致。

临床上常将除稳定型心绞痛之外的以上所有类型的心绞痛及冠脉成形术后心绞痛、冠脉旁路术后心绞痛等归入"不稳定型心绞痛"。此外,恶化型心绞痛及各型自发性心绞痛有可能进一步发展为心肌梗死,故又被称为"梗死前心绞痛"。

(三)临床表现

1.症状

其症状以发作性胸痛为主要临床表现。典型的疼痛特点如下。

(1)部位:位于胸骨体上段或中段之后,可波及心前区,有手掌大小范围,甚至横贯前胸,界限不很清楚。常放射至左肩、左臂内侧达无名指和小指,或达咽、颈、下颌部等。

(2)性质:典型的胸痛呈压迫性或紧缩性、发闷,也可有堵塞、烧灼感,但不尖锐,不像针刺或刀割样痛,偶伴濒死的恐惧感觉。发作时,患者常不自觉地停止原来的活动。

(3)诱因:体力劳动、情绪激动(如愤怒、焦虑、过度兴奋)、饱餐、寒冷、阴雨天气、吸烟、排便、心动过速、休克等。

(4)持续时间:疼痛出现后逐渐加重,呈阵发性,轻者 3～5 分钟,重者可达 10～15 分钟,很少超过30 分钟。

(5)缓解方式:一般停止原有活动或含服硝酸甘油后 1～3 分钟内缓解。

(6)发作频率:疼痛可数天、数周发作一次,亦可一日内多次发作。

2.体征

一般无异常体征。心绞痛发作时可见面色苍白、皮肤发冷或出汗、血压升高、心率增快,有时闻及第四心音奔马律,可有暂时性心尖部收缩期杂音。

(四)护理

1.护理目标

患者疼痛缓解,生活能自理;能叙述心绞痛的诱因,遵守保健措施。

2.护理措施

(1)一般护理。①休息和活动:一般不需卧床休息,保持适当的体力劳动,以不引起心绞痛为度。但心绞痛发作时应立即休息,不稳定型心绞痛者,应卧床休息。缓解期应根据患者的具体情况制订合理的活动计划,以提高患者的活动耐力,最大活动量以不发生心绞痛症状为度。但应避免竞赛活动和屏气用力动作,并防止精神过度紧张和长时间工作。②饮食:原则为低盐、低脂、高维生素、易消化饮食。控制摄入总热量,热量控制在 2000 kcal 左右,主食每日不超过 500 g,避免过饱,甜食少食,晚餐宜少;低脂饮食,限制动物脂肪、蛋黄及动物内脏的摄入,其标准是把食物中胆固醇的含量控制在 300 mg/d 以内(一个鸡蛋约含胆固醇 200～300 mg)。少食动物脂肪,常食植物油(豆油、菜油、玉米油等),因为动物脂肪中含较多的饱和脂肪酸,食用过多会使血中胆固醇升高,而植物油含有较多的不饱和脂肪酸,可降低血中胆固醇、防止动脉硬化形成和发展的作用;低盐饮食,通常以不超过 4 g/d 为宜,若有心功能不全,则应更少;限制含糖食物的摄入,少吃含糖高的糕点、糖果,少饮含糖的饮料,粗细搭配主食,防止热量过剩,体重增加;一日三餐要有规律,避免暴饮暴食,戒烟限酒。多吃新鲜蔬菜、水果以增加维生素的摄取及防止便秘的发生。③保持大便通畅:由于便秘时患者用力排便可增加心肌耗氧量,诱发心绞痛。因此,应指导患者养成按时排便的习惯,增加食物中纤维素的含量,多饮水,增加活动,以防发生便秘。

（2）病情观察:心绞痛发作时应观察胸痛的部位、性质、程度、持续时间,严密监测血压、心率、心律、脉搏、体温,描记疼痛发作时心电图,观察有无心律失常、急性心肌梗死等并发症的发生。

（3）用药护理。注意药物的疗效及不良反应。含服硝酸甘油片后 1～2 分钟开始起作用,30 分钟后作用消失。硝酸甘油可引起头痛、血压下降,偶伴晕厥。使用时注意:①随身携带硝酸甘油片,注意有效期,定期更换,以防药效降低;②对于规律性发作的劳累性心绞痛,可进行预防用药,在外出、就餐、排便等活动前含服硝酸甘油;③胸痛发作时每隔 5 分钟含服硝酸甘油0.5 mg,直至疼痛缓解。如果疼痛持续15～30 分钟或连续含服 3 片后仍未缓解,应警惕急性心肌梗死的发生;④胸痛发作含服硝酸甘油后最好平卧,必要时吸氧;⑤静脉滴注硝酸甘油时应监测患者心率、血压的变化,掌握好用药浓度和输液速度,患者及家属不可擅自调整滴速,防止低血压的发生;⑥青光眼、低血压时忌用。

（4）心理护理:心绞痛发作时患者常感到焦虑,而焦虑能增强交感神经兴奋性,增加心肌需氧量,加重心绞痛。因此患者心绞痛发作时应专人守护,安慰患者,增加患者的安全感,必要时可遵医嘱给予镇静剂。

（5）健康指导。①生活指导:合理安排休息与活动,保证充足的休息时间。出院后遵医嘱服药,不要擅自增减药量,自我检测药物的不良反应。外出时随身携带硝酸甘油以备急用。活动应循序渐进,以不引起症状为原则。避免重体力劳动、精神过度紧张的工作或过度劳累。②指导患者防止心绞痛再发作:避免诱发因素,告知患者及家属过劳、情绪激动、饱餐、剧烈运动、受寒冷潮湿刺激等都是心绞痛发作的诱因,应注意尽量避免;减少危险因素,如戒烟,减轻精神压力,选择低盐、低脂、低胆固醇、高纤维素饮食,维持理想的体重,控制高血压,调节血脂,治疗糖尿病等。

3.护理评价

患者主诉疼痛减轻或消失,能自觉避免诱发因素,未发生并发症或发生后得到了及时的控制;生活需要得到了及时的满足。

三、心肌梗死

心肌梗死是指在冠状动脉病变的基础上,发生冠状动脉血供急剧减少或中断,使相应心肌的严重而持久地急性缺血导致心肌坏死。临床表现为持续而剧烈的胸骨后疼痛、特征性心电图动态演变、白细胞计数和血清心肌坏死标记物增高,常可发生心律失常、心力衰竭或心源性休克。属冠心病的严重类型。

(一)病因及发病机制

本病基本病因是冠状动脉粥样硬化,造成管腔严重狭窄和心肌血液供应不足,而侧支循环尚未充分建立,在此基础上,若发生血供急剧减少或中断,使心肌严重而持久地缺血达 1 小时以上,即可发生心肌梗死。心肌梗死原因绝大多数是由于不稳定粥样斑块破溃,继而出血和管腔内血栓形成,使管腔闭塞。少数情况下粥样斑块内或其下发生出血或血管持续痉挛,也可使冠状动脉完全闭塞。

促使粥样斑块破裂出血及血栓形成的诱因有:休克、脱水、出血、外科手术或严重心律失常,使心排血量骤降,冠状动脉灌流量锐减;饱餐特别是进食多量脂肪后,血脂增高,血黏稠度增高;重体力活动、情绪过分激动、用力排便或血压剧升,致左心室负荷明显加重,儿茶酚胺分泌增多,心肌需氧量猛增,冠状动脉供血明显不足;晨起6时至12时交感神经活动增加,机体应激反应增强,冠状动脉张力增高。

心肌梗死可由频发心绞痛发展而来,也可原无症状,直接发生心肌梗死。心肌梗死后发生的严重心律失常、休克或心力衰竭,均可使冠状动脉灌流量进一步降低,心肌坏死范围进一步扩大,严重者可导致死亡。

(二)临床表现

1.先兆症状

50%～81.2%患者在发病前数日有乏力、胸部不适、活动时心悸、气急、烦躁、心绞痛等前驱症状。心绞痛以新发生或出现较以往更剧烈而频繁的疼痛为突出特征,疼痛持续时间较以往长,诱因不明显,硝酸甘油疗效差,心绞痛发作时伴恶心、呕吐、大汗、心动过缓、急性心功能不全、严重心律失常或血压有较大波动等,心电图示 ST 段一时性明显抬高或压低,T 波倒置或增高。及时处理先兆症状,可使部分患者避免心肌梗死的发生。

2.主要症状

其症状与心肌梗死面积的大小、部位以及侧支循环情况密切相关。

(1)疼痛:为最早、最突出的症状。疼痛部位和性质与心绞痛相似,但多无明显的诱因。常发生于安静或睡眠时,疼痛程度更重,范围更广,常呈难以忍受的压榨、窒息或烧灼样,伴有大汗、烦躁不安、恐惧及濒死感。疼痛持续时间较长,可达数小时或数日,休息和含服硝酸甘油不能缓解。部分患者疼痛可向上腹部、颈部、下颌和背部放射而被误诊为其他疾病,少数患者无疼痛,一开始即表现为休克或急性心力衰竭。也有患者整个病程都无疼痛或其他症状,后来才发现发生过心肌梗死。

(2)全身症状:一般在疼痛发生后 24～48 小时出现。表现为发热、白细胞增高和红细胞沉降率增快等,由坏死组织吸收所引起。体温升高至 38℃ 左右,一般不超过 39℃,持续大约 1 周,伴有心动过速或过缓。

(3)胃肠道症状:剧烈疼痛时常伴恶心、呕吐和上腹胀痛,与坏死心肌刺激迷走神经和心排血量降低致组织灌注不足等有关;亦可出现肠胀气;重者可发生呃逆。

(4)心律失常:大部分患者都有心律失常。多发生在起病 1～2 日内,24 小时内最多见。室性心律失常最多,尤其是室性期前收缩,如出现频发(每分钟 5 次以上)室性期前收缩、成对或呈短阵室性心动过速、多源性室性期前收缩或 RonT 现象。常为心室颤动的先兆。前壁心肌梗死易发生室性心律失常,下壁心肌梗死易发生房室传导阻滞及窦性心动过缓。前壁心肌梗死如发生房室传导阻滞表明梗死范围广泛,预后较差。

(5)低血压和心源性休克:疼痛发作期间血压下降常见,但未必是休克,如疼痛缓解而收缩压下降仍<80 mmHg,且患者表现烦躁不安、面色苍白、皮肤湿冷、脉细而快、大汗淋漓、尿量减少(<20 mL/h)、神志迟钝,甚至昏厥者则为休克表现,多在起病后数小时至 1 周内发生,主要为心肌广泛坏死、心排血量急剧下降所致。

(6)心力衰竭:主要为急性左心衰竭,为梗死后心脏舒缩力显著减弱或不协调所致。可在起病最初几日内发生,或在疼痛、休克好转阶段出现。发生率32%～48%,表现为呼吸困难、咳嗽、发绀、烦躁等。重者可发生肺水肿,随后可有右心衰竭的表现。右心室心肌梗死者一开始即可出现右心衰竭表现。并伴血压下降。

3.体征

(1)心脏体征:心脏浊音界可正常或轻至中度增大;心率多增快,也可减慢,心律失常;心尖区第一心音减弱,可闻第三或第四心音奔马律。部分患者发病后2～3日出现心包摩擦音。亦有部分患者在心前区可闻及收缩期杂音或咯喇音,为二尖瓣乳头肌功能失调或断裂所致。

(2)血压和其他:除急性心肌梗死早期血压可增高外,几乎所有患者都有血压下降。起病前有高血压者,血压可降至正常;起病前无高血压者,血压可降至正常以下。当伴有心律失常、休克或心力衰竭时,可有相应的体征。

(三)并发症

1.乳头肌功能失调或断裂

二尖瓣乳头肌因缺血、坏死等使收缩功能发生障碍,造成不同程度的二尖瓣脱垂及关闭不全,心尖区可出现粗糙的收缩期杂音或伴收缩中晚期咯喇音。轻者可以恢复,重者可严重损害左心功能致使发生急性肺水肿,在数天内死亡。

2.心脏破裂

心脏破裂较少见,常在起病1周内出现。多为心室游离壁破裂,偶为心室间隔破裂造成穿孔。

3.栓塞

栓塞的发生率为1％～6％,见于起病后1～2周。如为左心室附壁血栓脱落所致,则引起脑、肾、脾或四肢等动脉栓塞;由下肢静脉血栓破碎脱落所致,则产生肺动脉栓塞。

4.心室壁瘤

心室壁瘤主要见于左心室,发生率15％～20％。较大的室壁瘤体检时可见左侧心界扩大,超声心动图可见心室局部有反常运动,心电图ST段持续抬高。

5.心肌梗死后综合征

心肌梗死后综合征发生率为10％。于心肌梗死后数周至数月内出现,可反复发生,表现为心包炎、胸膜炎或肺炎。有发热、胸痛、气急、咳嗽等症状。可能为机体对坏死组织的变态反应。

(四)护理

1.护理目标

患者主诉疼痛减轻或消失;卧床期间生活需要得到满足,促进身心休息;患者的活动耐力逐渐增加;患者保持排便通畅,无便秘发生。心律失常被及时发现和控制,未发生心力衰竭和心源性休克。

2.护理措施

治疗原则是尽早使心肌血液再灌注(到达医院后30分钟内开始溶栓或90分钟内开始介入治疗)以挽救濒死的心肌,防止梗死面积扩大或缩小心肌缺血范围,保护和维持心脏功能,及时处理严重心律失常、泵衰竭和各种并发症,防止猝死。

(1)一般护理。

休息与活动:急性期绝对卧床休息12小时,保持环境安静,减少探视,协助患者进食、洗漱及大小便。如无并发症,24 小时床上肢体活动,第 3 日房内走动,第 4～5 日逐渐增加活动量,以不感到疲劳为限。有并发症者可适当延长卧床时间。

饮食指导:起病后 4～12 小时内给予流质饮食,随后用半流质,以减轻胃扩张,2～3 日后改为软食,宜进低盐、低脂、低胆固醇、易消化的食物,多吃蔬菜、水果,少量多餐,不宜过饱。禁烟、酒。避免浓茶、咖啡及过冷、过热、辛辣刺激性食物。超重者应控制总热量,有高血压、糖尿病者应进食低脂、低胆固醇及低糖饮食。有心功能不全者,适当限制钠盐。

保持大便通畅:急性心肌梗死患者由于卧床休息、进食少、使用吗啡等药物易引起便秘,而排便用力易诱发心力衰竭、肺梗死甚至心搏骤停。因此,评估患者日常的排便习惯、排便次数及形态,指导患者养成每日定时排便的习惯,多吃蔬菜、水果等粗纤维食物,或服用蜂蜜水;适当腹部环形按摩,促进排便;也可每日常规给缓泻剂,必要时给予甘油灌肠。以防止便秘时用力排便导致病情加重。

(2)病情观察:进入冠心病监护病房(CCU),严密监测心电图、血压、呼吸、神志、出入量、末梢循环等情况 3～5 日,如有条件还可进行血流动力学监测。及时发现心律失常、休克、心力衰竭等并发症的早期症状。备好各种急救药品和设备。

(3)疼痛护理:疼痛可使交感神经兴奋,心肌缺氧加重,促使梗死范围扩大,易发生休克和严重心律失常,因此应及早采取有效的止痛措施。遵医嘱给予吗啡或哌替啶止痛时注意呼吸功能的抑制,并密切观察血压、脉搏的变化。一般采用鼻导管或双腔氧气管法吸氧,根据血氧饱和度监测调整氧流量。静脉滴注或用微量泵注射硝酸甘油时,严格控制速度,并注意观察血压、心率变化。

(4)溶栓治疗的护理:溶栓前询问患者有无活动性出血、消化性溃疡、脑血管病、近期手术、外伤史等溶栓禁忌证,检查血小板、出凝血时间和血型,配血;迅速建立静脉通道,遵医嘱准确配制并输注溶栓药物;用药后询问胸痛有无缓解,监测心肌酶、心电图及出凝血时间,以判断溶栓效果;观察有无发热、皮疹等过敏现象,皮肤、黏膜及内脏有无出血,出血严重时,停止治疗并立即处理。

(5)心理护理:心肌梗死的发生不仅使患者产生焦虑、抑郁、恐惧等负性心理反应,还会对整个家庭造成严重的影响,往往导致整个家庭处于危机状态,使得家庭应对能力降低,不能发挥正常家庭功能。因此,护理人员应尽量陪伴在患者身边,加强患者的心理护理,如给患者介绍监护室的环境、治疗方法,解释不良情绪对疾病的负面影响等。指导患者保持乐观、平和的心情。告诉家属对患者要积极配合和支持,并创造一个良好的身心修养环境,生活中避免对其施加压力。及时了解患者家属的需要,并设法予以满足,如及时向家属通告患者的病情和治疗情况,解答家属的疑问等,以协助患者和家属提高应对危机的能力,维持患者和家庭的心理健康。

(6)康复护理:急性心肌梗死患者进行早期康复护理有利于疾病的预后和提高患者的生活质量。优点如下:①改善功能储备,增加运动耐量和肌力;②改善精神、心理状态,减轻症状,减少心绞痛的发生;③增强心肌血液灌注,减少心肌缺血;④延缓动脉粥样硬化的进展,甚至可使之逆转;⑤减少长期卧床所致的血流缓慢、静脉栓塞等并发症。

根据美国心脏康复学会的建议,急性心肌梗死患者的康复可分为以下三期。

住院期:又可分为监护室抢救期和普通病房期,一般为1～2周。主要护理措施为指导患者进行低强度的体力活动,实施健康教育,为患者及家属提供心理-社会支持以及制订出院计划等。

恢复期:即出院后休养阶段,一般为8～12周。康复可在家庭、社区或医院中进行,存在低危因素的患者适合在家庭或社区,而存在中、高危因素的患者则适合在医院,其康复过程需要在医疗监护下,以防止发生意外。主要护理措施为鼓励患者逐步增加体力活动、继续接受健康教育,提供进一步的心理-社会支持等。

维持期:自发病后数月直到生命终止。主要护理措施为督促患者坚持进行冠心病的二级预防和适当的体育锻炼,以进一步恢复并保持体力与心功能,从而提高生活质量。

(7)健康指导。

运动指导:患者应根据自身条件,进行适当有规则的运动,适当运动可以提高患者的心理健康水平和生活质量、延长存活时间。运动的内容应视病情、年龄、性别、身体状况等选择一个或多个项目进行,根据运动中的反应,掌握运动强度,避免剧烈运动,防止疲劳。运动中以达到患者最大心率的60%～65%的低强度长期锻炼是安全有效的。

生活指导:合理膳食,均衡营养,防止过饱。戒烟限酒,保持理想体重。根据天气变化适当增减衣服,防止感冒受凉。

避免危险因素:积极治疗梗死后心绞痛、高血压、糖尿病、高脂血症,控制危险因素;保持情绪稳定,避免精神紧张、激动;避免寒冷;保持大便通畅,防止排便用力。

用药指导:坚持按医嘱服药,注意药物不良反应,定期复查。

心肌梗死发作时自救:①立刻就地休息,保持靠坐姿势,心情放松,保持环境安静而温暖;②积极与急救站或医院联系,呼叫救护车或用担架将患者送往医院,切忌扶患者勉强步行;③如有条件,立刻吸入氧气;④舌下含服硝酸甘油、消心痛,可连续多次服用,亦可舌下含服速效救心丸、复方丹参滴丸等扩张冠状动脉的药物。

3.护理评价

患者的疼痛缓解;卧床休息期间患者的生活需要得到满足;生命体征稳定,能进行循序渐进的运动;大便正常,并能说出预防便秘的方法;未发生心律失常、心力衰竭、心源性休克等并发症。

第八节　电击除颤及护理

心脏电除颤又称心脏电复律是指用高能电脉冲直接或经胸壁作用于心脏,治疗多种快速心律失常,使之转为窦性心律的方法。具体地说,用除颤器释放高能电脉冲,作用于胸壁,再通过心肌,人为使所有心肌纤维同时除极,异位心律也被消除,此时如心脏起搏传导系统中自律性最高的窦房结,能恢复其心脏起搏点的作用而控制心搏,即转复为窦性心律。电击除颤是心脏复苏最有效的手段。

一、适应证

(1)药物治疗无效的各种异位性快速心律失常心房颤动、心房扑动、室性心动过速、阵发性室上性心动过速。

（2）伴有血流动力学改变、性质不明或并发预激综合征的各种异位性快速心律失常。

二、禁忌证

（1）心脏明显扩大，心功能不全、年龄过高。

（2）心房颤动伴有完全性房室传导阻滞。

（3）洋地黄中毒引起的心房颤动，或心房颤动同时伴洋地黄中毒。

（4）心房颤动伴病态窦房结综合征。

（5）未纠正的电解质紊乱、未控制的甲状腺功能亢进、心肌的急性炎症。

（6）不能排除心房附壁血栓。

（7）不能耐受服用的抗心律失常药物。

（8）曾经有过多次电复律均不能维持窦性心律者。

三、操作方法

（1）患者平卧于绝缘的硬板床上，取掉义齿，检查并除去金属及导电物质，建立静脉通道（选择上肢血管），连接心电图机，确认患者存在的心律失常后，暴露前胸。

（2）连接电源，打开除颤器开关，并检查选择按钮处在的位置。如为室颤，则选择"非同步"，其他则用"同步"，连接电极板插头与除颤器插孔。

（3）涂导电糊于电极板上，不可涂于手柄上。将两只除颤板相互轻轻地摩擦将导电糊涂抹均匀或包上生理盐水纱布垫。

（4）选择电击部位。左右位：两电极板分别置于胸骨右缘第2～第3肋间及左侧心尖处。将标有Sternum的电极板放置在患者胸部右侧锁骨中线第2～3肋间，标有Apex的电极板放置在患者胸部左侧心尖处；前后位：两电击分别置于左肩胛下区及胸骨左缘第4肋间水平。两电极之间间距10cm以上。

（5）按下"充电"按钮，将除颤器充电至所需水平（心室纤颤一般为300J，心房扑动为50J，如不成功可再调高）。

（6）放电除颤。两电极板紧压患者胸部，使电极板与皮肤紧密连接，用两拇指持续按压除颤手柄上的放电键迅速电除颤（电击前要确定非同步状态，警告所有在场人员离开患者；电击时，严禁接触患者、病床以及其他连在患者身上的任何设备，以免出现意外电击）。

（7）立即观察患者心电图，了解除颤是否成功并决定是否需要再次除颤。

（8）除颤完毕，关闭电源，用纱布擦净患者皮肤，擦净电极板，整理用物。

四、并发症及其预防

1.心律失常

电复律后即刻常见房性期前收缩、室性期前收缩、房室交界性逸搏，多数属于暂时性，不必特殊处理。如窦房结功能低下，可出现窦性停搏、窦房阻滞或窦性心动过缓。部分患者可能出现房室传导阻滞。如持续时间长，可以静脉注射阿托品或静脉滴注异丙肾上腺素，必要时给予临时性心脏起搏。偶见频发室性期前收缩、二联律、短阵室性心动过速，一般在高能量电复律时，尤其是洋地黄过量者多见。静脉注射利多卡因可使之消失。极少数患者出现严重的室性心律失常,如持续性室性心动过速、心室扑动、心室颤动,可能见于洋地黄中毒、低血钾、酸中毒、对奎尼丁高敏者、心肌严重病变以及电复律除颤器的同步功能不良。一旦出现心室扑动或颤动,应立即给予非同步电复律,静脉注射利多卡因。为预防发生严重的室性心律失常,应严格掌握电复律的适应证,尽可能选用低能量,必要时预防性静脉使用利多卡因。

2.心肌损伤

高能量的电复律可使心肌受到一定程度的损害,表现为血清心肌酶,如血清磷酸肌酸激酶(CPK)、血清乳酸脱氢酶(LDH)、血清天门冬氨酸氨基转移酶(AS),轻度升高,短暂的 QRS 波群增宽,局部导联的 ST 段上抬,T 波改变。一般历时短暂,持续数小时至数天。

3.低血压

常见为暂时性轻度低血压,发生率约 3.1%,多见于高能量电复律,可能与心肌损害有关。一般不需要特殊处理,但应严密观察,一旦血压过低或持续不回升,可给予多巴胺或阿拉明静脉滴注。

4.栓塞

发生率为 1%～3%,多发生于心房颤动持续时间较长、左心房显著扩大、二尖瓣狭窄、新近或反复栓塞病史、已置换人工二尖瓣或心力衰竭的患者,尤其多见于术前未接受抗凝治疗者。栓塞可发生在电复律 2 周以内,多见于复律后 24～48 小时。

5.急性肺水肿

常在电复律后 1～3 小时发生,发生率约 3.0%,可能与左心房、左心室功能不良及肺栓塞有关。应立即按急性左心衰竭处理,给予强心、利尿、扩血管治疗。

6.呼吸抑制

见于使用硫喷妥钠麻醉的患者,电复律后可有 1～2 分钟的呼吸抑制。应及时给予面罩加压吸氧及人工呼吸,并备用气管插管。

7.皮肤灼伤

几乎见于所有的患者,可见局部红斑,严重者出现水疱。主要原因为电复律操作时电极板按压皮肤过紧,或导电糊过少。轻者一般不必特殊处理。

五、临床观察与护理

(1)密切观察心率、心律及心电图改变,发现异常及时报告医生给予处理。

(2)观察患者呼吸频率、深浅度及有无呼吸困难。

(3)注意倾听患者主诉,如胸痛、肢体疼痛、头痛、尿色改变等,观察有无血栓栓塞的发生。

(4)注意皮肤灼伤的护理。一旦发生皮肤灼伤,局部可用紫草油涂擦,并应保持局部干燥,防止感染发生。

第三章　神经外科护理

第一节　颅内压增高的护理

颅内压增高是神经外科常见临床病理综合征,是许多颅脑疾病,如颅脑损伤、脑肿瘤、脑出血和脑积水等共有征象。由于上述疾病使颅腔内容物体积增加或颅腔容积缩小超过颅腔可代偿的容量,导致成人颅内压持续在 $200~mmH_2O$ 以上,儿童颅内压持续在 $100~mmH_2O$ 以上,并出现头痛、呕吐、视盘水肿三大症状者,称为颅内压增高。

(一)病因

1. 颅腔内容物体积或量增加

脑组织体积增大,如脑水肿;脑脊液增多,如脑积水;脑血流量增多,如高碳酸血症时血液中二氧化碳分压增高、脑血管扩张所导致脑血流量增多。

2. 颅内空间或颅腔容积变小

颅内占位性病变使颅内空间相对变小,如颅内血肿、脑肿瘤、脑脓肿等;先天畸形使颅腔容积变小,如狭颅症、颅底凹陷等。

(二)分类

1. 根据病因不同分类

颅内压增高可分为两类。

(1)弥漫性颅内压增高:由于颅腔狭小或全面性脑实质的体积增大而引起,其特点是颅腔内各部位没有明显的压力差及脑移位。临床所见的弥漫性脑膜脑炎、弥漫性脑水肿、交通性脑积水等所引起的颅内压增高均属于这一类型。此类患者对颅内压增高的耐受力较大,很少引起脑疝,压力解除后,神经功能恢复较快。

(2)局灶性颅内压增高:由于颅内有局限的扩张性病变引起,压力先在病变部位增高,使附近的脑组织受到挤压而发生移位;并把压力传向远处,造成颅内各腔隙间的压力差,这种压力差导致脑室、脑干及中线结构移位,如各种颅内占位性病变(肿瘤、脓肿等)。患者对这种颅内压增高的耐受力较低,压力解除后神经功能的恢复较慢且不完全,这可能与脑组织移位,局部受压引起脑缺血以及脑血管自动调节功能受损,导致脑细胞坏死有关。

2. 根据病变发展的快慢不同分类

颅内压增高可分为急性、亚急性和慢性三类。

(1)急性颅内压增高:病情发展快,颅内压增高所引起的症状和体征严重,生命体征变化剧烈。多见于急性颅脑损伤引起的颅内血肿、高血压性脑出血等。

(2)亚急性颅内压增高:病情发展较快,但不如急性颅内压增高那么紧急,颅内压增高的反应较轻或不明显。多见于发展较快的颅内恶性肿瘤、转移瘤及各种颅内炎症等。

(3)慢性颅内压增高病:病情发展较慢,可长期无颅内压增高的症状和体征,病情发展时好时坏。多见于生长缓慢的颅内良性肿瘤、慢性硬脑膜下血肿等。

(三)病理生理

颅内压持续增高可引起一系列中枢神经系统功能紊乱和病理生理变化。主要病理改变包括以下六方面。

1. 脑血流量的减少

正常成人每分钟约有 1200 mL 血液进入颅内,并能通过脑血管的自动调节功能进行调节。计算公式为:脑血流量(CBF)=脑灌注压(CPP)/脑血管阻力(CVR)。公式中脑灌注压=平均动脉压-颅内压。正常的脑灌注压为 70~90 mmHg,脑血管阻力为 1.2~2.5 mmHg。当颅内压增高时,脑灌注压下降,机体可通过血管扩张使脑血管阻力减小,以维持脑血流量的稳定。如果颅内压急剧增高使脑灌注压低于 40 mmHg 时,脑血管的自动调节功能失效,脑血流量随之急剧下降,就会造成脑缺血。当颅内压升高至接近平均动脉压时,脑血流量几乎为零,患者就会处于严重的脑缺血缺氧状态,最终导致脑死亡。

2. 脑疝

脑疝是颅内压增高的危象和引起此类患者死亡的主要原因。

3. 脑水肿

颅内压增高可直接影响脑的代谢和血流量,导致脑水肿,使脑的体积增大,进而加重颅内压增高。

4. 库欣反应

当颅内压急剧增高时,患者出现血压升高、心跳和脉搏缓慢、呼吸节律紊乱及体温升高等各项生命体征的变化。这种变化与库欣在 1900 年做的动物实验结果及临床表现相似,即称为库欣反应。这种危象多见于急性颅内压增高病例,慢性病例则不明显。

5. 胃肠功能紊乱及消化道出血

颅内压增高患者中有一部分可首先出现胃肠功能的紊乱,表现为呕吐、胃及十二指肠出血及溃疡和穿孔等。这与颅内压增高引起下丘脑植物神经中枢缺血而致功能紊乱有关。

6. 神经源性肺水肿

在急性颅内压增高病例中发生率为 5%~10%,患者表现为呼吸急促、痰鸣,并有大量泡沫状血性痰液。这是因为下丘脑、延髓受压导致 α 肾上腺素能神经活性增强,血压反应性增高,左心室负荷过重,左心房及肺静脉压增高,肺毛细血管压力增高所致。

(四)临床表现

1. 头痛

是颅内压增高最常见的症状之一,程度不同,以晨起或晚间较重,部位多在额部及颞部,可从枕部向前方放射至眼眶。头痛程度可随颅内压增高而进行性加重;当咳嗽、打喷嚏、用力、弯腰、低头时可加重。头痛性质以胀痛和撕裂痛为多见。

2. 呕吐

常在头痛剧烈时出现,多呈喷射状;易发生于饭后,可伴有恶心,与进食无关。

3. 视神经乳头水肿

是颅内压增高的重要体征之一。表现为视神经盘充血、边缘模糊不清、中央凹陷变浅或消失，视盘隆起，静脉怒张。若视神经盘水肿长期存在，可表现为视盘颜色苍白、视力减退、视野向心缩小，称为视神经继发性萎缩。此时如果颅内压增高得以解除，其视力的恢复也并不理想，甚至继续恶化和失明。

上述头痛、呕吐、视神经盘水肿是颅内压增高的典型表现，称为颅内压增高的"三主征"，但它们各自出现的时间并不一致。

4. 意识障碍及生命体征变化

慢性颅内压增高的患者可出现嗜睡、反应迟钝；急性颅内压增高的患者可有明显的进行性意识障碍，甚至昏迷。患者可伴有典型的生命体征异常变化，出现库欣反应，即血压升高（尤其收缩压增高）、脉搏缓慢、呼吸不规则、体温升高等。严重患者最终可因呼吸循环衰竭而死亡。

5. 其他症状和体征

颅内压增高还可出现头晕、猝倒、复视等。婴幼儿可见头皮静脉怒张、头颅增大、囟门饱满、颅缝增宽或分裂。

(五)辅助检查

1. CT

目前 CT 是诊断颅内占位性病变首选的辅助检查项目，通常能够显示病变的位置、大小、形态，不仅可对绝大多数占位性病变做出定位诊断，还有助于定性诊断。慢性颅内压增高患者，可见脑回压迹增多、加深，蛛网膜颗粒压迹增大、加深及蝶鞍扩大等。

2. MRI 在 CT

不能确诊的情况下，选择 MRI 检查有利于确诊。

3. 头颅 X 线检查

小儿可见颅骨骨缝分离。X 线检查对于诊断颅骨骨折、垂体瘤所致蝶鞍扩大，以及听神经瘤引起内听道孔扩大等具有重要价值。

4. 脑血管造影或数字减影血管造影

主要用于疑有脑血管畸形或动脉瘤等疾病的患者。

5. 腰椎穿刺

可以测定颅内压力，同时取脑脊液做检查。该检查对颅内占位性病变患者有一定的危险性，可引发脑疝，故应慎重进行。

(六)治疗原则

1. 非手术治疗

适用于颅内压增高原因不明，或虽已查明原因但一时不能解除者。

(1)降低颅内压治疗：常用高渗性和利尿性脱水剂，使脑组织间的水分通过渗透作用进入血液循环再由肾脏排出，从而达到缩小脑体积、降低颅内压的目的。常用的口服药物：氢氯噻嗪 25～50 mg，每日 3 次；乙酰唑胺 250 mg，每日 3 次。其适用于意识清楚、颅内压增高程度较轻的病例。常用的注射药物：20％甘露醇 250 mL，快速静脉滴注，每日 2～4 次；呋塞米（速尿）20～40 mg，肌内或静脉注射，每日 2～4 次。其适用于有意识障碍或颅内压增高症状较重的病例。

（2）激素治疗：肾上腺皮质激素能改善毛细血管通透性，防治脑水肿。常用地塞米松 5～10 mg 静脉或肌内注射，每日 2～3 次；氢化可的松 100 mg 静脉注射，每日 1～2 次；泼尼松 5～10 mg 口服，每日 1～3 次。

（3）辅助过度换气：促进 CO_2 排出，减少动脉血内 CO_2 分压。当动脉血的 CO_2 分压每下降 1 mmHg 时，可使脑血流量递减 2%，从而使颅内压相应下降。

（4）抗生素治疗：控制颅内感染或预防感染。

（5）冬眠低温治疗：应用药物和物理方法降低患者体温，有利于降低脑的新陈代谢率，减少脑组织的氧耗量，防止脑水肿的发生与发展，同时亦有一定的降低颅内压作用。

（6）对症治疗：对患者的主要症状进行治疗，疼痛者可用镇痛剂，忌用吗啡、哌替啶类药物止痛，以免抑制呼吸中枢而促使患者死亡；有抽搐发作的患者应给予抗癫痫药物治疗；烦躁患者给予镇静剂；保持大便通畅，可用开塞露或缓泻剂，禁止行高位灌肠。

2. 手术治疗

对于颅内占位性病变，首先应考虑手术切除。有脑积水者，可行脑脊液分流术，将脑室内的液体通过特制导管分流引入蛛网膜下隙、腹腔或心房。当颅内压增高造成急性脑疝时，应紧急手术处理。

（七）护理评估

1. 术前评估

（1）健康史

1）一般情况：患者的年龄、性别和职业；重视患者的年龄，如婴幼儿、小儿的颅缝未闭合或融合尚未牢固，老年人脑萎缩都可增加颅腔的代偿能力，从而延缓病情的进展。

2）疾病情况：患者有无脑外伤、颅内炎症、脑肿瘤、高血压、脑动脉硬化等病史；是否合并其他系统疾病，如肝性脑病、尿毒症、毒血症、酸碱平衡失调等。

3）相关因素：有无呼吸道梗阻、剧烈咳嗽、打喷嚏、便秘、癫痫等导致患者颅内压升高的因素。

（2）身体状况

1）局部状况：患者头痛的部位、性质、程度及持续时间，有无诱因或加重因素。注意头痛是否影响患者睡眠，有无入睡困难的情况；有无因肢体功能障碍而影响自理能力。

2）全身状况：患者呕吐的程度，是否影响患者进食；是否有水、电解质紊乱或营养不良；有无意识障碍、视力减退；是否有高热。

3）辅助检查：血电解质检查是否提示有水、电解质紊乱的征象。CT 或 MRI 检查是否证实颅内出血或占位性病变等。

（3）心理和社会支持状况：了解患者及家属对所患疾病的认知和程度，有无因头痛、呕吐等症状而引起焦虑甚至恐惧等心理反应。

2. 术后评估

（1）手术情况：了解麻醉方式、手术类型和效果，术中出血、补液情况，是否输血和输血量，以及术后诊断。

（2）身体状况：评估患者生命体征、意识、瞳孔、神经系统症状的变化及表现。观察伤口有无出血、感染等并发症；了解引流管放置的位置及引流情况。判断颅内压变化情况，有无并发症发生。

（3）心理和社会支持状况：了解患者对开颅手术的认知程度，患者及家属对术后相关康复知识的掌握情况。

（八）常见护理诊断/问题

1. 脑组织灌注异常

与颅内压增高有关。

2. 疼痛

与颅内压增高、手术切口有关。

3. 视力障碍

与原发病所致神经功能障碍有关。

4. 有发生中枢性高热的可能

与体温调节中枢功能紊乱有关。

5. 有体液不足的危险

与颅内压增高引起剧烈呕吐有关。

6. 清理呼吸道无效

与患者意识障碍，咳痰能力下降有关。

7. 潜在并发症

包括脑疝、感染、颅内出血。

（九）护理措施

1. 术前护理

（1）一般护理

1）体位：抬高床头 15°～30°，患者取头高脚低斜坡卧位，以利于颅内静脉回流．减轻脑水肿；昏迷患者取侧卧位，以便于呼吸道分泌物排出。

2）给氧：持续或间断吸氧，以降低 $PaCO_2$，使脑血管收缩，减少脑血流量，达到降低颅内压、改善脑缺氧的目的。

3）控制液体摄入量：不能进食者，成人每日补液量 1500～2000 mL，其中钠盐不超过 500 mL，保持每日尿量不少于 600 mL；并应控制输液速度，防止短时间内输入大量液体，加重脑水肿。神志清醒者可给予普通饮食，但需限制钠盐摄入量，同时注意水、电解质平衡。

4）病情观察：密切观察患者意识、瞳孔、生命体征的变化，警惕颅高压危象和脑疝的发生。

①意识状态：对意识障碍程度的分级目前常用的有如下两种：

a. 传统方法：分为意识清醒、意识模糊、浅昏迷、昏迷和深昏迷 5 个级别。

b. 格拉斯哥昏迷分级评分法：评定患者睁眼、语言和运动三方面的反应，三者的得分相加表示意识障碍程度。最高 15 分，表示意识清醒；8 分以下为昏迷；最低 3 分。分数越低，表明意识障碍越严重。

②瞳孔变化：正常瞳孔等大、等圆，自然光线下直径 3～4 mm，直接、间接对光反应灵敏。

严重颅内压增高继发脑疝时瞳孔可出现异常变化。

③生命体征变化:注意呼吸的节律和深度、脉搏的快慢和强弱,以及血压和脉压的变化。如患者血压上升、脉搏缓慢有力、呼吸深慢则提示颅内压升高。

(2)防止颅内压骤然增高的护理

1)卧床休息:嘱患者安心休养,保持病室安静;清醒的患者不要用力坐起或提重物。稳定患者情绪,避免情绪激动,以免血压骤升而加重颅内压增高。

2)保持呼吸道通畅:当呼吸道梗阻时,因患者用力呼吸,使胸腔内压力及 PaCO$_2$ 增高,可致脑血管扩张,脑血流量增加,也可使颅内压增高。护理时应及时清除呼吸道分泌物和呕吐物;舌根后坠者,可托起下颌放置口咽通气道,解除舌后坠。任何卧位都要避免颈部过曲、过伸或扭曲,以免颈静脉及气管受压。对意识不清的患者及咳痰困难者,应配合医师尽早行气管切开术。定时为患者翻身、叩背,以防肺部并发症。

3)避免剧烈咳嗽和用力排便:患者剧烈咳嗽和用力排便可使胸腹腔压力骤然升高,有诱发脑疝的危险。因此要预防和及时治疗感冒,避免剧烈咳嗽。颅内压增高的患者因限制水分摄入及脱水治疗常出现大便干结,应嘱患者多吃水果和蔬菜,并给缓泻剂以防止便秘;已发生便秘者,嘱其勿屏气排便,可给予开塞露或低压小剂量灌肠通便,禁忌高压灌肠。

4)预防和控制癫痫发作:癫痫发作可加重脑缺氧及脑水肿。要保持病室环境安静,避免外界各种刺激;保持呼吸道通畅,给予吸氧,应专人看护,避免受伤。遵医嘱定时定量给予抗癫痫药物,用药过程中密切观察患者呼吸、心率、血压的变化。一旦发作,协助医师及时给予抗癫痫及降颅内压处理。

(3)对症护理

1)高热:高热者应给予有效的物理降温,若物理降温无效可采用冬眠疗法。

2)头痛:头痛者可遵医嘱给予镇痛剂,但禁用吗啡、哌替啶,以免抑制呼吸中枢。防止患者着凉,避免加重头痛的因素如咳嗽、打喷嚏,或弯腰、低头以及用力活动等。

3)呕吐:呕吐者应及时清理呼吸道的呕吐物,防止误吸。观察并记录呕吐物的量和性质。

4)躁动:颅内压增高、呼吸道不通畅导致的缺氧、尿潴留导致的膀胱过度充盈、大便干结导致的排便反射,以及冷、热、饥饿等不舒适因素均可引起患者躁动。对于躁动不安者,不能盲目使用镇静剂或强制性约束,应寻找原因及时处理,以免患者挣扎而使颅内压进一步增高。可适当地加以保护,以防外伤和意外。如躁动患者变安静或由原来安静变躁动,常提示病情发生变化。

5)视力障碍或复视:视力障碍或复视者,护士递送物品时应直接递送其手中;患者单独行动时,需嘱其注意安全。对复视者可戴单侧眼罩,两眼交替使用,以免发生失用性萎缩。

(4)药物治疗的护理

1)脱水治疗的护理:脱水疗法是降低颅内压的主要方法之一。最常用的是 20% 甘露醇 250 mL,在 15～30 分钟快速静脉滴注。要注意输液的速度,观察脱水治疗的效果。脱水药物应按医嘱定时、反复使用。停药前应逐渐减量或延长给药间隔时间,以防止颅内压反跳现象。

2)激素治疗的护理:遵医嘱给药,主要通过改善血-脑屏障的通透性,预防和治疗脑水肿,并能减少脑脊液的生成,降低颅内压。在治疗中注意观察有无因应用激素诱发应激性溃疡出血、感染等不良反应。

（5）辅助过度换气的护理：过度换气常见的副作用是减少脑血流、加重脑缺氧，所以应定时进行血气分析，维持患者 PaO_2 在 $90\sim100$ mmHg、$PaCO_2$ 在 $25\sim30$ mmHg 水平为宜。过度换气时间不宜超过 24 小时，以免引起脑缺氧。

（6）冬眠低温疗法的护理

1）环境和物品准备：布置一光线暗淡的单人病房，室温 $18℃\sim20℃$。室内备氧气、吸引器、听诊器、血压计、冰袋或冰帽、水温计、冬眠药物、急救药物、护理记录单等物品，由专人护理。

2）降温方法：①根据医嘱给予足量的冬眠药物，常用冬眠药物有冬眠 I 号合剂，包括氯丙嗪、异丙嗪和哌替啶；冬眠 II 号合剂，包括哌替啶、异丙嗪和双氢麦角碱。待自主神经被充分阻滞、患者御寒反应消失、进入昏睡状态后，方可开始物理降温措施。否则，患者一旦出现寒战，可使机体代谢率升高、耗氧量增加、无氧代谢加剧、体温上升，反而增高颅内压。苯妥英钠或水合氯醛能加强冬眠效果，减轻御寒反应，可酌情使用。②物理降温措施，可采用头部戴冰帽或在体表大血管放冰袋；还可采用降低室温、减少被盖、身体覆盖冰毯或冰水浴巾等方法。降温速度以每小时下降 $1℃$ 为宜，温度降至肛温 $32℃\sim34℃$，腋温 $31℃\sim33℃$ 较为理想。体温过低易引起心律失常、低血压、凝血障碍等并发症，且患者反应过于迟钝影响观察；体温高于 $35℃$，则治疗效果不佳。③冬眠药物最好经静脉滴注，以便于调节给药速度、药量及控制冬眠深度。

3）病情观察：冬眠低温疗程一般为 $2\sim3$ 日。在治疗前，应观察生命体征、意识、瞳孔和神经系统病证并记录，作为治疗后观察对比的基础。冬眠低温期间，若脉搏超过 100 次/分、收缩压低于 100 mmHg、呼吸次数减少或不规则，应及时通知医师，停止冬眠疗法或更换冬眠药物。

4）饮食护理：随着机体代谢率降低，患者对能量及水分的需求量也相应减少。每日液体入量不宜超过 1500 mL，可根据患者意识状态、胃肠功能情况确定饮食种类。鼻饲者营养液温度应与当时体温相同。低温时肠蠕动减少，需观察患者有无胃潴留、腹胀、便秘、消化道出血等，注意防止反流及误吸。

5）预防并发症的护理：①肺部并发症：因患者处于昏睡状态和药物的作用使肌肉松弛，患者易出现舌下坠、吞咽和咳嗽反射均较正常减弱，应定时为患者翻身、叩背，遵医嘱给予雾化吸入，以防肺部并发症。②直立性低血压：低温使心排出量减少，冬眠药物可使周围血管阻力降低而引起低血压。在搬运患者或为患者翻身时，动作要稳、缓，以防止发生直立性低血压。③冻伤：冰袋外加用布套并定时更换部位，注意观察放置冰袋处的皮肤、肢体末端和耳郭处血液循环情况，定时局部按摩，以防冻伤发生。④压疮：由于患者意识障碍及循环功能减低，应加强皮肤护理，防止压疮的发生。⑤眼的保护：冬眠低温时，角膜反射减弱，保护性分泌物减少，应做好患者眼的保护。

6）缓慢复温：停止冬眠低温治疗时，应先停用物理降温．再逐渐减少药物剂量或延长相同剂量药物的维持时间，直至停用冬眠药物。为患者加盖毛毯保暖，待其体温自然回升。复温切忌过快，以免出现颅内压"反跳"、体温过高或酸中毒等。

2. 术后护理

（1）一般护理

1）搬运：术后搬运患者过程中动作必须轻稳，应由 3～4 人协作，需有专人扶持患者头部使头颈部呈一条直线，防止头颈部过度扭曲或震荡。

2）体位：全麻未清醒的患者应取侧卧位，以利于呼吸道护理。患者意识清醒、血压平稳后，宜抬高床头 15°～30°，以利于颅内静脉回流。幕上开颅术后应卧向健侧或仰卧，以避免切口受压；幕下开颅术后，早期宜去枕侧卧或侧俯卧位；后组颅神经受损、吞咽功能障碍者只能取侧卧位，以避免口咽部分泌物误入气管。

3）监护：患者在病床上安置好后立即进行术后监护，监测体温、血压、呼吸、脉搏、意识、瞳孔的变化；根据需要连接颅内压监护仪及血氧饱和度测试仪。发现异常立即通知医师配合处理。

（2）保持呼吸道通畅：术后保持气道通畅至为重要，一般给予氧气吸入；及时清除呼吸道分泌物和呕吐物；舌后坠者可托起下颌或放置口咽通气道；防止颈部过曲、过伸或扭曲；定时为患者翻身、叩背；痰液黏稠者予以雾化吸入，严防肺部感染。

（3）镇痛与镇静

1）术后患者主诉头痛，要了解头痛的原因，对症进行处理。切口疼痛多发生在术后 24 小时内，给予镇痛剂即可见效，但禁用吗啡、哌替啶。颅内压增高引起的头痛多发生在术后 2～4 日内脑水肿高峰期，常为搏动性头痛，严重者伴有呕吐，用脱水剂和激素治疗降低颅内压，即可缓解头痛，因此，术后使用脱水剂和激素应注意在 24 小时内合理分配，不可集中在白天。

2）术后患者需保持安静，如发现患者躁动不安，在排除颅内压增高或因膀胱充盈引起的烦躁后，应遵医嘱给予镇静剂，以防止颅内压增高及颅内出血。

（4）颅内压增高的预防与护理

1）嘱患者术后 3 日内不可用力排便，必要时给予缓泻剂。

2）手术后数日内，液体摄入量限制在每日 2000 mL 左右，输液速度不宜过快。

（5）脑室引流的护理：脑室引流是经颅骨钻孔或锥孔穿刺侧脑室，放置引流管将脑脊液引流至体外的方法。护理时应重视以下几方面：

1）妥善固定引流管：患者回病室后，要立即在严格无菌操作下连接引流瓶（袋），妥善固定引流管及引流瓶（袋），引流管的开口需高出侧脑室平面 10～15 cm，以维持正常的颅内压。搬动患者时，应将引流管暂时夹闭，以防止脑脊液反流引起逆行感染。

2）控制引流速度及量：引流早期要特别注意引流速度，若引流速度过快、量过多，可使颅内压急剧降低，导致意外发生。所以术后早期应适当抬高引流瓶（袋）的位置，以减缓流速，待颅内压力平衡后再降低引流瓶（袋）的位置；正常脑脊液每日分泌量 400～500 mL，故每日引流量以不超过 500 mL 为宜，避免颅内压骤降造成危害。

3）保持引流通畅：避免引流管受压、折叠、扭曲。术后应适当限制患者头部的活动范围，翻身及护理操作时应避免牵拉引流管。引流管有阻塞者，可在严格消毒管口后，用无菌注射器轻轻向外抽吸，切忌用生理盐水冲洗，以免管内阻塞物被冲入脑室系统，造成脑脊液循环受阻。

4）观察并记录脑脊液的颜色、量及性状：正常脑脊液无色透明、无沉淀，术后 1～2 日脑脊液可略带血色,以后转为橙黄色;若引流出大量血性脑脊液,提示脑室内出血;脑脊液混浊提示颅内感染。

5)严格的无菌操作:每日定时更换引流瓶(袋),应先夹住引流管以免管内脑脊液逆流入脑室,注意保持整个装置无菌,避免发生逆行感染。

6)拔管指征:脑室引流时间一般不宜超过7日,时间过长可能发生颅内感染。开颅术后脑室引流管一般放置3~4日。拔管前先试行夹闭引流管24小时,同时注意观察患者神志、瞳孔及生命体征的变化,是否有颅内压再次升高的表现。拔管时应先夹闭引流管,以免管内液体逆流入颅内引起感染。拔管后,切口处若有脑脊液漏出,应通知医师妥善处理,以免引起颅内感染。

(6)脑脊液分流术后的护理:密切观察病情,及时判断分流术效果。观察有无脑脊液外漏,一旦发现,及时通知医师并协助处理。

(7)并发症的预防和护理

1)感染:脑手术后常见的感染有切口感染、颅内感染和肺部感染。①切口感染:与机体营养不良、免疫防御能力下降、皮肤准备不合要求等有关。多发生于术后3~5日,表现为患者切口疼痛缓解后再次疼痛,局部有明显的红肿、压痛及皮下积液,头皮所属淋巴结肿大压痛。严重的切口感染可波及骨膜,乃至发生颅骨骨髓炎。②颅内感染:常继发于开放性颅脑损伤后,或因切口感染伴脑脊液外漏而导致的颅内感染。多发生于术后3~4日,表现为外科热消退之后再次出现高热,或术后体温持续升高,伴有头痛、呕吐、意识障碍,甚至出现谵妄、抽搐、脑膜刺激征阳性。腰椎穿刺可见脑脊液混浊、脓性、白细胞数增加。③肺部感染:多发生于术后1周左右、机体状态差的患者,若未能及时控制,可因高热及呼吸功能障碍导致或加重脑水肿,甚至发生脑疝。要做好呼吸道护理,保持呼吸通畅,定时翻身、叩背,防止误吸引起窒息和呼吸道感染。

预防术后感染的主要措施:严格无菌操作,合理应用抗菌药,加强营养及基础护理。

2)颅内出血:是脑手术后最常见、最严重的并发症,多发生在术后24~48小时内。患者常有意识改变,表现为麻醉苏醒后逐渐嗜睡、反应迟钝甚至昏迷。大脑半球手术后出血常有幕上血肿表现,或出现颞叶钩回疝征象;颅后窝手术后出血具有幕下血肿特点,可有呼吸抑制甚至枕骨大孔疝表现;脑室内术后出血可有高热、抽搐、昏迷及显著的生命体征紊乱。

术后护理要十分谨慎,密切观察,一旦发现患者有颅内出血征象,应立即通知医师,做好再次手术止血的准备。

(十)健康教育

(1)有呕吐者,应及时到医院做检查以明确诊断;颅内压增高的患者要避免剧烈咳嗽、便秘、提重物等,防止颅内压骤然增高而诱发脑疝;防止上呼吸道感染,及时加减衣被,减少到公共场所活动。

(2)饮食宜清淡,不宜摄入过多钠盐,应注意营养丰富,戒烟酒,减少刺激。

(3)对患者及家属进行预防并发症的相关知识教育,要针对神经系统后遗症患者的不同心理状态进行心理护理;鼓励其积极参与各项治疗和功能训练,如肌力训练、步态平衡训练、排尿功能训练等,最大限度地恢复其生活自理能力。

第二节 脑疝的护理

当颅腔内某分腔有占位性病变时,该分腔的压力高于邻近分腔,脑组织由高压区向低压区移位,导致脑组织、血管及颅神经等重要结构受压和移位,有时被挤入硬脑膜的间隙或孔道中,从而产生一系列严重的临床症状和体征,称为脑疝。

颅腔被小脑幕分成幕上腔和幕下腔。幕下腔容纳脑桥、延髓和小脑。幕上腔又被大脑镰分隔成左右两个分腔,容纳左右大脑半球。由于两侧幕上分腔借大脑镰下的镰下孔相通,所以两侧大脑半球活动度较大。中脑在小脑幕切迹裂孔中通过,其外侧面与颞叶的钩回、海马回相邻。动眼神经自中脑腹部的大脑脚内侧发出,越过小脑幕切迹走行在海绵窦的外侧壁直至眶上裂。

颅腔的出口为枕骨大孔,延髓经过此孔与脊髓相连。小脑扁桃体位于延髓下端的背侧,在枕骨大孔之上。

(一)病因

颅内任何部位的占位性病变,发展至一定程度均可导致颅内各分腔压力不均而引起脑疝。常见病因有外伤所致各种颅内血肿、颅内脓肿、颅内肿瘤、颅内寄生虫病及各种肉芽肿性病变等。

(二)分类

根据移位的脑组织及其通过的硬脑膜间隙和孔道,脑疝可分为小脑幕切迹疝、枕骨大孔疝和大脑镰下疝三类。

1. 小脑幕切迹疝

又称颞叶疝,为颞叶的海马回、钩回通过小脑幕切迹被推移至幕下。

2. 枕骨大孔疝

又称小脑扁桃体疝,为小脑扁桃体和延髓经枕骨大孔推挤向椎管内。

3. 大脑镰下疝

又称扣带回疝,为一侧半球的扣带回经镰下孔被挤入对侧分腔。

(三)病理

当发生脑疝时,移位的脑组织在小脑幕切迹或枕骨大孔处挤压脑干,脑干受压移位导致其实质内血管受到牵拉;严重时基底动脉进入脑干的中央支可被拉断,导致脑干内部出血,出血常为斑片状,有时出血可沿神经纤维走行方向达内囊水平。因同侧的大脑脚受到挤压而造成病变对侧偏瘫,同侧动眼神经受到挤压可产生动眼神经麻痹症状。移位的钩回、海马回可将大脑后动脉挤压于小脑幕切迹缘上,可致枕叶皮层缺血坏死。小脑幕切迹裂孔和枕骨大孔被移位的脑组织堵塞,导致脑脊液循环通路受阻,从而进一步加重了颅内压增高,形成恶性循环,使病情迅速恶化。

(四)临床表现

不同类型的脑疝各有其临床特点,临床常见的有小脑幕切迹疝和枕骨大孔疝。在此仅简述该两类脑疝的临床表现。

1. 小脑幕切迹疝

(1)颅内压增高症状:剧烈头痛,进行性加重,伴有躁动不安、频繁的喷射性呕吐。

(2)意识障碍:由于脑干内网状上行激动系统受累,随着脑疝的进展,患者可出现嗜睡、浅昏迷甚至深昏迷。

(3)瞳孔改变:脑疝初期由于患侧动眼神经受刺激导致患侧瞳孔缩小,对光反射迟钝。随病情进展,患侧动眼神经麻痹,患侧瞳孔逐渐散大,直接和间接对光反射均消失,并伴有上眼睑下垂及眼球外斜。如脑疝进行性恶化,则可出现双侧瞳孔散大,对光反射消失。

(4)运动障碍:病变对侧肢体肌力减退或麻痹,病理征阳性。脑疝进展时可致双侧肢体自主活动消失,严重者可出现去大脑强直,这是脑干严重受损的信号。

动眼神经受压导致同侧瞳孔散大;上睑下垂及眼外肌瘫痪椎体束受压导致对侧肢体瘫痪,肌张力增加,腱反射活跃,病理反射阳性。

(5)生命体征紊乱:由于脑干受压,脑干内生命中枢功能紊乱或衰竭,可出现生命体征异常。表现为心率减慢或不规则,血压忽高忽低,呼吸不规则,面色潮红或苍白,大汗淋漓或汗闭,体温可高达 41℃ 或不升,最终因呼吸循环衰竭而死亡。

2. 枕骨大孔疝

由于脑脊液循环通路被阻塞,患者常有进行性颅内压增高的表现。表现为剧烈头痛、频繁呕吐、颈项强直、强迫头位;生命体征紊乱出现较早,意识障碍出现较晚。患者早期可突发呼吸骤停而死亡。

(五)辅助检查

1. X 线检查

颅骨平片检查时注意观察松果体钙化斑有无侧移位、压低或抬高征象。

2. CT 检查

为诊断颅内占位性病变的首选检查,小脑幕切迹疝时可见基底池(鞍上池)、环池、四叠体池变形或消失。下疝时可见中线明显不对称和移位。

3. MRI 检查

脑疝时可见脑池变形或消失情况。

(六)治疗原则

(1)及时发现脑疝是关键。在做出脑疝诊断的同时应按颅内压增高的处理原则,快速静脉输注降颅内压药物缓解病情,争取时间。确诊后尽快手术,去除病因。

(2)若难以确诊或虽确诊而无法去除病因时,可选用侧脑室体外引流术、脑脊液分流术、减压术等姑息性手术,以降低颅内高压和治疗脑疝。

(七)护理评估

参见本章颅内压增高患者的护理评估。

(八)常见护理诊断,问题

1. 组织灌注异常

与颅内压增高、脑疝有关。

2. 潜在并发症

包括呼吸、心搏骤停。

（九）护理措施

1. 脑疝的急救护理

（1）纠正脑组织灌注不足：快速输注 20% 甘露醇、呋塞米等强力脱水剂，迅速降低颅内压，并观察脱水效果。

（2）维持呼吸功能：保持呼吸道通畅，吸氧；对呼吸功能障碍者，行人工辅助呼吸。

（3）密切观察病情变化：尤其要注意呼吸、心跳、意识状态和瞳孔变化。

（4）术前准备：紧急做好术前特殊检查及术前准备。

2. 其他护理措施

参见本章颅内压增高患者的护理。

第三节 头皮损伤的护理

头皮损伤是颅脑损伤中最常见的一种，范围包括轻微擦伤到整个头皮的撕脱伤。

一、头皮血肿

头皮血肿多由钝器损伤所致，在遭受打击或碰撞后，可使血管破裂，形成血肿，而头皮仍可保持完整。

（一）病因与分类

按血肿出现于头皮的层次，血肿可分为下列 3 种。

1. 皮下血肿

常见于一般外伤或碰伤，血肿位于皮肤表层与帽状腱膜之间。

2. 帽状腱膜下血肿

是因头部受到斜向暴力，使头皮发生剧烈滑动而撕裂穿透血管所造成。

3. 骨膜下血肿

多由颅骨骨折或产伤所致。

（二）临床表现

1. 皮下血肿

血肿体积小而局限，张力高，压痛明显；有时因血肿周围组织肿胀隆起，中央反而凹陷，稍软，易被误认为凹陷性颅骨骨折。

2. 帽状腱膜下血肿

因该层组织疏松，出血较易扩散，重者血肿边界可与帽状腱膜附着缘一致，覆盖整个穹窿部，似戴一顶有波动的帽子；小儿及体弱者可导致休克或贫血。

3. 骨膜下血肿

血肿多局限于某一颅骨范围之内，以骨缝为界。

(三)辅助检查

头颅 X 线摄片了解有无合并存在的颅骨骨折。

(四)治疗原则

较小的血肿无需特殊处理,一般在 1～2 周内可自行吸收;较大的血肿需 4～6 周才能吸收。可对局部适当的加压包扎,以防止血肿扩大。一般不采用穿刺抽吸,以防止感染。

(五)护理诊断/问题

1. 疼痛

与头皮血肿有关。

2. 潜在并发症

包括失血性休克。

(六)护理措施

1. 减轻疼痛

损伤早期可冷敷以减少出血和疼痛。

2. 预防并发症

妥善处理伤口血肿可加压包扎止血,嘱患者勿用力揉搓,以免加重出血。注意观察患者意识状态、生命体征和瞳孔的变化,当患者出现血压下降、脉搏增快、面色苍白、肢端湿冷等休克征象时,应考虑有颅骨骨折、脑损伤等合并伤。

二、头皮裂伤

头皮裂是常见的开放性头皮损伤,多由锐器或钝器打击所致。

(一)临床表现

由于头皮血管丰富,出血较多,不易自止,可引起失血性休克。因锐器所致的头皮裂伤较平直,创缘整齐,除少数锐器可进入颅内造成开放性脑损伤外,大多数裂伤仅限于头皮,虽可深达骨膜,但颅骨常完整。因钝器或碰撞造成的头皮裂伤创缘多不规则,常伴颅骨骨折或脑损伤。

(二)辅助检查

头颅 X 线摄片了解有无合并存在的颅骨骨折。

(三)治疗原则

局部压迫止血,争取 24 小时内清创缝合。即使伤后超过 24 小时,只要无明显感染征象,仍可彻底清创一期缝合。头皮裂伤是头皮的开放性损伤,有发生感染的可能,术后常规使用抗生素、注射破伤风抗毒素。

(四)护理诊断/问题

1. 疼痛

与头皮裂伤有关。

2. 潜在并发症

包括失血性休克。

(五)护理措施

1. 伤口护理

协助清创,观察有无渗血、感染等,保持敷料清洁干燥。

2.预防并发症

密切观察患者意识状态、生命体征和瞳孔等的变化,预防或及时处理颅骨骨折、脑损伤等合并伤。

三、头皮撕脱伤

头皮撕脱伤是最严重的头皮损伤,多因发辫受机械力牵拉,使大块头皮自帽状腱膜下层或连同颅骨骨膜一并撕脱所致。

(一)临床表现

伤后失血多,剧烈疼痛及大量出血可导致失血性或疼痛性休克。较少合并颅骨损伤和脑损伤。

(二)辅助检查

头颅 X 线摄片了解有无合并存在的颅骨骨折。

(三)治疗原则

应积极止血、防治休克和彻底清创;局部创面的处理应根据伤后时间、撕脱的范围、撕脱头皮的条件、颅骨是否裸露、创面有无感染征象等情况采用不同的方法处理。

(四)护理诊断/问题

1.疼痛

与头皮撕脱伤有关。

2.潜在并发症

包括失血性休克。

(五)护理措施

1.抗休克护理

密切观察患者意识状态、生命体征等的变化,及时发现休克征象。如发生休克,遵医嘱做好补液、抗休克治疗。

2.伤口和皮瓣护理

观察伤口敷料情况,植皮患者应观察其皮瓣有无坏死和感染。为保证皮瓣存活,应避免植皮区受压,患者常需要日夜端坐,可协助患者将手臂放在过床桌上,头伏于手臂上稍休息。

3.其他护理措施

如止痛、遵医嘱做好抗感染的治疗等。

第四节 颅骨骨折的护理

颅骨骨折是指颅骨受暴力作用所致颅骨结构改变。其临床意义不在于骨折本身,而在于骨折所引起的脑组织或颅内血管、神经的损伤,可合并脑脊液外漏、颅内血肿和颅内感染等。

(一)病因

颅骨骨折是由直接暴力或间接暴力作用于颅骨所致,其致伤因素主要取决于外力和颅骨结构两方面。

（二）分类

颅骨按骨折部位分为颅盖骨折和颅底骨折；按骨折形态分为线性骨折和凹陷性骨折；按骨折是否与外界相通，分为开放性骨折和闭合性骨折。

（三）骨折机制

颅骨具有一定的弹性，也有相当的抗压缩和牵张的能力，故当颅骨受到强大外力打击时，不仅着力点局部可有下陷变形，整个颅腔亦可随之变形。若暴力强度较大、受力面积较小，多以颅骨的局部变形为主。当受力点呈圆锥形内陷时，内板首先受到较大牵张力而折裂。此时，如果外力作用终止，其外板可弹回原位保持其完整，仅造成内板骨折，骨折片可穿破硬脑膜造成局限性脑挫裂伤，较易被忽略，也是后期外伤性头痛和外伤性癫痫的原因。如果外力继续作用，其外板也将随之折裂，形成凹陷性骨折或粉碎性骨折。当外力引起颅骨整体变形严重、受力的面积又较大时，可不发生凹陷性骨折，但在较为薄弱的颞骨鳞部或颅底引发线性骨折，局部骨折线常沿暴力作用的方向和颅骨脆弱部分延伸。

（四）临床表现

1. 颅盖骨折

（1）线性骨折：发生率最高，局部压痛、肿胀，常伴发局部骨膜下血肿和硬膜外血肿。

（2）凹陷性骨折：好发于颞骨和顶骨，多呈全层凹陷，局部可扪及局限性下陷区，少数仅为内板凹陷。成人凹陷性骨折多为粉碎性骨折，婴幼儿可呈"乒乓球"凹陷样骨折。若骨折片压迫脑重要部位，还可出现偏瘫、失语、癫痫等神经系统定位体征。

2. 颅底骨折

常为线性骨折，因颅底部的硬脑膜与颅骨贴附紧密，故颅底骨折时易撕裂硬脑膜，发生脑积液外漏而成为开放性骨折。根据骨折的部位不同可分为颅前窝骨折、颅中窝骨折和颅后窝骨折，其临床表现各异。

（五）辅助检查

1. 头颅 X 线摄片

颅盖骨折主要靠头颅 X 线摄片确诊。凹陷性骨折的切线位 X 线片可显示骨折片陷入颅内的深度。

2. CT 扫描

有助于了解骨折情况和有无合并脑损伤。

（六）治疗原则

1. 颅盖骨折

（1）单纯线性骨折：本身无需特殊处理，关键在于处理因骨折引起的脑损伤或颅内出血，尤其是硬脑膜外血肿。

（2）凹陷性骨折：凹陷不深、范围小者一般无需处理。出现下列情况需手术治疗：①合并脑损伤或大面积的骨折片陷入颅腔，导致颅内压增高，CT 示中线结构移位，有脑疝可能者。②因骨折片压迫脑重要部位引起神经功能障碍者。③在非功能区部位的小面积凹陷性骨折，无颅内压增高，深度超过 1 cm 者可考虑择期手术。④开放性粉碎性凹陷骨折。

2. 颅底骨折

应着重观察有无脑损伤,处理脑脊液外漏、脑神经损伤等并发症。

(1)合并脑脊液外漏,属开放性损伤,应使用 TAT 及抗菌药预防感染;绝大多数漏口会在伤后 1～2 周内自行愈合。如超过 1 个月仍未停止漏液,可行手术修补硬脑膜,以封闭瘘口。

(2)对伤后视力减退、疑为碎骨片挫伤或血肿压迫视神经者,应争取在 12 小时内行视神经探查减压术。

(七)护理评估

参见本章脑损伤的术前、术后护理评估。

(八)常见护理诊断/问题

1. 有感染的危险

与脑脊液外漏有关。

2. 潜在并发症

包括颅内出血、颅内压增高、脑疝、颅内低压综合征、压疮、外伤性癫痫等。

(九)护理措施

(1)对于开放性颅骨骨折、严重颅盖凹陷性骨折或脑脊液外漏逾期不愈者,应立即做好术前准备。术前护理常规见围手术期患者术前护理。

(2)做好脑脊液外漏的护理,预防颅内感染。

1)明确有无脑脊液外漏:需鉴别脑脊液与血液、脑脊液与鼻腔分泌物。将血性液滴于白色滤纸上,若血迹外周有月晕样淡红色浸渍圈则为脑脊液外漏;或行红细胞计数并与周围血液红细胞比较,以明确诊断。可根据脑脊液中含糖而鼻腔分泌物中不含糖的原理,用尿糖试纸测定或葡萄糖定量检测以鉴别是否存在脑脊液外漏。有时颅底骨折虽伤及颞骨岩部,且骨膜及脑膜均已破裂但鼓膜尚完整时,脑脊液可经耳咽管流至咽部进而被患者咽下,所以应观察并询问患者是否经常有腥味液体流至咽部。

2)取头高位:脑脊液外漏患者应取半坐卧位,头偏向患侧,维持特定体位至停止漏液后 3～5 日。其目的是借重力作用使脑组织移至颅底硬脑膜裂缝处,促使局部粘连而封闭漏口。

3)保持鼻耳道清洁:每日 2 次清洁、消毒鼻前庭、外耳道,注意棉球不可过湿,以免液体逆流入颅。告知患者勿挖耳、抠鼻,不可堵塞鼻腔。

4)避免颅内压骤升:嘱患者勿用力咳嗽、打喷嚏、擤鼻涕或用力排便等,以免颅内压骤然升高,导致气颅或脑脊液逆流。

5)严禁对脑脊液鼻漏者从鼻腔进行护理操作:对脑脊液鼻漏者严禁从鼻腔吸痰或放置胃管,禁止做耳、鼻滴药、冲洗和填塞,禁止做腰穿。

6)准确估计脑脊液外漏量:在患者鼻前庭或外耳道口松松地放置干棉球,随湿随换,记录 24 小时浸湿的棉球数,以估计脑脊液外漏量。

7)密切观察有无颅内感染迹象:如头痛、发热等,遵医嘱给予抗生素和破伤风抗毒素或破伤风类毒素。

3. 预防并发症

(1)颅骨骨折可合并脑组织和血管损伤,引发癫痫、颅内出血、继发性脑水肿、颅内压增高等。脑脊液外漏可推迟颅内压增高症状的出现,而一旦出现,救治更为困难。因此,应密切观察意识、生命体征、瞳孔及肢体活动等情况,以及时发现颅内压增高及脑疝的早期迹象。

(2)颅内低压综合征。若脑脊液外漏多,可使颅内压过低而导致颅内血管扩张,出现剧烈头痛、眩晕、呕吐、厌食、反应迟钝、脉搏细弱、血压偏低等症状。应观察脑脊液的漏出量,出现颅压过低时可补充大量水分以缓解症状。

(3)外伤性癫痫。任何部位脑损伤都可发生癫痫,可用苯妥英钠预防发作,发作时使用地西泮控制抽搐。

(十)健康教育

(1)颅骨缺损患者应做好自我保护,防止因重物或尖锐物品碰撞患处而发生意外,尽可能取健侧卧位,防止膨出的脑组织受压。告知患者可在头皮伤口愈合3～6个月视情况做颅骨修补术。

(2)告知颅骨骨折患者,骨折达到骨性愈合需要一定时间。线性骨折,一般成人需2～5年,小儿需1年。

第五节 脑损伤的护理

一、概述

脑损伤是指脑膜、脑组织、脑血管以及脑神经在外力的作用下所发生的损伤。

(一)病因与分类

1. 根据脑损伤病理改变的先后分

可分为原发性脑损伤和继发性脑损伤。

(1)原发性脑损伤:原发性脑损伤是指暴力作用于头部时立即发生的脑损伤,症状和体征相对稳定,包括脑震荡、脑挫裂伤和原发性脑干损伤等。

(2)继发性脑损伤:继发性脑损伤是指受伤一定时间后出现的脑受损病变,症状和体征进行性加重,主要包括脑水肿和颅内血肿。

2. 根据损伤后脑组织与外界是否相通分

可分为开放性脑损伤和闭合性脑损伤。前者多由锐器或火器直接造成,伴有头皮裂伤、颅骨骨折和硬脑膜破裂,有脑脊液外漏。后者由头部接触较钝性物体或间接暴力所致,不伴有头皮或颅骨损伤,或存在头皮、颅骨损伤,但脑膜完整,无脑脊液外漏。

(二)损伤机制

引起脑损伤的机制较为复杂,可简化概括为由两种作用力所造成。一是接触力,当物体与头部直接接触时,由于冲力、凹陷骨折或颅骨的急速内凹和弹回,而导致颅脑的局部损伤。二是惯性力,来源于受伤瞬间头部产生的减速或加速运动,使脑在颅内急速移位、与颅壁相撞、与颅底摩擦以及受大脑镰和小脑幕牵扯,导致多处或弥散性脑损伤。

受伤时头部如为固定不动状态,则仅受接触力影响;运动中的头部突然受阻于固定物体,除有接触力的作用外,还有因减速引起的惯性力的作用。大而钝的物体向静止的头部撞击时,除产生接触力外,可同时引起头部的加速运动而产生惯性力;小而锐的物体击中头部时,其接触力足以造成颅骨骨折和脑损伤,但因其能量消耗殆尽,已不足以引起头部的加速运动。

单由接触力造成的脑损伤,其范围多为固定和局限,可无早期昏迷表现;而由惯性力引起的脑损伤则甚为分散和广泛,常有早期昏迷表现。通常将受力侧的脑损伤称为冲击伤,而对侧者称为对冲伤。如跌倒时枕部着地引起的额极、颞极及其底面的脑损伤,属对冲伤。事实上,由于颅前窝与颅中窝的凹凸不平,各种不同部位和方式的头部外伤,都易在额极、颞极及其底面发生惯性力的脑损伤。

二、脑震荡

脑震荡是最常见的轻度原发性脑损伤,是头部受到撞击后,立即发生的一过性脑功能障碍,无肉眼可见的神经病理改变。

(一)临床表现

患者在受伤后立即出现短暂的意识障碍,可为神志不清或完全昏迷,持续数秒或数分钟,一般不超过 30 分钟,同时可出现皮肤苍白、出汗、血压下降、心动徐缓、呼吸微弱、肌张力降低、各种生理反应迟钝或消失等表现。清醒后大多不能回忆起受伤前及当时的情况,称为逆行性遗忘。常伴有头痛、头晕、恶心、呕吐等症状,短期内可自行好转。神经系统检查无阳性体征。

(二)辅助检查

1.CT 检查

颅内无异常发现。

2.脑脊液检查

无红细胞。

(三)治疗原则

一般卧床休息 1～2 周,即可完全恢复。适当给予镇痛、镇静对症处理,禁用吗啡、哌替啶。

三、脑挫裂伤

脑挫裂伤是常见的原发性脑损伤,包括脑挫伤和脑裂伤。前者指脑组织遭受破坏较轻,软脑膜尚完整;后者是指软脑膜、血管和脑组织同时有破裂,伴有外伤性蛛网膜下隙出血。由于两者同时存在,故合称为脑挫裂伤。

(一)病理生理

脑挫裂伤是指主要发生于大脑皮层的损伤,可单发,也可多发,好发于额极、颞极和基底。挫伤时软脑膜下有散在的点状或片状的出血灶。显微镜下,伤灶中央为缺血,四周是碎烂或坏死的皮层组织及星芒状出血。脑挫裂伤的继发性改变对脑水肿和血肿的形成具有重要的临床意义。前者通常属于血管源性水肿,可在伤后早期发生,通常 3～7 日内发展到高峰,在此期间易发生颅内压增高,甚至脑疝。伤情较轻者,脑水肿可逐渐消退,病灶区日后可形成瘢痕、囊肿或与硬脑膜粘连,有发生外伤性癫痫的可能。若蛛网膜与软脑膜粘连,影响脑脊液吸收,有形成外伤性脑积水的可能。广泛的脑挫裂伤可在数周以后形成外伤性脑萎缩。

(二)临床表现

1.意识障碍

意识障碍是脑挫裂伤最突出的临床表现,受伤当时立即出现。其程度和持续时间与脑挫裂伤的程度、范围直接相关,绝大多数患者超过半小时,重症者可长期持续昏迷。少数范围局限的脑挫裂伤,如果不存在惯性力所致的弥散性脑损伤,可不出现早期的意识障碍。

2. 局灶症状和体征

受伤当时立即出现与伤灶相应的神经功能障碍或体征,如运动区损伤出现锥体束征、肢体抽搐或偏瘫,语言中枢损伤出现失语等。若发生于额、颞叶前端等"哑区"的损伤,则无局灶症状与体征。

3. 头痛与恶心、呕吐

与颅内压增高、植物神经功能紊乱或外伤性蛛网膜下隙出血有关。后者还伴有剧烈头痛、频繁呕吐、颈项强直和克尼格征阳性等脑膜刺激征,脑脊液检查有红细胞。

4. 颅内压增高和脑疝

此为继发脑水肿或颅内血肿所致,可使早期的意识障碍或瘫痪程度加重,或意识障碍好转后又加重,同时伴有血压升高、心率减慢、瞳孔不等大及锥体束征等表现。

5. 脑干损伤

意识障碍是脑挫裂伤中最严重的特殊类型,常与弥散性脑损伤并存。受伤当时立即昏迷,昏迷程度较深,持续时间较长。昏迷原因与脑干网状结构受损、上行激活系统功能障碍有关。伤后早期常出现严重的生命体征紊乱,表现为呼吸节律紊乱、心率及血压波动明显,双侧瞳孔时大时小,对光反应无常,眼球位置歪斜或凝视,出现病理反射、肌张力增高、中枢性瘫痪等锥体束征及去大脑强直等,经常出现高热、消化道出血。

(三)辅助检查

1.CT 检查

是首选项目。可了解脑挫裂伤的具体部位、范围以及周围脑水肿的程度;还可了解脑室受压和中线结构移位等情况。

2.MRI 检查

有助于明确诊断。

(四)治疗原则

1. 非手术治疗

轻度脑挫裂伤患者以非手术治疗为主,主要是减轻脑损伤后的生理反应,预防和处理并发症。常采取保持呼吸道通畅;加强营养支持;防治脑水肿(是治疗脑挫裂伤的重要环节);促进脑功能恢复;应用抗生素预防感染和对症治疗等手段。

2. 手术治疗

重度脑挫裂伤患者经上述治疗无效,并继发颅内血肿或脑疝者需做脑减压术或局部病灶清除术等。

四、颅内血肿

颅内血肿是颅脑损伤中最多见、最危险,但同时又是可逆的继发性改变。其严重程度在于可引起颅内压增高而导致脑疝;早期发现和及时处理可在很大程度上改善预后。

(一)病因与分类

1. 按血肿引起颅内压增高或早期脑疝症状所需的时间分

可分为急性型、亚急性型和慢性型。急性型:3 日内出现症状。亚急性型:3 日至 3 周出现症状。慢性型:3周以上出现症状。

2. 按血肿的来源和部位分

可分为以下3类。

(1)硬脑膜外血肿:出血积聚于颅骨与硬脑膜之间,与颅骨损伤有着密切关系。由于颅盖部的硬脑膜与颅骨附着较松,易于分离,而颅底部硬脑膜与颅骨附着较紧,所以硬脑膜外血肿一般多见于穹窿部线性骨折时,颞部多发。可因骨折或颅骨的短暂变形撕破位于骨管沟内的硬脑膜动脉或静脉窦而引起出血,或骨折的板障出血。血液积聚使在硬脑膜与颅骨分离过程中也可撕破一些小血管,使血肿更加严重。其多数属于急性型。

(2)硬脑膜下血肿:出血积聚于硬脑膜下腔,是最常见的颅内血肿,常呈多发性或与其他血肿合并发生。急性硬脑膜下血肿多见于额极、颞极及其底面,由对冲性脑挫裂伤所致;出血多来自挫裂的脑实质损伤。慢性硬脑膜下血肿,其出血来源和发病机制尚不完全清楚;好发于老年人,多数有轻微的头部外伤史,可伴有脑萎缩、血管性或出血性疾病。

(3)脑内血肿:出血积聚在脑实质内。浅部血肿出血均来自脑挫裂伤灶,多伴有颅骨骨折或严重的脑挫裂伤,其部位多数与脑挫裂伤的好发部位一致,少数与凹陷性骨折的部位相应;常与硬脑膜下或硬脑膜外血肿并存。深部血肿多见于老年人,血肿位于脑白质深处,脑的表面可无明显的挫伤。

(二)临床表现

1. 硬脑膜外血肿

其症状受血肿的部位及扩展速度的影响。

(1)意识障碍:既可由原发性脑损伤直接导致,也可由血肿导致颅内压增高、脑疝引起,后者常在损伤后数小时至1~2日内发生。典型的意识障碍表现是在原发性意识障碍之后,经过中间清醒期,再度意识障碍,并渐次加重(即原发昏迷—清醒—继发性昏迷)。如果原发性脑损伤较重或血肿形成较迅速,也可能不出现中间清醒期。少数患者可无原发性昏迷,只在血肿形成后才出现昏迷。

(2)颅内压增高与脑疝表现:一般成人幕上血肿大于20mL以上、幕下血肿大于10mL就可以引发颅内压增高症状或脑疝,表现为头痛、恶心、呕吐剧烈和视神经盘水肿。幕上血肿患者大多先经历小脑幕切迹疝,然后合并枕骨大孔疝。因此,严重的呼吸循环障碍常发生在意识障碍和瞳孔改变之后。幕下血肿患者可直接发生枕骨大孔疝,较早发生呼吸骤停。

2. 硬脑膜下血肿

(1)急性与亚急性硬脑膜下血肿:若脑挫裂伤严重或血肿形成速度较快,其脑挫裂伤的昏迷与血肿所致脑疝的昏迷重叠,表现为意识障碍进行性加重,无中间清醒期或意识好转期表现。颅内压增高与脑疝的其他征象常在1~3日内进行性加重。若脑挫裂伤相对较轻或血肿形成较慢,则可有意识好转期出现。

(2)慢性硬脑膜下血肿:因致伤力小,出血缓慢,血肿增大缓慢,患者可出现慢性颅内压增高表现,如头痛、恶心、呕吐和视神经盘水肿等。血肿压迫可导致局灶症状和体征,如偏瘫、失语和局限性癫痫等。慢性压迫可使脑萎缩、脑供血不全症状显著,如智力障碍、精神失常和记忆力减退等。

3．脑内血肿

以进行性意识障碍加重为主，与急性硬脑膜下血肿相似。如果血肿累及重要脑功能区，可有偏瘫、失语、癫痫等症状出现。

(三)辅助检查

CT检查具有决定性诊断意义。硬脑膜外血肿可见颅骨内板与脑表面之间有双凸镜形或弓形密度增高影，常伴有颅骨骨折和颅内积气。急性硬脑膜下血肿可见颅骨内板与脑组织表面之间出现高密度、等密度或混杂密度的新月形或半月形影像。慢性硬脑膜下血肿可见颅骨内板下低密度的新月形、半月形或双凸镜形影像。脑内血肿可见脑挫裂伤灶附近或脑深部白质内有圆形或不规则高密度血肿影像，同时可见血肿周围的低密度水肿区。

(四)治疗原则

一经确诊，应立即手术清除血肿。术后治疗基本同脑挫裂伤的治疗。

五、开放性脑损伤

各种致伤物所造成的头皮、颅骨、硬脑膜和脑组织与外界相通的创伤统称为开放性脑损伤。与闭合性脑损伤相比，除损伤原因与机制不同外，其临床表现、诊断和处理原则也有其特点。

(一)病因与分类

1．非火器性开放性脑损伤

致伤物可分为两类。一类是锐器，如刀、斧、钉等。锐器前端尖锐锋利，容易切开或穿透头皮、颅骨和脑膜，进入脑组织，但创缘较整齐，损伤主要限于局部，对周围组织影响小。另一类为钝器，其致伤机制可因致伤物的不同而不同，如铁棍、树枝等引起的损伤可类似于锐器伤；而石块等击中头部造成的开放伤，其损伤机制可类似于闭合性脑损伤中的加速伤。

2．火器性开放性脑损伤

可分为三类。一类是头皮软组织伤，患者头皮损伤，但颅骨尚完整。第二类为非穿透伤，患者可有头皮损伤和颅骨骨折，硬脑膜尚完整。第三类为穿透伤，根据损伤发生的形式又可分为三种：①盲管伤：致伤物由颅骨或颜面部射入，停留于颅腔内。②贯通伤：致伤物贯通颅腔，有入口和出口。③切线伤：致伤物与颅骨和脑呈切线性擦过，脑内无致伤物。

(二)临床表现

1．意识障碍

钝器所致的开放性脑损伤及高速致伤物容易引起弥漫性脑损伤，伤后意识障碍的发生率较高。如果患者伤后出现进行性意识障碍，要考虑颅内血肿的可能。锐器伤及低速致伤物造成的脑损伤常较局限，伤后多无或较少发生意识障碍。

2．瞳孔及生命体征的变化

伤后若发生脑疝，患者可出现瞳孔的改变。火器伤或者锐器伤如直接伤及脑干、丘脑下部等重要结构，或者钝器引起广泛性脑损伤时，患者可出现明显的生命体征改变。如伤后出现呼吸深慢，脉缓有力，血压升高，是颅内压增高的表现，提示患者有颅内血肿或严重脑水肿。此外，头部有开放性伤口大量失血者，可出现休克征象。

3. 脑局灶症状

因开放性脑损伤的局部损伤比较严重,可引起脑局灶症状,如瘫痪、感觉障碍、失语、偏盲等。

4. 脑脊液、脑组织外溢

有些开放性脑损伤患者的伤口处可见脑脊液和(或)脑组织外溢。

(三)辅助检查

1. X线检查

一般摄颅骨正位和侧位片,必要时摄切线位片,可以了解有无颅骨骨折及颅骨骨折的类型和范围,颅内是否有骨碎片。如有致伤物嵌与颅腔内,可根据其进入的深度和位置,推测其可能损伤的结构,作为手术的参考。

2. CT检查

可确定脑损伤的部位和范围以及是否继发颅内血肿、脑水肿等,并可对存留的骨折片或异物做出精确的定位。

(四)治疗原则

1. 急救

危重患者在现场、转运途中或急诊入院时,应实施紧急救治:①包扎伤口,妥善处理插入颅腔的致伤物或膨出的脑组织。②确保呼吸道通畅。③控制出血,补充血容量,防治休克。

2. 早期清创

早期彻底清创,力争在伤后6~8小时进行,在无明显污染并应用抗生素的前提下,早期清创的时限可延长到72小时。清创结束后,应严密修复硬脑膜和缝合伤口。

3. 预防感染

术后应用抗生素及破伤风抗毒素预防感染。

(五)护理评估

1. 术前评估

(1)健康史

1)一般情况:患者的年龄、性别和职业。

2)受伤史:患者头部受伤经过,如暴力大小、形状、方向、性质、速度及作用部位。患者有无意识障碍,其程度和持续时间,有无中间清醒期;伤后有无出现头晕、头痛、呕吐等颅内压增高症状;有无外耳道出血、脑脊液外漏的症状以及现场急救经过。

3)既往史:患者有无心脏病或脑血管病史。

(2)身体状况

1)局部状况:患者头部有无血肿、破损、出血;血肿范围、破损面积、出血量等。

2)全身状况:生命体征是否平稳,意识、瞳孔及神经系统体征的动态变化;患者是否有颅内压进一步增高症状,有无脑疝危象的可能;神经系统功能有无障碍、障碍程度,有无躁动、癫痫发生,各种反应和深浅反射是否存在或消失。

3)辅助检查:了解X线、CT、MRI等检查结果,以判断颅脑损伤程度以及类型。

(3)心理和社会支持状况:了解患者和家属对遭受突如其来伤害的心理承受能力,以及对颅脑损伤相关知识的了解程度。

2. 术后评估

(1)手术情况：了解麻醉方式、手术类型和效果，术中出血、补液情况，是否输血和输血量，以及术后诊断。

(2)康复状况：评估患者生命体征、意识、瞳孔、神经系统症状的变化及表现。观察伤口有无出血、感染等并发症；了解引流管放置的位置及引流情况。判断颅内压变化情况，有无并发症发生。

(3)心理和社会支持状况：了解患者对开颅手术的认知程度，患者及家属对术后相关康复知识的掌握情况。

(六)常见护理诊断/问题

1. 意识障碍

与脑损伤、颅内血肿、颅内压增高有关。

2. 清理呼吸道无效

与脑损伤后意识障碍有关。

3. 营养失调(低于机体需要量)

与脑损伤后高代谢、呕吐、高热等有关。

4. 脑组织灌注异常

与颅内血肿、颅内压增高有关。

5. 焦虑/恐惧

与缺乏对脑损伤知识的了解，担心预后有关。

6. 低效性呼吸形态

与患者全麻后、昏迷有关。

7. 有废用综合征的危险

与脑损伤后意识和肢体功能障碍及长期卧床有关。

8. 自理缺陷

与手术创伤大，术后早期昏迷、中期及后期身体虚弱，无法进行日常生活自理有关。

9. 潜在并发症

包括感染、压疮、泌尿系统感染、暴露性角膜炎、术后血肿复发、消化道出血等。

(七)护理措施

1. 现场急救

(1)保持呼吸道通畅。置患者于侧卧或侧俯卧位，以利于口腔内分泌物的排出。给予氧气吸入。脑损伤患者常有不同程度的意识障碍，丧失正常的咳嗽反射和吞咽功能，呼吸道分泌物不能顺利排出，可引起血液、脑脊液及呕吐物等误吸。应及时清除口腔及咽喉处的血块及呕吐物，呕吐时将头转向一侧。深昏迷患者应抬起下颌或放置口咽通气道，避免舌根后坠阻碍呼吸；短时间内不能清醒者，必要时行气管插管或气管切开；呼吸减弱、潮气量不足者，应及早使用呼吸机。

(2)外露的脑组织周围可用纱布卷保护，以防受压，外加干纱布适当包扎。对插入颅腔的致伤物妥善固定包扎,不可贸然撼动或拔出,以免引起突然的颅内大出血。若伤情允许,可将头部抬高以减少出血。全身抗感染及破伤风预防注射应尽早进行。

(3)防治休克。当患者出现血压下降、脉搏增快、面色苍白、肢端湿冷等休克征象时,应立即使患者平卧,注意保暖,给氧,开放静脉通路,补充血容量;禁用吗啡止痛;协助医师查找原因;出血较多者常引起休克,应尽快做好术前准备,送患者人手术室清创。

(4)做好护理记录,包括记录受伤经过,检查发现的阳性体征、急救措施、过程及急救效果。

2.一般护理

(1)合理体位:意识清醒者取斜坡卧位,抬高床头 15°～30°。昏迷患者或吞咽功能障碍者宜取侧卧位或侧俯卧位,防止呕吐物、分泌物误吸。当患者处于休克状态或伴有脊髓损伤时,应采取仰卧位。

(2)营养支持:能进食的患者,给予高热量、高蛋白质、高维生素、易消化的软食。昏迷患者需禁食,应遵医嘱早期采用全胃肠外营养,必要时给予全血、血浆和清蛋白。定期评估患者的营养状况,以便及时调整营养素的供给量和配方。

(3)维持良好的脑灌注状态:保持病室的安静,减少对患者的各种刺激。保持呼吸道通畅,避免头颈部的扭曲,确保氧疗效果,减轻脑水肿。确保脱水药物的正确使用,观察脱水效果以及有无水、电解质的失衡,准确记录出入水量。

3.密切观察病情

在损伤后的 3 日左右,护理的重点是密切观察患者的意识、瞳孔、生命体征、神经系统体征等情况,及时发现继发性病变。动态的病情观察是鉴别原发性与继发性脑损伤的主要手段。

(1)意识:在众多观察项目中,意识观察最为重要。意识障碍是脑损伤患者最常见的变化之一,意识障碍的程度可协助辨别脑损伤的轻重;意识障碍出现的迟早和有无继续加重,可作为区别原发性和继发性脑损伤的重要依据。如由昏迷转入躁动,出现抓伤口、拔尿管等动作,能遵医嘱举手睁眼、伸舌等,提示病情好转;而由躁动转为安静、昏睡、对周围反应迟钝、强刺激才能唤醒,则提示病情恶化。

(2)生命体征:患者伤后可出现持续的生命体征紊乱现象。为避免患者躁动影响监测的准确性,测定顺序为先呼吸,次脉搏,再血压,最后意识和体温。伤后早期,因组织创伤反应,可出现中等程度发热;如损伤累及间脑或脑干,可导致体温调节紊乱,出现体温不升或中枢性高热;伤后即发生高热、昏迷,多为视丘下部或脑干损伤;伤后数日体温逐渐升高,常提示有感染性并发症。注意呼吸节律和深度、脉搏快慢和强弱以及血压和脉压变化。若伤后血压上升、脉搏缓慢有力、呼吸深慢,提示颅内压升高,要警惕颅内血肿或脑疝的发生;枕骨大孔疝的患者可突然发生呼吸停止;闭合性脑损伤呈现休克征象时,应检查有无内脏出血,如迟发性脾破裂、应激性溃疡出血等。

(3)神经系统体征有定位意义。

1)瞳孔变化:瞳孔变化可提示脑损伤的情况,可因动眼神经、视神经和脑干损伤引起。注意观察两侧睑裂大小是否相等,有无上睑下垂,注意对比两侧瞳孔的形状、大小及对光反应。伤后立即出现一侧瞳孔散大,是原发性动眼神经损伤所致;伤后一侧瞳孔进行性散大,对侧肢体偏瘫、意识障碍,提示脑受压或脑疝;双侧瞳孔散大,对光反应消失,眼球固定伴深昏迷或大脑强直,多为原发性脑干损伤或临终表现;双侧瞳孔时大时小,变化不定,对光反射消失伴眼球分离或移位多为中脑损伤;眼球不能外展且有复视者多为展神经受损;双眼同向凝视提示额中回后份损伤。眼球震颤常见于小脑或脑干损伤。观察瞳孔时应注意:某些药物、剧痛、惊恐等也会影响瞳孔变化,如吗啡、氯丙嗪可使瞳孔缩小,阿托品、麻黄碱可使瞳孔散大。

2)锥体束征:应对比观察双侧肢体的肌力、肌张力、感觉和病理反射。若伤后立即出现的一侧上下肢运动障碍且相对稳定,多因对侧大脑皮质运动区损伤所致;伤后一段时间才出现一侧肢体运动障碍且进行性加重,多是小脑幕切迹疝压迫中脑的大脑脚,损害其中的锥体束所致。

4. 缓解患者焦虑情绪

向患者讲解疾病的相关知识,缓解其紧张情绪及恐惧心理。对少数脑震荡症状迁延者,要加强心理护理,帮助其正确认识疾病,以配合治疗和护理。

5. 预防和护理并发症

(1)压疮:应保持皮肤清洁干燥,定时翻身,尤其注意骶尾部、足跟、耳郭等骨隆凸出部位,不可忽视敷料覆盖部位。消瘦患者伤后初期、高热需每小时翻身 1 次,长期昏迷及一般情况较好者可每 3～4 小时翻身 1 次。

(2)消化道出血:可因创伤应激或大量使用皮质激素引起应激性溃疡所致。如患者出现呕血、黑便应立即报告医师,并遵医嘱输液、输血,停用糖皮质激素,可使用止血药和胃黏膜保护剂。

6. 术后护理

(1)保持呼吸道通畅:术后将患者头部抬高 30°,头偏向一侧,给予低流量、低浓度持续吸氧,同时监测血氧饱和度和血气分析。

(2)加强气管插管和气管切开患者的护理:保持病室适宜的温度和湿度,气管插管内应持续湿化,拔管后应予雾化吸入,必要时加强吸痰。

(3)术后的引流护理:颅脑手术后常有脑室引流和硬脑膜下引流。护理时注意无菌、妥善固定、防止脱落和折叠,保持引流通畅,观察引流液性状和量。

颅骨钻孔术、血肿冲洗引流术的护理:术后患者采取头低足高位向患侧卧,以便充分引流。引流袋应低于创腔 30 cm。术后不宜用强力脱水剂,也不过分限制水分摄入,以免颅内压过低影响脑膨出。通常术后 3 日行 CT 检查,证实血肿消失后方可拔管。

(4)自理缺陷的护理:术后评估患者每日活动及自理缺陷的范围,根据患者的具体情况提供相应的护理,如做好皮肤、口腔护理,协助进食,如厕或床上排便,洗漱,沐浴等,同时指导患者家属协助其逐渐学会部分或全部自理。

(5)废用综合征的护理:脑损伤患者因意识不清或肢体功能障碍,可发生关节肌腱挛缩和肌萎缩。所以应保持患者肢体于功能位,防止足下垂。每日做四肢关节被动活动及肌肉按摩 2～3 次,以促进肢体血液循环,增加肌张力,防止肢体挛缩和畸形,帮助恢复功能。

(6)并发症的预防和护理

1)术后癫痫发作:多发生在术后 2～4 日脑水肿高峰期,是因术后脑组织缺氧及皮层运动区受激惹所致。当脑水肿消退、脑循环改善后,癫痫常可自愈。对拟做皮层运动区及其附近区域手术的患者,术前常规给予抗癫痫药物予以预防。癫痫发作时,按医嘱定时定量给予抗癫痫药物控制;嘱患者卧床休息,保证睡眠,避免情绪激动;吸氧;注意保护患者,避免意外受伤;观察发作时表现,并详细记录。

2)泌尿系统感染:长期留置导尿管是发生泌尿系统感染的主要原因,必须导尿时,要严格执行无菌技术操作;留置尿管过程中应加强会阴部护理;夹闭导尿管并定时放尿,以训练膀胱贮尿功能。尿管留置时间不宜超过5日,若需长期导尿者,可考虑行耻骨上膀胱造瘘术,以减少泌尿系统感染。

3)暴露性角膜炎:眼睑闭合不全的患者,给予眼药膏保护。暴露性角膜炎无需随时观察瞳孔,可用纱布遮盖眼睑,甚至行眼睑缝合术。

4)术后血肿复发:血肿清除术后,应密切观察病情变化,如再次出现颅内压增高的症状应警惕血肿复发,需及时报告医师,并协助处理。

(八)健康教育

1. 心理指导

鼓励轻型脑损伤患者尽早生活自理。对恢复过程中出现的头痛、耳鸣、记忆力减退的患者应给予适当解释和安慰,使其树立信心。

2. 饮食指导

应注意营养全面,要少食多餐,选择合适的饮食种类。

3. 疾病指导

(1)外伤性癫痫患者应按时服用抗癫痫药物,在医师指导下逐渐减量,直至停药;不宜做攀高、游泳等危险活动,以防意外。

(2)脑损伤遗留下的语言、运动或智力障碍,应指导患者进行适当的活动,提高患者自信心,功能的恢复一般从伤后1～7周病情稳定后开始,同时制订康复计划,进行语言、记忆力等方面的训练,以改善生活自理能力及社会适应能力。

(3)对重度残废患者的后遗症应采取适当的治疗,患者及家属大多对脑损伤的恢复存在忧虑,担心是否适应今后工作,生活是否会受到影响。对此,应鼓励患者树立正确的人生观,指导其部分生活自理,如穿衣、进食;并指导家属生活护理方法及注意事项。

第六节　脑血管疾病的护理

一、颅内动脉瘤

颅内动脉瘤是颅内动脉壁的囊性膨出,是造成蛛网膜下隙出血的首要病因。颅内动脉瘤破裂出血在脑血管意外中位居第三,仅次于脑血栓和高血压性脑出血。本病好发于40～60岁的中老年人,青少年少见。

(一)病因

颅内动脉瘤发病原因尚不十分清楚,有先天性缺陷和后天性蜕变之说:前者认为是颅内Willis环的动脉分叉处的动脉壁先天性平滑肌层缺乏;后者认为是颅内动脉粥样硬化和高血压,使动脉内弹力板破坏,渐渐膨出形成囊性动脉瘤。

(二)分类

依动脉瘤位置将其分为颈内动脉系统动脉瘤,约占颅内动脉瘤的 90％;椎-基底动脉系统动脉瘤,约占颅内动脉瘤的 10％。

(三)临床表现

1. 动脉瘤破裂出血症状

中、小型动脉瘤未破裂出血可无任何临床症状。动脉瘤破裂出血多突然发生,部分患者出血前有劳累、情绪激动、用力排便、咳嗽等诱因;部分患者则无明显诱因或在睡眠中发生。动脉瘤一旦破裂出血,临床表现为严重的蛛网膜下隙出血,发病急剧,患者头痛剧烈,形容如“头要炸开”;频繁呕吐,大汗淋漓,体温可升高;颈项强直,克尼格征阳性;也可出现意识障碍,甚至昏迷。约 1/3 的患者动脉瘤破裂后会因未及时诊治而死亡。蛛网膜下隙内出血可诱发脑血管痉挛,发病率为 21％～62％,多发生在出血后 3～5 日内。局部脑血管痉挛仅发生在动脉瘤附近,患者症状不明显,只在脑血管造影上显示;广泛的脑血管痉挛可导致脑梗死的发生,患者意识障碍、偏瘫,甚至死亡。

2. 局灶症状

取决于动脉瘤的部位、毗邻解剖结构以及动脉瘤的大小。如颈内动脉-后交通支动脉瘤可出现患侧的动眼神经麻痹,表现为病侧眼睑下垂,瞳孔散大,不能内收和上、下视,直接、间接对光反应消失。有时局灶症状出现在蛛网膜下隙出血之前,被视为动脉瘤出血的前兆症状,如轻微偏头痛、眼眶痛,随之出现动眼神经麻痹,此时应警惕蛛网膜下隙出血。大脑中动脉的动脉瘤出血若形成血肿,或其他部位动脉瘤出血后脑血管痉挛、脑梗死,患者可出现偏瘫、运动性或感觉性失语。巨大动脉瘤会影响到视路,患者可出现视力、视野障碍。

颅内动脉瘤出血后,其病情轻重不一。为便于判断病情,选择造影和手术时机评价疗效,国际常采用 Hunt 五级分类法:

一级:无症状,或有轻微头痛和颈强直。

二级:头痛较重,颈强直,除动眼神经等脑神经麻痹外,无其他神经症状。

三级:轻度意识障碍,躁动不安和轻度脑症状。

四级:半昏迷,偏瘫,早期去脑强直和自主神经障碍。

五级:深昏迷,去脑强直,濒危状态。

(四)辅助检查

1. 脑血管造影

脑血管造影是确诊颅内动脉瘤所必需的方法,可判断动脉瘤的位置、形态、内径、大小、数目等。

2. 头部 MRI 及 CT 检查

有助于明确诊断。

(五)治疗原则

1. 非手术治疗

主要是防止再出血及控制动脉痉挛。卧床休息,对症处理,控制血压,降低颅内压;使用钙拮抗剂预防和治疗脑动脉痉挛;使用氨基己酸,抑制纤溶酶形成,预防再次出血。

2. 手术治疗

开颅夹闭动脉瘤蒂是首选方法,也可采用动脉瘤栓塞介入治疗。若已发生破裂出血,在等待手术期间应实施非手术治疗。

二、颅内动静脉畸形

颅内动静脉畸形(AVM)属先天性中枢神经系统发育异常,是由一团发育异常的病态脑血管组成,由一支或几支弯曲扩张的动脉供血和静脉引流而形成的一个血管团,其体积可随人体发育而生长。畸形血管团内有脑组织,其周围脑组织因缺血而萎缩,呈胶质增生带,有时伴有陈旧性出血。发病年龄多在 20~40 岁,男性稍多于女性。

(一)临床表现

1. 出血

出血是最常见的首发症状,畸形血管破裂可致脑内、脑室内和蛛网膜下隙出血,出现意识障碍、头痛、呕吐等症状;少量出血时临床症状不明显。

2. 癫痫

癫痫是较常见的首发症状,可在颅内出血时发生,也可单独出现,多见于额、颞部的颅内动静脉畸形。额部颅内动静脉畸形多发生癫痫大发作,顶部以局限性发作为主。颅内动静脉畸形抽搐与脑缺血、病变周围进行性胶质增生以及出血后的含铁血黄素刺激大脑皮层有关。

3. 头痛

可呈单侧局部疼痛,也可全头痛,呈间断性或迁移性。头痛的出现可能与供血动脉、引流静脉及窦的扩张有关;或与脑出血、脑积水及颅内压增高有关。

4. 神经功能缺损及其他症状

由于颅内动静脉畸形,周围脑组织缺血萎缩、血肿压迫,患者可出现智力障碍及神经症状。婴儿及儿童可因颅内血管短路,出现心力衰竭。

(二)辅助检查

1. 脑血管造影

是确诊本病的必需手段。

2. 头部 MRI 及 CT 检查

有助于明确诊断。

(三)治疗原则

1. 非手术治疗

对位于脑深部或重要功能区的直径小于 3cm 的 AVM 可采用伽玛刀治疗,对血流丰富、体积较大者可行血管内栓塞术。

2. 手术治疗

手术切除是最根本的治疗方法,不仅可以杜绝病变再出血,还能阻止畸形血管倒血现象,从而改善脑血流。

3. 脑血管造影

各种治疗后都应择期重复脑血管造影,以了解畸形血管是否消失。

三、脑卒中

脑卒中是指由各种原因引起的脑血管疾病的急性发作,造成脑的供应动脉狭窄或闭塞以及非外伤性的脑实质出血,并引起相应临床症状和体征的疾病。

(一)病因与分类

1. 缺血性脑卒中

发病率占脑卒中的 60%～70%,多见于 40 岁以上者。其主要原因是在动脉粥样硬化基础上血栓形成,导致脑的供血动脉狭窄或闭塞;其诱因是某些血流缓慢和血压下降的因素,所以患者常在睡眠中发作。

2. 出血性脑卒中

多发生于 50 岁以上高血压动脉硬化患者,男性多于女性,是高血压病死亡的主要原因,常因剧烈活动或情绪激动而引发。出血是因粟粒状微动脉瘤破裂所致。

(二)病理生理

1. 缺血性脑卒中

脑动脉闭塞后,此动脉供血区的脑组织可发生缺血性坏死,并出现相应的神经功能障碍及意识改变。栓塞部位常发生在颅内的颈内动脉虹吸段和大脑中动脉、前动脉的起始段;也可发生在颅外的颈内与颈外动脉的分叉处或颈内动脉的颅底段。

2. 出血性脑卒中

出血多位于基底核壳部,可向内扩展至内囊部。随着出血量的增多而形成血肿,压迫脑组织,造成颅内压增高,甚至发生脑疝。出血也可沿周围神经纤维束扩散,导致神经功能障碍,在早期清除血肿后功能可能得以恢复。脑干内出血或血肿可破入相邻脑室,后果严重。

(三)临床表现

1. 缺血性脑卒中

临床表现根据脑动脉狭窄和闭塞后神经功能障碍的轻重和症状持续时间的长短分为以下 3 种类型。

(1)短暂性脑缺血发作(TIA):颈内动脉缺血表现为突然肢体运动和感觉障碍、失语、单眼短暂失明等,少有意识障碍;椎动脉缺血表现为眩晕、耳鸣、听力障碍、复视、步态不稳和吞咽困难等。症状持续时间短,不超过 24 小时,可反复发作,自行缓解,大多不留后遗症。脑内无明显梗死灶。

(2)可逆性缺血性神经功能障碍(RIND):症状与 TIA 基本相同,但神经功能障碍持续时间超过 24 小时,有的患者可达数日或数十日,最后也可完全恢复。脑部可有小的梗死灶,大部分为可逆性病变。

(3)完全性卒中(CS):症状较 TIA 和 RIND 严重,可不断恶化,常有意识障碍。神经功能障碍长期不能恢复。脑部出现明显的梗死灶。

2. 出血性脑卒中

突然出现意识障碍、偏瘫,严重者可出现昏迷、完全性瘫痪及去脑强直,生命体征明显紊乱。

出血性脑卒中分为三级:

Ⅰ级:轻型,患者意识尚清或浅昏迷,轻偏瘫。

Ⅱ级:中型,完全昏迷,完全性偏瘫,两瞳孔等大或仅轻度不等。

Ⅲ型:重型,深昏迷,完全性偏瘫及去脑强直,双瞳散大,生命体征明显紊乱。

(四)辅助检查

1. 缺血性脑卒中

脑血管造影可发现病变的部位、性质、范围以及程度;急性脑缺血发作 24～48 小时后,头部 CT 可显示缺血性病灶;MRI 可提示动脉系统狭窄和闭塞;颈动脉 B 超检查和经颅多普勒超声探测也有助于诊断。

2. 出血性脑卒中

急性脑出血首选头颅 CT 检查,以便鉴别脑出血或脑梗死。CT 对急性脑出血的定位准确,表现为高密度影区,出血可破入脑室。

(五)治疗原则

1. 缺血性脑卒中

一般先行非手术治疗,包括卧床休息、扩张血管、抗凝、血液稀释疗法及扩容疗法等。脑动脉完全闭塞者,应在 24 小时内及时考虑手术治疗,可行颈动脉内膜切除术、颅外-颅内动脉吻合术等,以改善病变区的血供情况。

2. 出血性脑卒中

经绝对卧床休息、止血、脱水、降颅压等治疗病情仍继续加重者,应考虑手术治疗,开颅清除血肿。但对出血破入脑室和内侧型脑内血肿患者,手术效果不佳;病情过重或年龄过大、伴重要脏器功能不全者不宜手术治疗。

(六)护理评估

1.健康史

(1)一般情况:患者的年龄、性格、婚姻和工作情况。

(2)既往史:详细询问病史,有无高血压、颅内动静脉畸形、颅内动脉瘤、动脉粥样硬化、创伤等病史。

(3)相关因素:判断本次发病的原因、特点和经过。

2.身体状况

(1)局部状况:有无进行性颅内压增高及脑疝症状,如头痛、恶心、呕吐等;有无神经系统功能障碍,是否影响患者自理能力,有无发生意外伤害的危险。

(2)全身状况:评估患者的生命体征、意识状态、瞳孔、感觉功能、深浅反射以及病理反射等;了解是否有水、电解质及酸碱平衡失调,营养状况及重要脏器功能。

(3)辅助检查:了解脑血管造影、CT、MRI 等检查结果。

3.心理和社会支持状况

(1)脑血管病变发病急骤,评估患者和家属是否因无心理准备而出现焦虑、恐惧不安等情绪。

(2)了解患者和家属对疾病的发展趋势、手术治疗方法、目的和结果有无充分了解,对手术的心理反应或对急诊手术有无思想准备;评估患者和家属的心理状况,有何要求和顾虑等。

(七)常见护理诊断/问题

1. 躯体移动障碍

与脑组织缺血或脑出血术后有关。

2. 生活自理缺陷

与脑血管病致肢体瘫痪有关。

3. 意识障碍

与颅内动脉瘤、颅内动静脉畸形及脑卒中致颅内出血有关。

4. 语言沟通障碍

与病变累及舌咽、迷走神经及大脑优势半球的语言中枢有关。

5. 疼痛

与开颅手术有关。

6. 潜在并发症

包括颅内出血、颅内压增高、脑疝、感染、脑脊液外漏、中枢性高热、癫痫发作等。

(八)护理措施

1. 术前护理

(1)术前护理常规:见围手术期患者的术前护理。

(2)一般护理

1)对于出血性脑血管疾病急性期的患者,在发病后48小时内避免搬动;蛛网膜下隙出血的患者应绝对卧床休息4~6周,患者取侧卧位,头部抬高15°~30°,以利于颅内血液回流,减轻脑水肿。

2)颅内动脉瘤患者要控制血压于平稳状态,保持安静;避免情绪激动和剧烈活动,保持大便通畅,预防再次出血。

3)颅内动、静脉畸形的患者要起居有常,避免用力、情绪激动、暴饮暴食和酗酒,以防蛛网膜下隙出血或脑出血。

4)昏迷患者应做好口腔、眼部及会阴部的护理。

5)急性脑出血的患者在发病48小时内应禁食,待生命体征平稳、无颅内压增高及严重上消化道出血时,可开始流质饮食,昏迷者可鼻饲。蛛网膜下隙出血者除有意识障碍、恶心呕吐外,一般不必禁食,从流质饮食开始,逐渐改为半流质饮食。进食时患者取坐位或高侧卧位(健侧在下),进食宜缓慢,食物应送至口腔健侧舌根处,以利吞咽。

(3)加强生活护理,防止发生意外

1)因意识障碍或后组脑神经受损而导致吞咽困难者,应防止进食时误入气道导致肺部感染或不慎咬伤舌头。

2)肢体无力或偏瘫者应加强生活照料,防止坠床或跌、碰伤。

3)面瘫者进食时食物易残留于麻痹侧口颊部,故需特别注意该侧颊部黏膜的清洁。

4)语言障碍的患者常出现表达和沟通困难,应及时了解患者需求,并给予满足。凡有失语的患者均需个别化护理,要尽量给予心理支持,切勿让患者受窘而伤害自尊心。

5)有视力、听力障碍的患者,在服药和进食时均需给予特殊照料。戴隐形眼镜或活动义齿者应取下交给家属保管。

(4)病情观察:密切观察患者生命体征、意识、瞳孔变化,以及偏瘫、颈项强直等神经系统体征。注意调整血压并记录,及时判断患者有无病情加重及颅内压增高的迹象。

(5)促进患者肢体功能恢复:急性期应绝对卧床休息,可每2小时翻身1次,以避免局部皮肤受压。瘫痪肢体保持功能位置,并进行关节按摩及被动运动,以避免肢体废用。病情稳定后,尤其是脑血栓患者的瘫痪肢体,在发病1周后就应进行康复功能训练。

(6)心理护理:耐心倾听患者诉说,告知疾病性质和采用的治疗计划,介绍治疗方法的新进展。帮助患者及家属面对现实,树立战胜疾病的信心。告知患者治疗的注意事项,教会家属对患者的特殊照料方法和技巧。

(7)颅内动脉瘤患者的护理:位于 Willis 环前部或颈动脉海绵窦瘘封闭术的患者,应在术前进行颈动脉压迫试验和训练,以建立侧支循环。用特制的颈动脉压迫装置或用手指按压患侧,直到同侧颞浅动脉搏动消失。开始压迫5分钟,以后逐渐增加压迫时间,直至20~30分钟患者仍能耐受而不出现头昏、眼黑、对侧肢体无力及发麻等表现方可突施手术治疗。

(8)并发症的预防和护理

1)脑缺血:使用降压药物而致低血压时,注意观察患者有无头晕、意识改变等缺血症状。若有应及时通知医师。注意动脉瘤栓塞治疗后有无脑缺血症状。

2)颅内压增高、脑疝:参见本章第一节、第二节相关内容。

2. 术后护理

(1)一般护理:参见本章第一节相关内容。

(2)有效缓解或解除疼痛:术后患者若出现头痛,应了解和分析头痛的原因、性质和程度,然后对症处理和护理。

1)切口疼痛多发生于术后24小时内,给予一般止痛剂可缓解。

2)颅内压增高所引起的头痛,多发生在术后2~4日脑水肿高峰期,常表现为搏动性头痛,严重时伴有呕吐。此时需依赖脱水、激素治疗降低颅内压,头痛才能缓解;脱水剂和激素的使用应注意在术后24小时内合理分配。

3)若是术后血性脑脊液刺激脑膜引起的头痛,需在术后早期行腰椎穿刺引流血性脑脊液,以减轻脑膜刺激症状,降低颅内压,至脑脊液逐渐转清,头痛会自行消失。

4)脑手术后无论何种原因引起的头痛均不可轻易使用吗啡和哌替啶,因为此类药物有抑制呼吸的作用,不但影响气体交换,还会出现瞳孔缩小的不良反应,影响临床观察。

(3)功能训练:术后病情稳定后,鼓励患者及早进行肢体功能训练。

(4)并发症的预防和护理

1)中枢性高热:下丘脑、脑干及上颈髓病变和损害可使体温中枢调节功能紊乱,临床以高热多见,偶有体温过低者。中枢性高热多出现于术后12~48小时内,体温达40℃以上,常伴有意识障碍、瞳孔缩小、脉搏快速、呼吸急促等自主神经功能紊乱症状。一般物理降温效果差,可及时采用冬眠低温治疗和护理。

2)颅内出血、感染、颅内压增高、脑疝的预防和护理:参见本章第一节、第二节相关内容。

(九)健康教育

(1)加强功能训练,帮助肢体瘫痪患者拟定功能训练计划。康复训练应在病情稳定后早期开始;静止状态的瘫痪肢体应放置于功能位,以防造成关节挛缩畸形。

(2)教给语言障碍患者和亲属有关语言训练及非语言性沟通的方法。教会患者及家属自我护理的方法,加强练习,尽早、最大程度地恢复功能,以恢复自理及工作能力,尽早回归社会。

(3)脑卒中患者有再次脑出血、脑栓塞的危险,患者应避免导致再次出血、栓塞的诱发因素。高血压患者应规律服药,将血压控制在适当的水平,切忌血压忽高忽低。一旦发现异常应及时就诊。

(4)控制不良情绪,保持心态稳定,避免情绪波动。

(5)手术后出现癫痫的患者,应在医师的指导下坚持长期服用抗癫痫药物,并定期检查白细胞和肝功能。

(6)对于出院后需继续鼻饲的患者,应教会家属鼻饲的方法和注意事项。

第七节　颅内肿瘤的护理

颅内肿瘤可分为原发性颅内肿瘤和继发性颅内肿瘤两大类。原发性颅内肿瘤常发生于脑组织、脑膜、脑神经、垂体、血管以及残余胚胎组织等部位;继发性颅内肿瘤则是由身体其他部位恶性肿瘤转移或侵入颅内的肿瘤。颅内肿瘤可发生于任何年龄,以20~50岁多见。儿童和少年颅内肿瘤患者以后颅窝和中线部位的肿瘤最多;成年患者多为胶质细胞瘤,其次为脑膜瘤、垂体瘤和听神经瘤等;老年患者以胶质细胞瘤和脑转移瘤最多见。原发性颅内肿瘤的发病率男性略高于女性。其发病部位以大脑半球最多见,其次为蝶鞍、鞍区周围、脑桥小脑角、小脑、脑室和脑干。

(一)病因

颅内肿瘤的发病原因与其他部位的肿瘤一样,目前尚不完全清楚。研究表明,细胞染色体上存在着癌基因,加之各种后天诱因可使颅内肿瘤发生。诱发颅内肿瘤的可能因素有遗传因素、物理因素、化学因素和生物因素等。

(二)分类

颅内肿瘤的分类方法多种多样,参照 WHO 分类为:

1. 神经上皮组织肿瘤

包括星形细胞瘤、少突胶质细胞瘤、室管膜肿瘤、脉络丛肿瘤、松果体肿瘤、神经节细胞肿瘤、胶质母细胞瘤、髓母细胞瘤。

2. 脑膜的肿瘤

包括各类脑膜瘤、脑膜肉瘤。

3. 神经鞘细胞肿瘤

包括神经鞘瘤、恶性神经鞘瘤、神经纤维瘤、恶性神经纤维瘤。

4．垂体前叶肿瘤

包括嫌色性腺瘤、嗜酸性腺瘤、嗜碱性腺瘤、混合性腺瘤。

5．先天性肿瘤

包括颅咽管瘤、上皮样囊肿、三脑室黏液囊肿、畸胎瘤、肠源性囊肿、神经错构瘤等。

6．血管性肿瘤

包括血管网状细胞瘤(又称血管母细胞瘤)。

7．转移性肿瘤

由其他部位转移的肿瘤。

8．邻近组织侵入到颅内的肿瘤

包括颈静脉球瘤、圆柱细胞瘤、软骨与软骨肉瘤,以及鼻咽癌、中耳癌等侵入颅内的肿瘤。

9．其他

未分类的肿瘤。

(三)临床表现

1．颅内压增高的症状和体征

主要为头痛、呕吐和视神经盘水肿;还可表现为视力减退、头晕、耳鸣、烦躁、嗜睡、癫痫、猝倒等。小儿可出现头颅增大、前囟门扩大、头皮静脉怒张。严重者可有昏迷,甚至脑疝的症状,症状呈进行性加重。当颅内肿瘤囊性变性或瘤内卒中时,会出现急性颅内压增高的症状。

2．局灶症状和体征

局灶症状是颅内肿瘤引起的局部神经功能紊乱。因不同部位的肿瘤对脑组织造成的刺激、压迫及破坏不同而表现各异,如癫痫发作、意识障碍、进行性运动障碍或感觉障碍、内分泌功能紊乱、各种脑神经的功能障碍和小脑症状等。

(四)辅助检查

1．CT 检查

主要通过直接征象即肿瘤组织形成的异常密度区,以及间接征象即脑室脑池的变形移位来判断。静脉滴注造影可使颅内结构的密度反差更为明显,从而增强它的分辨力,图像更清晰。三维 CT 的问世,使颅内病变定位诊断更加精确。

2．MRI 检查

可清楚显示颅内血管的血流情况,对不同神经组织和结构的细微分辨能力远胜于 CT。

3．脑电图及脑电地形图检查

对于大脑半球凸面肿瘤或病灶具有较高的定位价值,但对于中线、半球深部和幕下的肿瘤诊断困难。

4．脑电诱发电位记录

给予被检查者做特定刺激,同时记录其脑相应区的电信号。在脑肿瘤诊断方面有应用价值的脑诱发电位记录有:①视觉诱发电位:用于诊断视觉传导通路上的病变或肿瘤。②脑干听觉诱发电位:用来记录脑桥小脑角及脑干的病变或肿瘤的异常电位。③体感诱发电位:用于颅内肿瘤患者的脑功能评定。

(五)治疗原则

1．降低颅内压

为了争取治疗时机,采取降低颅内压的措施十分必要。可采取脱水治疗、脑脊液引流及为防止颅内压增高的综合治疗措施。

2. 手术治疗

手术是治疗颅内肿瘤最直接、最有效的方法,包括肿瘤切除手术、内减压手术、外减压手术和脑脊液分流术。

3. 放射治疗及放射外科

当颅内肿瘤位于重要功能区或部位深而不宜手术者,或患者全身情况不允许手术切除及对放射治疗较敏感的颅内肿瘤患者,可采取放射治疗。放射治疗分为内照射法和外照射法,前者将放射性同位素植入肿瘤组织内放疗,后者采用伽玛刀(γ-刀)放射治疗。

4. 化学药物治疗

化学药物治疗在颅内肿瘤的综合治疗中已成为重要的治疗方法之一。

5. 其他治疗

基因药物治疗、中医药治疗等。

(六)护理评估

1. 术前评估

(1)健康史

1)一般情况:包括年龄、性别、职业和婚姻情况;经济条件;社会文化背景等。

2)既往史:是否患有其他部位的肿瘤,如肺癌、乳腺癌患者易发生癌细胞的颅内转移;有无家族史。

3)相关因素:有无不良的生活习惯,如吸烟、长期饮酒;有无与职业因素有关的接触史;有无头部外伤史等。

(2)身体状况

1)局部状况:患者有无恶心、呕吐、头痛、视神经盘水肿等颅内压增高的症状;头痛的性质与程度。

2)全身状况:有无颅内肿瘤引起颅内压增高的定位症状,是否有一侧肢体瘫痪、感觉障碍、语言障碍、癫痫发作等。

3)辅助检查:了解实验室检查,以及 CT、MRI、X 线等检查结果。

(3)心理和社会支持状况

1)患者对疾病的诱因,常见症状,拟采取的手术方式、手术过程相关知识的认知及配合程度。

2)患者及家属对颅内肿瘤诊断的心理反应,对手术、治疗的经济承受能力。

2. 术后评估

参见相关内容。

(七)常见护理诊断/问题

1. 脑组织灌注异常

与颅内压增高有关。

2. 感觉障碍

与颅内肿瘤压迫有关。

3. 癫痫发作

与肿瘤压迫造成意识障碍、躁动有关。

4．自理缺陷

与肿瘤压迫导致肢体瘫痪以及开颅手术有关。

5．潜在并发症

包括颅内压增高、脑疝、尿崩症、颅内出血、脑脊液外漏。

(八)护理措施

1．术前护理

(1)一般护理：参见本章颅内压增高相关内容。

(2)垂体腺瘤患者的护理：垂体腺瘤患者如决定经蝶窦手术，应加强口腔和鼻腔护理。

(3)感觉障碍患者的护理

1)做好感觉障碍肢体的保暖、防冻、防烫、防搔抓、防碰撞和防重压的护理。

2)对有深感觉障碍的患者，应协助翻身，以免因一侧身体长期受压而发生压疮。经常用温水擦洗，按摩并做肢体的被动运动，以促进血液循环和感觉恢复。

3)指导患者和家属每日 3 次进行知觉训练。

(4)癫痫发作患者的护理：参见本章颅内压增高相关内容。

(5)并发症的预防和护理：颅内压增高、脑疝的预防和护理参见本章颅内压增高相关内容。

2．术后护理

(1)体位护理：经口鼻蝶窦入路术后取半卧位，以利于伤口引流。体积较大的肿瘤切除术后，因颅腔留有较大的空隙，24 小时内手术区应保持高位，以免突然翻动时发生脑和脑干移位而引起大脑上静脉撕裂、硬脑膜下出血或脑干功能衰竭。搬动患者或为患者翻身时，应有人扶持头部，使头颈部呈一条直线，防止头颈部过度扭曲或震动。

(2)保持呼吸道通畅：颅后窝手术或听神经瘤手术后易发生吞咽、迷走神经功能障碍，患者咳嗽和吞咽反射减弱或消失，呼吸道内分泌物不能及时排出，极易发生肺部感染。要积极采取相应的护理措施，如翻身、叩背、吸痰及雾化吸入，必要时做好气管切开的准备。

(3)营养与补液：颅后窝手术或听神经瘤手术后，因吞咽、迷走神经功能障碍而发生吞咽困难、饮水呛咳者，要严格禁食禁饮，应采用鼻饲供给营养，待其吞咽功能恢复后再逐渐练习进食。患者意识清醒，吞咽、咳嗽反射恢复可进流食，并逐渐过渡到普通饮食。

(4)加强生活护理，满足患者自理需求：保持患者安静、舒适、安全的休养环境。了解患者活动及自理能力受限程度。做好基础护理，并指导患者及家属，使患者逐渐达到部分或全部生活自理。

(5)创腔引流护理：颅内肿瘤手术切除后，在残留的创腔内放置引流物称为创腔引流，目的是将手术残腔内的血性液体和气体引流出来，使残腔逐步闭合，减少局部积液或形成假性囊肿的机会。护理时应注意引流瓶(袋)的位置、引流的速度及量。

1)保持引流瓶(袋)的位置：术后早期，创腔引流瓶(袋)应放置于头旁枕上或枕边，与头部创腔保持一致，以保证创腔内一定的液体压力，避免脑组织移位。尤其是位于顶后枕部的创腔，术后 48 小时内绝不可随意放低引流瓶(袋)，否则可因创腔内液体被引出致脑组织迅速移位，有可能撕破大脑上静脉，而引起颅内血肿。另外，创腔内暂时积聚的液体可以稀释渗血，防止渗血形成血肿。创腔内压力升高时，血性液体仍可自行流出。

2)引流速度:手术 48 小时后可将引流瓶(袋)略放低,较快引流出创腔内的液体,使脑组织膨出,以减少局部残腔,避免局部积液造成颅内压增高。

3)引流量和拔管:若术后早期引流量多,应适当抬高引流瓶(袋)。引流管放置 3~4 日,一旦血性脑脊液转清,即可拔除引流管,以免形成脑脊液外漏。

(6)脑脊液外漏的护理:参见第十四章相关内容。

(7)预防和护理并发症

1)尿崩症:尿崩症是主要发生在鞍上手术后,如垂体腺瘤、颅咽管瘤等手术后影响血管升压素分泌所致。患者可出现多尿、多饮、口渴,每日尿量大于 4000 mL,尿比重低于 1.005。对尿崩症患者,在给予神经垂体后叶素治疗时,应准确记录出入液量,根据尿量的增减和血清电解质的含量调节用药剂量。尿量增多需注意补钾,每 1000 mL 尿量补充 1 g 氯化钾。

2)颅内出血:参见本章颅内压增高相关内容。

(九)健康教育

1. 保持心情舒畅

嘱患者保持良好的心态,避免情绪刺激和激动。

2. 维持足够的营养

术后、放疗、化疗及康复期患者应均衡饮食,摄入高蛋白质、高热量、富含膳食纤维和易消化的各类营养素,饮食宜清淡,多食新鲜水果。

3. 功能训练

患者如有功能的丧失,应指导患者及家属制订康复计划,并坚持进行康复活动,促进功能恢复。

4. 继续治疗

颅内肿瘤的患者无论是否接受手术治疗,一般都应接受化疗和放疗。鼓励患者积极配合治疗,克服化疗带来的身体不适,坚持治疗。督促患者按时用药和接受各项后续治疗,以利于缓解症状,降低复发率。

第八节　脑脓肿的护理

脑脓肿是由于细菌入侵脑组织所引起的化脓性炎症,并形成局限性脓肿的疾病。

(一)病因与分类

1. 耳源性脑脓肿

耳源性脑脓肿最多见,约占脑脓肿的 48%,感染主要通过两种途径:①炎症侵蚀鼓室盖、鼓室壁,通过硬脑膜血管、导血管扩延至脑内,大多位于同侧颞部,部分发生在同侧小脑半球,多为单发脓肿。②炎症经乳突小房顶部、岩骨后侧壁,穿过硬脑膜或侧窦血管侵入小脑。

2. 鼻源性脑脓肿

鼻源性脑脓肿是由邻近副鼻窦化脓性感染侵入颅内所致。如额窦炎、筛窦炎、上颌窦炎或蝶窦炎,感染经颅底血管蔓延至颅内,脓肿多发生在额叶前部或底部。

3. 血源性脑脓肿

约占脑脓肿的 30%，由脓毒症或体内感染灶所致的化脓性细菌经血液循环进入脑组织，常为多发脓肿。脑脓肿多分布在大脑中动脉供应区、额叶和顶叶。

4. 外伤性脑脓肿

多继发于开放性脑损伤，致病菌经创口直接侵入或异物、碎骨片进入颅内而形成脓肿。伤后早期即可出现脑脓肿；也可因致病菌毒力低，伤后数月、数年才出现脑脓肿的症状。

5. 隐源性脑脓肿

原发感染灶不明显或隐蔽，当机体抵抗力低下时，脑实质内隐伏的细菌逐渐发展而形成脑脓肿。隐源性脑脓肿实质上是血源性脑脓肿的隐蔽型。

(二)病理分期

脑脓肿的形成是一个连续过程，常分为以下三期。

1. 急性脑膜炎、脑炎期

化脓菌侵入脑实质后，患者表现出明显的全身感染反应和急性局限性脑膜炎、脑炎的病理变化。脑炎中心部逐渐软化、坏死，可出现很多小液化区，周围脑组织水肿。浅表的病灶部位可有脑膜炎症反应。

2. 化脓期

脑炎软化灶坏死、液化，融合形成脑脓肿，并逐渐增大。许多个液化点汇合成大的液化脓腔，脓腔周围形成一薄层不规则的胶质细胞增生的炎性肉芽组织，外围有明显水肿和新生血管出现，血管周围有白细胞和复合细胞聚积等现象。

3. 包膜形成期

一般在 1~2 周后，脓肿外围的肉芽组织由纤维组织和神经胶质细胞的增生而初步形成脓肿包膜；3~4 周或更长时间脓肿包膜完全形成。包膜形成的快慢与细菌的毒力和机体的防御能力有关。

(三)临床表现

大多数患者有近期感染史，如慢性中耳炎或鼻窦炎的急性发作、肺或胸腔的化脓性感染等。

1. 疾病早期

出现急性化脓性感染的局部及全身症状，如畏寒、发热、头痛、呕吐和颈项强直等。

2. 脓肿形成后

脑脓肿作为颅内占位性病变，可出现颅内压增高和局部脑受压症状。颅内压增高可导致脑疝。若脓肿接近脑表面或脑室壁，且脓腔壁较薄时，有可能突然溃破而造成急性化脓性脑膜炎或脑室炎；患者常可突发高热、昏迷、抽搐、角弓反张，甚至死亡。

(四)辅助检查

1. 实验室检查

血常规检查显示白细胞计数及中性粒细胞比例增多。疾病早期，脑脊液检查显示白细胞计数明显增多，糖及氯化物含量在正常范围或降低；脓肿形成后，脑脊液检查显示压力明显增高，白细胞计数正常或略增高，糖及氯化物含量正常，蛋白含量增高。若脓肿溃破，脑脊液白细胞计数增多,甚至呈脓性。

2.CT 检查

可确定脓肿的部位、形态、大小及数目,是诊断脑脓肿的首选及重要方法。

(五)治疗原则

1. 非手术治疗

脑脓肿急性期,应在密切观察下使用高效广谱抗菌药控制感染,同时进行降颅内压的治疗。

2. 手术治疗

在脓肿局限、包膜形成以后可行脓肿穿刺术或切除术。对位于脑深部或功能区的脓肿且已出现脑疝或全身衰竭的患者,则应首选颅骨钻孔穿刺抽脓,做紧急处理,待病情稳定时,再行脓肿切除。

(六)护理评估

1. 术前评估

(1)健康史:详细询问病史,了解本次发病的原因、经过。脑脓肿的细菌感染途径主要有耳源性、血源性、鼻源性、外伤性及来源途径不明等。

(2)身体状况

1)评估患者的生命体征、意识状态、瞳孔的变化;颅内压增高症状及局灶症状。

2)辅助检查结果。

(3)心理和社会支持状况:评估患者及家属的心理状况。

2. 术后评估

参见本章颅内压增高术后护理评估。

(七)常见护理诊断/问题

1. 体温过高

与颅内感染有关。

2. 自理缺陷

与脑脓肿手术有关。

3. 感染

与脑脓肿术后继发感染有关。

4. 潜在并发症

包括脑疝、颅内压增高、意识障碍等。

(八)护理措施

1. 术前护理

(1)降低颅内压:参见本章颅内压增高相关内容。

(2)饮食护理:脑脓肿常伴有全身感染症状,患者多体质衰弱,因而需给予含有丰富蛋白质及维生素且易消化的流质饮食或半流质饮食;必要时给予静脉输入高营养液,以改善患者的全身营养状况,增强机体抵抗力;禁食辛辣、油腻食物,忌烟酒。

(3)降低体温:遵医嘱给予抗菌药物控制感染。若有高热,应及时给予药物或物理降温。脑脓肿患者体温在 37.5℃～38℃时可给予冰毯、冰帽、酒精擦浴等物理降温处理,每 4 小时测

1次体温,做好记录,并通知医师。

2. 术后护理

(1)一般护理

1)术后密切观察病情变化,如有异常立即报告医师。

2)脑脓肿为颅内化脓性感染疾病,开颅术后应住在单独的隔离房间,以防止交叉感染。

3)保持呼吸道通畅,加强营养,做好基础护理。

(2)脓腔引流护理

1)保持引流瓶(袋)位置患者应取利于引流的体位,引流瓶(袋)至少低于脓腔30cm以下。引流管的位置要保留在脓腔的中心,故需根据X线检查结果加以调整。

2)冲洗为避免颅内感染扩散,要在术后24小时,创口周围初步形成粘连后进行囊内冲洗;先用生理盐水缓慢注入腔内,然后再轻轻抽出,注意不可过分加压。冲洗后注入抗菌药,然后夹闭引流管2～4小时。

3)拔管脓腔闭合时方可拔出引流管。

(九)健康教育

(1)加强饮食调护,进食高蛋白质、高热量、高维生素饮食,多吃水果、蔬菜以增加肠蠕动,保持大便通畅,防止便秘及用力排便。

(2)对有神经系统后遗症的患者进行心理护理,鼓励其积极参与各项治疗和功能训练,最大限度地恢复其生活自理能力,使其及早回归社会。

(3)对患者及家属进行预防并发症的知识教育,身体出现任何感染均应及时就诊,防止病变,造成脑脓肿。

第四章　骨外科护理

第一节　骨折的护理

一、概述

骨折是指骨的完整性或连续性中断。

(一)病因

骨折可由创伤和骨骼疾病所引起,后者如骨髓炎、骨肿瘤、骨结核、骨质疏松等致骨质破坏,受轻微外力或肌肉的拉力即发生的骨折,称为病理性骨折。本章重点介绍创伤性骨折。

1. 直接暴力

暴力作用的部位发生骨折,常伴有不同程度的软组织损伤。

2. 间接暴力

通过力的传导、杠杆、旋转和肌肉收缩使远离暴力的部位发生骨折。

3. 疲劳性骨折

长期、轻度、反复的直接或间接损伤可使肢体某一特定部位骨折,称为疲劳性骨折,如远距离行军易致第 2、3 跖骨及腓骨下 1/3 骨干骨折。

4. 肌肉牵拉

肌肉剧烈收缩时拉断附着部位的骨折。

(二)分类

1. 按骨折的程度与形态分类

(1)不完全骨折:骨的完整性或连续性部分中断。按其形态分为:①裂缝骨折:骨质发生裂隙,无移位,多见于颅骨、肩胛骨等。②青枝骨折:骨质与骨膜部分断裂,可有成角畸形,有时成角畸形不明显,仅表现为骨皮质劈裂,多见于儿童,与青嫩树枝被折相似而得名。

(2)完全骨折:骨的完整性或连续性全部中断。其按骨折线的方向及形态分为:①横断骨折:即骨折线与骨纵轴垂直。②斜形骨折:即骨折线与骨纵轴成一定角度。③螺旋形骨折:即骨折线围绕骨纵轴呈螺旋状。④粉碎性骨折:即骨质碎裂成 3 块以上。骨折线呈 T 形或 Y 形者,又称为 T 形或 Y 形骨折。⑤嵌入性骨折:即骨折段相互嵌插,多见于干骺端骨折,即骨干的密质骨嵌插入干骺端的松质骨内。⑥压缩性骨折:即骨质因压缩而变形,常见于松质骨。如脊椎骨折、跟骨骨折。⑦凹陷性骨折:即骨折片局部下陷,常见于颅骨。⑧骨骺分离:即经过骨骺的骨折,使骨干与骨骺分离,多见于儿童和青少年。

2. 按骨折的稳定程度分类

(1)稳定性骨折:即骨折端不易移位或复位后不易移位;如青枝骨折、裂缝骨折、横形骨折、压缩性骨折、嵌插骨折等。

(2)不稳定性骨折:即骨折端易移位或复位后易发生再移位,如粉碎性骨折、斜形骨折、螺旋形骨折等。

3. 按骨折端与外界是否相通分类

(1)开放性骨折:即骨折处皮肤或黏膜破裂,骨折端与外界相通。如耻骨骨折伴膀胱或尿道破裂、尾骨骨折致直肠破裂均属开放性骨折。

(2)闭合性骨折:即骨折处皮肤或黏膜完整,骨折端不与外界相通。

(三)骨折移位

暴力的作用、肌肉的牵拉、骨折远侧段肢体的重量及搬运和治疗不当均可造成各种不同移位,临床上几种移位常同时存在。常见的有成角移位、侧方移位、缩短移位、分离移位和旋转移位五种。

(四)骨折愈合

1. 骨折的愈合过程

骨折的愈合过程是一个复杂而连续的过程,根据组织学和细胞学的变化,通常将其分为三个阶段。

(1)血肿炎症机化期:骨折导致骨髓腔、骨膜下及周围组织血管破裂出血,在骨折断端及其周围形成血肿,伤后6~8小时血肿凝结成血块。同时骨折局部坏死组织可引起无菌性炎症反应,炎性细胞逐渐清除血凝块、坏死软组织和死骨,而使血肿机化形成肉芽组织,进而转化为纤维结缔组织,使骨折两端连接起来,称为纤维连接,这一过程约在骨折后2周完成。同时,骨折端附近骨外膜的成骨细胞伤后不久即活跃增生,1周后即开始形成与骨干平行的骨样组织,并逐渐延伸增厚,骨内膜在稍晚时也发生同样改变。

(2)原始骨痂形成期骨:内、外膜增生,使骨折端附近内、外形成的骨样组织逐渐骨化,形成新骨,即膜内成骨。随着新骨的不断增多,紧贴骨内、外膜骨皮质内、外向骨折端生长,分别称为内骨痂和外骨痂。同时,骨折断端间和髓腔内的纤维组织逐渐转化为软骨组织,并随着软骨细胞发生变性而凋亡,经钙化而成骨,称软骨内成骨。在骨折处形成环状骨痂和髓腔内骨痂,即为连接骨痂。这些骨痂不断钙化加强,达到骨折的临床愈合,一般约需12~24周。此时 X线片上可见骨折处有梭形骨痂阴影,但骨折线仍隐约可见。

(3)骨痂形成塑形期:原始骨痂中新生骨小梁逐渐增粗,排列逐渐规则和致密,骨折端的坏死骨经破骨和成骨细胞的侵入,完成死骨清除和新骨形成的爬行替代过程,骨折部位形成坚强的骨性连接,骨折处恢复正常骨结构,此过程约需1~2年。

近年来的研究将骨折的愈合分为一期愈合和二期愈合,以上即为二期愈合的主要生理学过程,临床较为多见。一期愈合是指骨折复位和坚强内固定后,骨折断端可通过哈弗系统重建直接发生连接,X线片上无明显外骨痂形成,而骨折线逐渐消失。

2. 临床愈合标准

骨折临床愈合是骨折愈合的重要阶段,此时患者已可拆除外固定,通过康复训练,逐渐恢复患肢功能。其标准为:①局部无压痛及纵向叩击痛。②局部无反常活动。③X线显示骨折线模糊,骨折处有连续性骨痂。④拆除外固定后,上肢能向前平举1kg重物持续达1分钟或下肢不扶拐能在平地连续步行 3 分钟且不少于 30 步。⑤连续观察 2 周骨折处不变形,观察的第一天即为骨折的临床愈合时间。

3. 影响愈合的因素

骨折愈合有三个先决条件:充分的接触面积、坚强的固定和良好的血液供应。

(1)全身因素包括:①年龄:年龄越小愈合越快,老年人因骨骼中有机盐的沉积,使骨变得脆弱,愈合较慢。②健康状况:健康状况欠佳如患者患有营养不良、低蛋白血症、糖尿病、钙磷代谢紊乱、恶性肿瘤等疾病时,则骨折愈合时间明显延长。

(2)局部因素包括:①骨折类型:不同类型的骨折断端接触面积不同,接触面积越大,愈合速度越快。②骨折严重程度:骨缺损过多、骨膜剥离过多影响骨折的愈合。③血液供应:骨折部位的血液供应是影响骨折愈合的重要因素,骨折部位血液供应良好能促进骨折的愈合。严重的软组织损伤,特别是开放性损伤可直接损伤骨折段附近的肌肉、血管和骨膜,导致骨折部位血液供应不良,从而影响骨折的愈合。④感染:开放性骨折如发生感染可导致化脓性骨髓炎,出现软组织坏死和死骨的形成,将严重影响骨折的愈合。⑤软组织嵌入:骨折部位周围软组织嵌入两骨折端之间,不仅影响骨折的复位,而且阻碍两骨折端的对合及接触,导致骨折难以愈合甚至不愈合。

(3)治疗方法包括:①反复多次的手法复位。②切开复位。③开放性骨折清创。④过度骨牵引。⑤固定不牢固。⑥不恰当的康复训练。

(五)临床表现

大多数骨折一般只引起局部症状,严重骨折和多发性骨折可引起全身反应。

1. 全身表现

(1)休克:多见于多发性骨折、股骨骨折、骨盆骨折和严重的开放性骨折引起大量出血、并发重要内脏器官损伤及剧烈疼痛导致休克。

(2)发热:骨折后一般体温在正常范围。若骨折后大量出血,血肿的吸收可引起低热,但一般不超过 38℃。开放性骨折,发热超过 38℃,应考虑感染的可能。

2. 局部表现

(1)一般表现:局部疼痛、压痛、肿胀、瘀斑、功能障碍。骨折局部出现剧烈疼痛尤其是在移动患肢时疼痛加剧,伴明显压痛。

(2)骨折特有体征

1)畸形:骨折段移位使患肢外形发生改变,表现为短缩、成角、旋转等畸形。

2)反常活动:正常情况下不能活动的部位,骨折后出现不正常的活动。

3)骨擦音或骨擦感:骨折断端之间相互摩擦产生的声音或感觉。

具备以上骨折特有体征之一者,即可诊断为骨折。但有些骨折如裂缝骨折和嵌插骨折,可不出现上述三个典型的骨折特有体征,评估时,不能故意反复多次检查而应做辅助检查以便确诊。

3. 并发症

骨折常由较严重的创伤所致,有时骨折本身并不重要,重要的是骨折伴有或所致重要组织或重要器官损伤,常引起严重的全身反应,甚至危及患者的生命。

(1)早期并发症

1)休克:因严重创伤、大量出血、剧烈疼痛所引起。

2)重要内脏器官损伤:如肝脾破裂、肺损伤、膀胱和尿道损伤、直肠损伤等。

3)重要周围组织损伤:如重要的血管损伤,主要指动脉的损伤;周围神经损伤,特别是与骨折部位紧密相邻的神经;脊髓损伤,为脊柱骨折和脱位的严重并发症。

4)脂肪栓塞综合征:成人多见,常发生于骨折后48小时内。由于骨折处髓腔内血肿张力过大,骨髓被破坏,脂肪滴进入破裂的静脉窦内,可引起肺、脑、肾等脂肪栓塞。早期表现为意识改变,典型表现为进行性呼吸困难、发绀、烦躁不安、嗜睡等,甚至昏迷和死亡。

5)骨-筋膜室综合征:即由骨、骨间膜、肌间隔和深筋膜形成的骨筋膜室内肌和神经因急性缺血而产生的一系列早期症候群。其常由于创伤骨折的血肿和组织水肿使骨-筋膜室内容物体积增加或局部压迫使骨-筋膜室容积缩小,从而导致骨-筋膜室内压力增高所致。临床表现为患肢持续性剧烈疼痛、麻木、肿胀,毛细血管充盈时间延长,动脉搏动减弱或消失,多见于前臂掌侧和小腿。一旦发现,早期及时处理可不发生或仅发生极小量肌肉坏死,可不影响肢体功能;若不及时处理,将导致大部分肌肉坏死,形成挛缩畸形,严重影响患肢功能,严重者可致大量肌肉坏疽,常需截肢。如有大量毒素进入血循环可致休克、心律不齐和急性肾衰竭。

(2)晚期并发症

1)坠积性肺炎:多发生于因骨折长期卧床不起的患者,特别是老年、体弱或伴有慢性病者。

2)压疮:因骨折长期卧床,身体骨突起处受压,局部血循环障碍形成压疮。

3)感染:主要见于开放性骨折,特别是污染较重或伴有较严重的软组织损伤的患者,若清创不彻底或坏死组织残留可发生感染。

4)下肢深静脉血栓形成:多见于骨盆骨折或下肢骨折,下肢长期制动活动减少,使静脉血回流缓慢,加之创伤所致血液处于高凝状态,易发生血栓形成。

5)骨化性肌炎:又称损伤性骨化。因关节扭伤、脱位或关节附近骨折使骨膜剥离,形成骨膜下血肿,若处理不当或血肿较大,则血肿机化并在关节附近软组织内广泛异位骨化,严重影响关节活动功能。其常见于肘关节。

6)创伤性关节炎:关节内骨折致关节面破坏又未能准确复位,骨愈合后,关节面不平整,长期磨损易引起创伤性关节炎,表现为活动时关节出现疼痛,常见于膝、踝等负重关节。

7)关节僵硬:由于患肢长时间固定使静脉和淋巴回流不畅,关节周围组织中浆液纤维性渗出和纤维蛋白沉积,发生纤维粘连,并伴有关节囊和周围肌挛缩,表现为关节活动障碍,是骨折和关节损伤最为常见的并发症。

8)缺血性骨坏死:由于骨折使某一骨折段的血液供应被破坏,而发生该骨折段缺血性坏死,如股骨颈骨折后股骨头缺血性坏死。

9)缺血性肌挛缩:是骨折最严重的并发症之一,是骨-筋膜室综合征处理不当的严重后果。它可由骨折和软组织损伤直接所致,更常见的是由骨折处理不当所造成,典型的畸形是爪形手或爪形足。其一旦发生则难以治疗,效果极差,常致严重残废。提高对骨-筋膜室综合征的认识,及时发现并正确处理是预防该并发症发生的关键。

10)急性骨萎缩:即损伤所致关节附近的痛性骨质疏松,亦称反射性交感神经性骨营养不良,好发于手、足骨折后。典型表现:与损伤程度不一致的疼痛和血管舒缩紊乱,局部有烧灼感、关节僵硬;血管舒缩紊乱早期表现为皮温升高、水肿及汗毛、指甲生长加快,后期皮温低、多汗、皮肤光滑、汗毛脱落、手或足肿胀、僵硬、寒冷略呈青紫色达数月之久。其一旦发生,治疗十分困难,一般以康复训练和物理治疗为主,必要时可采用交感神经封闭。

(六)辅助检查

1.X线检查

凡疑为骨折者应常规进行X线检查,明确骨折的形态、移位以及骨折的类型,有无伴发脱位、撕脱、游离骨片等情况。检查时必须包括正、侧位片及邻近关节,并加健侧对照片,必要时应拍摄特殊位置的X线片。

2.CT检查

结构复杂的骨折应行CT检查,以便更准确地了解骨折和其他软组织的情况。

3.MRI检查

对于颈椎骨折合并脊髓损伤者,用MRI检查能更清楚地了解骨折的类型及脊髓损伤的程度。

(七)治疗原则

骨折治疗注意贯彻固定与康复治疗相结合(动静结合),骨与软组织并重(筋骨并重),局部与整体兼顾(内外兼治),医护患密切配合的原则。

1. 现场急救

骨折现场急救不仅应注意骨折的处理,更重要的是要进行全身情况的处理。急救的目的是用最简单而有效的方法抢救生命、保护患肢、迅速转运,以便尽快得到妥善处理。

2. 骨折的治疗

骨折治疗的三大原则为复位、固定和康复治疗。

(1)复位:是将移位的骨折段恢复正常或接近正常的解剖关系,重建骨的支架作用。

1)复位标准:①解剖复位:指骨折段经复位,恢复了正常的解剖关系,对位(两骨折端的接触面)和对线(两骨折段在纵轴上的关系)完全良好。②功能复位:指经复位后,两骨折段虽未恢复至正常的解剖关系,但不影响骨折愈合后的肢体功能。

2)复位方法包括:①手法复位:即应用手法使骨折复位。大多数骨折均可采用手法复位的方法矫正其移位获得满意的效果。优点是能较好地保持骨折部位的血供,缺点是较难达到解剖复位。应注意手法复位不能为了追求解剖复位而反复进行多次复位,达到功能复位即可。②切开复位:即切开骨折部位的软组织,暴露骨折段,在直视下将骨折复位。其最大的优点是可使手法复位不能复位的骨折达到解剖复位并做有效的内固定,可使患者提前下床活动,减少并发症。缺点是因可减少骨折部位的血液供应而引起骨折延迟愈合或不愈合,以及增加感染的机会等。

(2)固定:即将骨折部位稳定在复位后的位置,使其维持良好的对位、对线关系。骨折固定的方法有:①外固定:目前常用的方法有小夹板、石膏绷带、外展架、持续牵引和外固定器等。②内固定:主要用于切开复位后,采用金属内固定物,如接骨板、螺丝钉、髓内钉和加压钢板等,将骨折段固定。

(3)康复治疗:是在不影响固定的情况下,尽快地恢复患肢肌肉、肌腱、韧带、关节囊等软组织的舒缩活动。康复治疗应遵循动静结合、主被动运动相结合、循序渐进的原则。

1)早期:为骨折后1～2周内,此期康复治疗的目的是促进患肢血液循环,消除肿胀和稳定骨折,防止肌萎缩。此期主要以患肢肌肉等长舒缩运动为主,骨折上、下关节暂不活动,身体其他各部关节均应进行正常活动。

2)中期:为骨折2周以后,患肢肿胀已消退,局部疼痛减轻,骨折处已有纤维连接,日趋稳定。此时应开始进行骨折上、下关节的活动,根据骨折的稳定程度,逐渐缓慢增加活动强度和范围,由被动活动转为主动活动。

3)晚期:骨折已达临床愈合标准,外固定已拆除,此时是康复治疗的关键时期。患肢应进行抗阻运动以增加肌力,克服挛缩,恢复关节活动度,同时可辅以物理治疗和外用药物熏洗等促进肢体功能的恢复。

(八)护理评估

1. 术前评估

(1)健康史:了解受伤的经过,有无骨与关节病变,有无反复骨折史和手术史。

(2)身体状况:评估患者的局部症状和全身症状,并注意有无合并损伤。

(3)心理和社会支持状况:评估患者及家属的心理反应、家庭社会支持情况等。

2. 术后评估

(1)手术情况:包括麻醉方式、手术种类、术中情况、术后生命体征、切口情况和固定情况等。

(2)康复状况:了解患者是否按计划进行功能锻炼,疗效及有无因活动障碍引起的并发症。

(3)心理和社会支持状况:评估患者及家属对康复治疗的心理反应与配合情况,对出院后继续治疗的了解情况等。

(九)常见护理诊断/问题

1. 疼痛

与肌肉、骨骼的损伤有关。

2. 有皮肤完整性受损的危险

与骨折后躯体活动受限有关。

3. 潜在并发症

包括休克、脂肪栓塞、感染、骨—筋膜室综合征、骨化性肌炎等。

(十)护理措施

1. 现场急救

(1)抢救生命:骨折特别是严重的骨折,如骨盆骨折、肋骨骨折等常是全身严重多发性损伤的一部分,因此应检查患者的全身情况,首先处理危及生命的问题如呼吸困难、休克、窒息等。

(2)包扎伤口:开放性伤口用无菌敷料或清洁布类予以包扎,若骨折端外露,不可随意将其复位,应送至医院经清创处理后再行复位。若在包扎时,骨折端自行滑入伤口内,应做好记录,以便在清创时进一步处理。绝大多数伤口出血可用加压包扎止血,加压包扎不能止血时可采用止血带止血。最好使用充气止血带,应记录所用的压力和时间,每40～60分钟放松1次,放松时间以局部血液恢复，组织略有新鲜渗血为宜。

(3)妥善固定：急救固定的目的是避免骨折端在搬运过程中对周围重要组织的损伤，以及便于运送。凡疑有骨折者，均应按骨折处理。急救时不必脱去患肢的衣裤和鞋袜，患肢严重肿胀时可用剪刀将患肢衣袖或裤脚剪开。固定可用特制的夹板或就地取材用木板、木棍、树枝等。若无任何可利用的材料时，上肢骨折可固定于自身躯干，下肢骨折固定于对健侧下肢。

(4)迅速转运：经初步处理后，应尽快转运至就近的医院进行治疗。

2. 术前护理

(1)心理护理：向患者及家属解释骨折的愈合过程及治疗与护理，鼓励其表达自己的思想，以减轻或缓解患者的心理负担，积极配合诊疗、康复和护理。

(2)病情观察：密切观察生命体征、神志的变化并做好记录，必要时监测中心静脉压及记录24小时体液出入量；危重患者应及早送入 ICU 监护。对于意识障碍、呼吸困难者，给予吸氧或人工呼吸，必要时施行气管切开；伴发休克时，按休克患者护理。做好床边交接班。

(3)疼痛护理：骨折、创伤、手术、固定不确切、神经血管损伤、伤口感染、组织受压缺血等均会引起疼痛。应根据引起疼痛的不同原因进行对症护理，如伤后局部早期冷敷，24小时后改为热敷；受伤肢体应妥善固定，抬高患肢；疼痛原因明确者，可根据医嘱使用止痛药等。

(4)维持有效的血液循环：局部创伤或挤压伤、骨折内出血、静脉回流不畅、固定过紧或用止血带时间过长，都可导致组织灌流不足、肢体肿胀。根据患者具体情况选择合适的体位，适当抬高患肢，促进静脉回流；有出血者采取有效止血措施；对肢端出现剧烈疼痛、麻木、皮温降低、苍白或青紫、肢端甲床血液充盈时间延长、脉搏减弱或消失等动脉血供受阻征象，应及时通知医师，积极对症处理。严禁局部按摩、热敷、理疗，以免加重组织缺血与损伤。

(5)加强营养：给予高蛋白质、高热量、高钙、高铁、高维生素饮食，以供给足够营养。对于制动患者应适当增加膳食纤维的摄入，多饮水，防止便秘及肾结石的发生。避免进食牛奶、糖等易产气的食物。按医嘱，给予补液、输血、补充血容量等。

(6)生活护理：保持室内环境清洁、卫生，以增加患者的舒适感。给予患者生活上的照顾，满足患者基本的生活需要。

(7)并发症护理

1)脂肪栓塞：①安排患者采取高半坐卧位。②保持呼吸道通畅，给予高浓度吸氧，以去除局部的缺氧和脂肪颗粒的表面张力，使用呼吸机以减轻和抑制肺水肿的发生。③监测生命体征和动脉血气分析。④维持体液平衡。⑤遵医嘱使用肾上腺皮质类固醇、抗凝血剂等药物对症治疗。

2)感染：现场急救应注意保护伤口，避免二次污染。开放性骨折应争取时间尽早实施清创术，给予有效的引流，遵医嘱正确使用抗生素，加强全身营养支持。注意观察伤口情况，一旦发生感染，应及时报告并协助医师处理伤口。

3)血管、神经损伤及骨-筋膜室综合征：对于石膏、夹板等外固定过紧引起患肢肿胀伴有血液循环障碍者，应及时松解，并观察有无血管、神经的损伤；严重肿胀者，要警惕骨-筋膜室综合征。

4)坠积性肺炎和压疮:对于长期卧床的患者,定时翻身叩背,按摩骨隆凸处,必要时给予气圈或气垫床,并鼓励患者咳嗽、咳痰。

(8)外固定的护理:包括小夹板、牵引或石膏固定患者的护理。

(9)指导康复训练:向患者宣传康复训练的意义和方法,解释骨折固定后引起肌萎缩的原因,使患者充分认识康复训练的重要性。帮助患者制订锻炼计划,鼓励患者主动进行锻炼。以患者不感到疲劳,骨折部位不发生疼痛为度,以恢复肢体的固有生理功能为中心,上肢着重锻炼手的握力,下肢重点在训练负重行走能力。

(10)手术前患者的护理:除一般手术前准备外,特别强调术前皮肤准备。因感染是骨科手术较为严重的并发症,而术前充分的皮肤准备是预防感染的途径之一。原则上是将备皮范围扩展到手术部位的上、下关节即可。手术前3日,每日用温水清洗备皮范围内的皮肤、甲缝,然后用75%乙醇消毒,并用无菌巾包扎;术前2小时剃除备皮范围内的毛发。

3.术后护理

(1)搬运:应采用三人平托法,以保持患者身体轴线平直,同时注意保护患肢、切口,防止引流管脱出。

(2)体位:四肢手术后,抬高患肢,有利于血液回流,减轻或预防肿胀。

(3)病情观察观察生命征及神志情况;患肢有无疼痛、肿胀、肢端麻木,检查局部皮肤的颜色、温度、活动度及感觉;观察切口情况。

(4)营养支持:选择营养丰富且易消化的食物,必要时可适当补液或输血。

(5)康复训练:指导患者按计划进行康复训练,以预防长期固定带来的并发症。

(十一)健康教育

1.安全指导

讲解有关骨折的知识,尤其是骨折的原因。教育患者在工作、运动中应注意安全,加强锻炼。保持健康良好的心态,以利于骨折的愈合。

2.饮食指导

调整膳食结构,对患者进行饮食指导,保证营养素的供给。

3.康复锻炼

指导患者出院后继续长期坚持康复锻炼的方法,指导家属如何协助患者完成各项活动。

4.定期复查

指导患者出院后的注意事项,遵医嘱定期复诊,评估功能恢复状况。

二、常见四肢骨折

Ⅰ.肱骨干骨折

肱骨干骨折是指发生在肱骨外科颈下1～2cm至肱骨髁上2cm段内的骨折,多见于青少年。在肱骨干中下1/3段后外侧有一桡神经沟,此处骨折容易合并桡神经损伤。

(一)病因

由直接暴力或间接暴力引起。前者常由外侧打击肱骨干中段致横形或粉碎形骨折。后者常由于手部或肘部着地,力向上传导,加上身体倾倒所产生的剪式应力致肱骨干中下1/3骨折。有时因投掷运动或"掰腕",也可导致肱骨干中下 1/3 骨折,多为斜形或螺旋形骨折。

(二)临床表现

1. 症状

上臂出现疼痛、肿胀、畸形,皮下瘀斑及上肢活动障碍。

2. 体征

可见反常活动,骨擦感,骨传导音减弱或消失。合并桡神经损伤时,表现为垂腕,各手指掌指关节不能背伸,拇指不能伸,前臂旋后障碍,手背桡侧皮肤感觉减退或消失等。

(三)辅助检查

X 线检查可确定骨折的类型、移位方向。

(四)治疗原则

大多数肱骨干横形或短斜形骨折可采用非手术治疗。

1. 手法复位外固定

在局部麻醉或臂丛神经阻滞麻醉及充分持续牵引和肌肉放松的情况下,可采用手法使其复位。复位成功后,可选择小夹板或石膏固定维持复位。若为中、下段长斜形或长螺旋形骨折,手法复位后不稳定,可采用上肢悬垂夹板或石膏固定,固定期间严密观察骨折对位对线情况。

2. 切开复位内固定

在直视下尽可能达到解剖对位。用外固定支架或加压钢板螺钉内固定,亦可用带锁髓内针固定。术后不用外固定,可早期进行康复训练。伴有桡神经损伤者,术中探查修复桡神经。近年来采用锁定钢板微创手术固定减少了对血供的影响,有利于骨愈合。

3. 康复治疗

不论采用何种复位固定方式,术后均应早期进行康复治疗。复位术后抬高患肢,主动练习手指屈伸活动。2～3 周后,开始主动的腕、肘关节屈伸活动和肩关节的外展、内收活动,但活动量不宜过大,逐渐增加活动量和活动频率。6～8 周后加大活动量并做肩关节的旋转活动。在锻炼过程中,要随时检查骨折对位、对线及愈合情况。骨折完全愈合后去除外固定。内固定物可在半年后取出,若无不适也可不必取出。在锻炼过程中,可配合理疗、体疗、中医药等治疗。

Ⅱ.肱骨髁上骨折

肱骨髁上骨折是指肱骨干与肱骨髁的交界处发生的骨折,多见于 10 岁以下儿童。儿童的肱骨下端有骨骺,若骨折线穿过骺板,则可能影响骨骺的发育而导致肘内翻或外翻畸形。

(一)病因与分类

其多由间接暴力所致。根据暴力类型和骨折移位,肱骨髁上骨折可分为伸直型和屈曲型。

1. 伸直型

常见。多为跌倒时,肘关节呈半屈曲状或伸直位,手掌着地,导致髁上部伸直型骨折。骨折近端向前移位,远端向后移位,在肱骨髁内、前方,有肱动脉和正中神经经过,易损伤血管神经;在肱骨髁的内侧有尺神经,外侧有桡神经,如同时遭受侧方暴力,骨折端侧方移位,可引起尺神经或桡神经损伤。

2. 屈曲型

少见。跌倒时,肘关节屈曲,肘后部着地,外力自下而上。此型很少合并血管和神经损伤。

(二)临床表现

1. 症状

肘关节处出现明显疼痛、肿胀、功能障碍,有时可出现皮下瘀血或皮肤水疱。

2. 体征

局部明显压痛,有骨擦音及反常活动,合并有正中神经、尺神经、桡神经损伤时则出现前臂相应的神经支配区感觉减弱或消失以及功能障碍。伸直型骨折时,鹰嘴和远侧骨折端向后突出并处于半屈位,近端向前移,肘前方可扪到骨折断端,外形如肘关节脱位,但肘后三角关系正常。由于近折端向前下移位,极易压迫肱动脉或刺破肱动脉,加上损伤后局部肿胀明显,影响远端肢体血液循环,可导致前臂骨-筋膜室综合征。

(三)辅助检查

肘部正、侧位 X 线检查能确定骨折的存在及骨折移位情况。

(四)治疗原则

1. 手法复位外固定

受伤时间短,肘部肿胀轻,桡动脉搏动正常者可行手法复位和石膏托固定。复位时应注意恢复肱骨下端的前倾角和肘部提携角。复位后要注意远端肢体的血液循环情况,用后侧石膏托在屈肘位固定 4～5 周,X 线证实骨折愈合良好,即可拆除石膏。

2. 切开复位内固定

手法复位失败或伴有血管、神经损伤或开放性伤口污染不重者可行切开复位、克氏针内固定。

3. 康复治疗

早期进行手指及腕关节屈伸活动,以利于减轻水肿。4～6 周后可进行肘关节屈伸活动。若手术切开复位内固定的患者,术后 2 周即可开始肘关节活动。

Ⅲ.尺桡骨干双骨折

尺桡骨干双骨折是日常生活及劳动中常见的创伤,好发于青壮年。尺桡骨干双骨折时,由于肌肉的牵拉导致复杂的移位使复位十分困难,且易发生骨-筋膜室综合征。

(一)病因与分类

1. 直接暴力

重物打击、碰撞或刀砍伤等直接暴力作用在前臂上,引起的骨折多为横形、蝶形或粉碎形,并伴有不同程度的软组织损伤。

2. 间接暴力

跌倒时手掌着地,传导应力经腕骨传导至桡骨形成剪切,造成骨折;同时也经骨间膜纤维方向传导至尺骨,造成低于桡骨骨折水平的尺骨骨折。骨折线常为斜形,短缩重叠移位重,骨间膜损伤重。

3. 扭转暴力

跌倒时手掌着地,同时前臂发生旋转,造成不同平面尺桡骨螺旋形骨折或斜形骨折,尺骨骨折线多高于桡骨骨折线,骨间膜损伤严重。

(二)临床表现

1. 症状

前臂肿胀,疼痛,活动受限,主被动旋转前臂均引起剧烈疼痛。

2. 体征

伤后可出现成角畸形,旋转畸形。尺桡骨骨干有触压痛,并可感知异常活动和骨擦音。尺骨上 1/3 骨干骨折合并桡骨小头脱位,称为孟氏骨折。桡骨干下 1/3 骨折合并尺骨小头脱位,称为盖氏骨折。

骨擦音和异常活动不必特意检查,因为有可能造成附加损伤。注意检查血运和手的感觉运动以及早发现血管、神经损伤。

(三)辅助检查

正、侧位 X 线检查应包括上下尺桡关节,以免遗漏合并损伤并借以判断桡骨近端确切的旋转方位,以便整复。

(四)治疗原则

1. 手法复位外固定

整复在 X 线透视下进行,牵引、确定桡骨近折段的旋转方位,将远折段置于相同位置进行对位。复位后以外固定制动 8 周,直至 X 线检查证实骨折愈合。

2. 切开复位内固定

手法复位达不到整复标准时,应进行手术切开复位内固定,常用钢板螺钉固定或髓内钉固定。

3. 康复治疗

制动期应活动手指,练习握拳以及肩关节活动。去外固定后,积极进行功能康复训练。术后 2 周即开始手指屈伸活动和腕关节活动;4 周开始练习肘、肩关节活动;8～10 周 X 线证实骨折已愈合者,方可进行前臂旋转活动。

Ⅳ.桡骨远端骨折

桡骨远端骨折是指发生于距桡骨远端关节面 3 cm 以内的骨折,多见于中、老年有骨质疏松者。

(一)病因与分类

其多是由间接暴力所致。跌倒时,手部着地,暴力向上传导,发生桡骨远端骨折。

桡骨远端骨折根据受伤机制的不同分为伸直型骨折和屈曲型骨折。跌倒时手掌心着地,腕关节背伸,前臂旋前,肘屈曲所致的骨折为伸直型骨折;跌倒时手背着地,腕关节急骤掌屈的传导应力所造成的骨折为屈曲型骨折。前者较多见。

(二)临床表现

1. 症状

腕部疼痛、肿胀,活动受限。

2. 体征

局部压痛明显,腕关节活动障碍。伸直型骨折伤后可出现典型"餐叉样"畸形、"枪刺刀样"

畸形。缩短移位时,可扪及桡骨茎突上移。手腕功能部分或完全丧失。屈曲型骨折伤后腕部出现下垂畸形。

(三)辅助检查

X线可见典型移位。伸直型骨折可见骨折远端向背侧和桡侧移位,近段向掌侧移位;屈曲型骨折者可见骨折远端向掌侧和桡侧移位。

(四)治疗原则

1.手法复位外固定

伸直型骨折者,在牵引下进行复位,复位后背侧面用石膏托或特制的小夹板固定腕关节于旋前、屈腕、尺偏位,固定2周。屈曲型骨折的处理与伸直型骨折基本相同,复位手法相反。

2.切开复位内固定

有手术指征者应切开复位,用松质骨螺钉或钢针固定。

3.康复治疗复位固定

后即开始康复训练,指导患者用力握拳,充分伸屈五指,以练习手指关节和掌指关节活动及锻炼前臂肌肉的主动舒缩。指导患者练习肩关节全关节活动范围运动和肘关节屈伸活动。2周后可进行腕关节的背伸和桡侧偏斜活动及前臂旋转活动的练习。4～6周解除固定后,两掌相对练习腕背伸,两手背相对练习掌屈,也可利用墙壁或桌面练习背伸和掌屈。

V.股骨颈骨折

股骨颈骨折是股骨头下至股骨颈基底部之间的骨折,是老年常见的骨折之一,尤以老年女性较多。

(一)病因和分类

1.病因

(1)间接暴力:老年人的股骨颈骨折几乎全由间接暴力引起,主要为外旋暴力,如平地跌倒、下肢突然扭转等皆可引起骨折。由于老年人股骨颈骨质疏松脆弱,且承受应力较大,所以只需很小的旋转外力就能引起骨折。

(2)直接暴力:少数青壮年的股骨颈骨折,则由强大的直接暴力致伤,如车辆撞击或高处坠落造成骨折,甚至同时有多发性损伤。

2.分类

(1)按骨折线部位分类:①头下型:全部骨折面均位于头颈交界处,骨折近端不带颈部,此型较少见。②头颈型:骨折面的外上部分通过股骨头下,而内下方带有部分颈内侧皮质,呈鸟嘴状,此型最多见。③经颈型:骨折面完全通过股骨颈部,此型甚为少见,有人认为在老年患者中几乎不存在这种类型。④基底型:骨折面接近股骨转子间线。

头下型、头颈型、经颈型均为囊内骨折,骨折时股骨头的血液供应中断,骨折不易愈合,易造成股骨头缺血性坏死;基底型为囊外骨折,因其血运好,愈合较好。

(2)按骨折移位程度分类:即 Garden 分类法分类。Ⅰ型:为不完全骨折,骨完整性仅有部分出现裂纹,无移位。Ⅱ型:为完全骨折,但不移位。Ⅲ型:为完全骨折,部分移位且股骨头与股骨颈有接触。Ⅳ型:为完全移位的骨折。

(3)按 X 线表现分类:①内收型:即远端骨折线与两侧髂嵴连线的夹角(Pauwels 角)大于

50°。由于骨折面接触较少,易发生再移位,故属于不稳定性骨折。②外展型:即 Pauwels 角小于 30°。由于骨折面接触多,不易发生再移位,故属于稳定性骨折。但若处理不当,亦可成为不稳定骨折。

(二)临床表现

1. 症状

受伤后髋部出现疼痛,不能站立或行走,活动患肢时疼痛较明显。移位骨折患者在伤后就不能坐起或站立。但也有一些无移位的线状骨折或嵌插骨折患者,在伤后仍能走路或骑自行车。

2. 体征

患肢有短缩、内收、外旋 45°~60°畸形。在患肢足跟部或大粗隆部叩打时,髋部疼痛。较少出现髋部肿胀和瘀斑。

(三)辅助检查

X 线检查可明确骨折的部位、类型、移位情况。

(四)治疗原则

1. 非手术治疗

无明显移位的骨折,外展型或嵌插型等稳定性骨折,年龄过大,全身情况差,或合并有严重心、肺、肾等功能障碍者,选择非手术治疗,包括牵引复位,可穿防旋鞋,下肢皮肤牵引、骨牵引或石膏固定等。卧床休息,患侧膝关节略屈曲,足外展中立位。为防止患肢外旋可穿防旋鞋。也可持续皮肤牵引 6~8 周。固定期间做到"三不",即不盘腿、不侧卧、不下地负重。

2. 手术治疗

(1)手术指征:①内收型骨折或和有移位的骨折。②难以用手法复位、牵引复位的骨折。③65 岁以上老年人的股骨头下型骨折。④青少年的股骨颈骨折。⑤股骨颈陈旧骨折不愈合,或合并髋关节骨关节炎。

(2)手术方法:手法复位成功后,在股骨外侧做内固定。手法复位失败,或固定不可靠,或青壮年的陈旧骨折不愈合,宜采用切开复位内固定术,如直视下经大转子打入加压螺纹钉进行复

位内固定。全身情况尚好的高龄患者的头下型骨折,已合并骨关节炎或股骨头坏死者,可选择单

纯人工股骨头置换术或全髋关节置换术。

3. 康复治疗

术后鼓励患者尽早活动,进行股四头肌舒缩及踝和足趾关节屈伸运动。根据患者个体差异,3 个月后可指导患者扶双拐下地,至骨折坚固愈合,股骨头无缺血坏死迹象时,方可弃拐逐步负重行走,一般约需 6 个月左右。

(1)人工股骨头置换术后:①抬高患肢,术后第 2 日,主动屈伸膝、踝关节,股四头肌和臀大肌、臀中肌进行等长收缩运动,以促进下肢血液回流,保持肌力,防止肌肉萎缩。②3 日后可做主动髋、膝关节屈伸运动或用持续被动活动仪,早期进行持续被动运动,从 30°~40°起,3 日后逐渐增至 60°~120°,循序渐进,根据个体差异及不同病因而定。还可指导患者做患侧下肢抬

高练习,足跟抬离床面 20cm,保持 5～10 秒再放下,如此反复,次数根据患者状况逐渐增加。③术后 1 周开始练习起坐、坐直,可移至床边或座椅上。根据病情,在医师指导下使用双拐或步行器行走。④术后 6 周内,术侧肢体不宜内收或与对侧肢体交叉,避免坐矮凳。术后 6 周,可完全负重行走。

(2)全髋关节置换术后:①术后第 2 日开始主动进行屈伸双侧踝关节,股四头肌和臀大肌、臀中肌进行等长收缩运动。如无特殊情况,可同时做膝关节屈伸,髋关节旋转、伸直及股四头肌等张练习。同时应注意上肢肌力练习以恢复上肢力量,使患者较好的使用拐杖。②术后 4～5 日病情平稳后,由他人协助抬起上身,使患侧腿离床并使脚着地,再挂拐站起进行离床功能训练,患肢始终保持外展 30°但不负重,挂双拐行走,逐渐增加训练时间及强度。③3 周内屈髋<45°,逐渐增加屈髋度数但不宜>90°。不宜将患肢架在另一条腿上或盘腿,站立时患肢不宜外展。④3 个月内避免侧卧,6 个月内患肢避免内收及内旋动作。

Ⅵ.股骨干骨折

股骨干骨折是指股骨小转子以下、股骨髁以上部位的骨折,占全身骨折的 4.6%,多见于青壮年。

(一)病因和分类

1. 病因

(1)直接暴力:重物直接打击、车轮碾轧、火器等直接作用于股骨,容易引起股骨干的横形或粉碎性骨折,同时有广泛软组织损伤。

(2)间接暴力:高处坠落伤、机器扭转伤等间接暴力,常导致股骨干斜形或螺旋形骨折,周围软组织损伤较轻。

2. 分类可根据部位进行分类。

(1)股骨干上 1/3 骨折:由于髂腰肌、臀中肌、臀小肌和外旋肌的牵拉,使近折段向前、外及外旋方向移位,远折段则由于内收肌的牵拉而向内、后方向移位;由于股四头肌、阔筋膜张肌及内收肌的共同作用而向近端移位。

(2)股骨干中 1/3 骨折:由于内收肌群的牵拉,使骨折向外成角。

(3)股骨干下 1/3 骨折:远折段由于腓肠肌的牵拉以及肢体的重力作用而向后方移位;由于股前、外、内的肌牵拉的合力,使近折段向前上移位,形成短缩畸形。

股骨干骨折移位的方向除受肌肉牵拉的影响外,还与暴力作用的方向、大小,肢体所处的位置及急救搬运等诸多因素有关。

(二)临床表现

1. 症状

局部疼痛、肿胀,患肢活动受限。

2. 体征

成角、缩短、旋转等畸形。局部有压痛、反常活动、骨擦音或骨擦感,出血多者可伴有休克。股骨干下 1/3 骨折,由于远折段向后移位,有可能损伤腘动脉、腘静脉和胫神经、腓总神经,可出现远端肢体相应的血液循环、感觉及运动功能障碍。

(三)辅助检查

X线检查可明确骨折的部位、类型、移位情况。

(四)治疗原则

1. 非手术治疗

(1)牵引:①悬吊牵引:适用于3岁以下的儿童。将双下肢用皮肤牵引向上悬吊,重量1～2kg,要保持臀部离开床面,利用体重做对抗牵引,一般牵引3～4周。②罗索牵引法:适用于5～12岁的儿童。牵引前可行手法复位,或利用牵引复位。③骨牵引:适用于青少年及成人股骨干骨折。

(2)手法复位:横形骨折有侧方移位者可行端提和挤按手法以矫正侧方移位;粉碎骨折可用四面挤按手法使碎片互相接近;斜形骨折可用回旋手法。

(3)外固定术:用夹板固定或持续牵引固定或用外固定器固定。

2. 手术治疗

主要采用切开复位内固定,适用于非手术失败或合并有神经、血管的损伤或伴有多发性损伤、不宜卧床过久的老年人。股骨上、中1/3骨折多采用髓内针固定;股骨中、下1/3骨折,传统多采用接骨板螺丝钉固定及髋人字石膏固定,目前多采用加压钢板固定。

3. 康复治疗

疼痛减轻后,即可开始进行股四头肌的等长收缩运动及踝和足趾关节屈伸运动,以促进血液循环,防止肌肉粘连,同时可练习膝关节伸直,但关节屈曲应遵医嘱执行。当骨折端有连续性骨痂时,患肢可逐渐进行负重。

Ⅶ.胫腓骨干骨折

胫、腓骨干骨折是指胫骨平台以下至踝以上部分发生的骨折。

(一)病因和分类

1. 直接暴力

多为压砸、冲撞、打击致伤,骨折线为横断或粉碎型。有时两小腿在同一平面折断,软组织损伤常较严重,易造成开放性骨折。有时皮肤虽未破,但挫伤严重,血循环不良而发生继发性坏死,致骨外露,感染而成骨髓炎。

2. 间接暴力

多见于从高处跌下,跑跳的扭伤或滑倒所致的骨折。骨折线常为斜型或螺旋型,胫骨与腓骨多不在同一平面骨折。儿童有时也可见胫、腓骨的"青枝骨折"。

(二)临床表现

1. 症状

局部肿胀、疼痛和功能丧失。

2. 体征

骨擦音和反常活动。有移位骨折者,可有肢体缩短、成角及足外旋畸形。小儿青枝骨折或裂缝骨折,临床症状可能很轻,但患儿拒绝站立或行走,局部有轻微肿胀及压痛。严重挤压伤、开放性骨折应注意早期创伤性休克的可能;胫骨上1/3骨折者,应注意腘动脉的损伤;腓骨上端骨折时,应注意腓总神经的损伤。

(三)辅助检查

X线检查应包括胫、腓骨全长,正侧位片可以明确骨折的类型、部位及移位方向。

(四)治疗原则

主要恢复小腿的长度和负重功能。重点处理胫骨,但也应重视腓骨的复位。

1. 非手术治疗

(1)手法复位和外固定:麻醉成功后,两个助手分别在膝部和踝部做牵引与反牵引,术者两手在骨折端,根据透视下移位的方向,推压挤捏骨断端整复,复位后可用小夹板或长腿石膏固定。

(2)骨牵引:因骨断端很不稳定,复位后不易维持良好对位,最好用跟骨持续牵引。成人牵引重量4～6kg,共牵引3周左右,然后换长腿无垫石膏继续固定8周。

2. 手术复位

对于整复不良,成角畸形以致膝、踝关节面不平行,肢体负重线不正,以及多次整复失败,畸形愈合者,均应切开复位,酌情采用加压钢板、钢板螺丝钉、单螺丝钉、髓内针等内固定。

3. 康复治疗

伤后早期可进行髌骨的被动活动及跖趾关节和趾间关节活动。夹板固定期间可练习膝、踝关节活动,但禁止在膝关节伸直情况下旋转大腿,以免影响骨折的稳定性,导致骨不连接。外固定去除后,充分练习各关节活动,逐步进行下地行走练习。

三、骨盆骨折

骨盆骨折是指发生在包括两侧髂骨、耻骨、坐骨、骶骨、尾骨及骨连接韧带的损伤,是临床常见损伤之一。

(一)病因与分类

1. 病因

(1)直接暴力:骨盆骨折大多由强大暴力挤压或直接撞击所致,如高处坠落伤、交通事故等。

(2)间接暴力:跌倒时骶尾部撞击于硬物,可发生骶、尾骨骨折,肌肉的强烈收缩可引起髂前上、下棘或坐骨结节撕脱性骨折。

暴力可来自骨盆的侧方、前方或后方,骨折既可以发生于直接受力的部位,也可通过骨盆环传达受力而发生在其他部位。

2. 分类

由于骨盆环的解剖学复杂性,以及骨折的严重程度不一,其大多根据骨折的位置、稳定性、损伤机制、暴力方向及是否为开放性进行分类,分类方法较多。先前的分类重点都放在损伤机制及稳定性上,临床上将分类进行改良,按A、B、C三级分类法,将骨折分为:①A型:稳定型,轻度移位。②B型:旋转不稳定,垂直稳定。③C型:旋转及垂直不稳定(垂直剪力)。该分类法是目前广为认可的骨盆环骨折分类法。

(二)临床表现

1. 症状

局部肿胀、疼痛,不能起坐、站立和翻身,下肢活动困难。全身表现为低血压和休克。

2. 体征

局部压痛、畸形,骨盆反常活动,会阴部瘀斑,肢体不对称。骨折处压痛明显,髂前上、下棘或坐骨结节撕脱骨折者,常可触及移位的骨折块。骨盆分离试验阳性和骨盆挤压试验阳性。"4"字试验阳性。直腿抬高试验阳性,对诊断骨盆骨折有很高的灵敏度。肛门指检,指套染血,前方饱满、张力高,可触及骨折端,说明直肠损伤。耻骨支及耻骨联合处损伤者应常规做导尿检查,判断有无合并尿道损伤。阴道检查可发现阴道撕裂的部位和程度。

3. 并发症

骨盆骨折常伴有严重并发症,包括腹膜后血肿、腹腔内脏损伤、膀胱或后尿道损伤、直肠损伤以及神经损伤(主要是腰骶神经丛与坐骨神经损伤)。

(三)辅助检查

X线检查可了解骨折及其类型。CT扫描可判断骶髂关节损伤的部位、类型和程度,以及骶骨、髋臼骨折。CT三维重建技术可以清楚地显示骨折的部位、移位方式,以及骶髂关节复合结构的受累程度等。MRI检查适用于骨盆内血管或脏器损伤的检查。B超检查可协助了解盆腔脏器损伤及出血情况。数字减影造影(DSA)适用于大血管损伤者,可探查发现或进行栓塞部分出血血管,具有诊断和治疗作用。

(四)治疗原则

1. 急救

应把抢救重点放在控制出血,纠正休克上。如合并有尿道、直肠损伤者应积极预防感染。在不影响骨折稳定性的基础上积极修复损伤的内脏。

2. 非手术治疗

(1)手法治疗:根据骨盆弓断裂的程度采用不同的整复固定方法。移位不明显的骨折,骨盆功能损伤较小,可卧床休息,不需特殊手法治疗。骶骨骨折、尾骨脱位或骨折者,若骨折移位明显者,可用手指从肛门内推挤复位。有移位的骨盆骨折,尤其是盆环双弓断裂者,若病情许可,应采用手法复位,复位的方法应根据骨折移位情况而定。

(2)固定方法:无明显移位的骨盆骨折,卧床3~5周即可,不必固定。髂骨翼外旋、耻骨联合分离者,手法复位后可应用多头带包扎或骨盆兜带悬吊牵引固定4~6周。骨盆向上移位者,应采用患侧下肢皮肤牵引。向上移位超过2 cm者,应采用股骨髁上或胫骨结节骨牵引,牵引重量为体重的1/5~1/7,牵引时间需6~8周。

(3)中医辨证治疗:早期宜活血祛瘀、消肿止痛,内服复元活血汤加减,外用双柏散局部敷贴,若合并大出血发生血脱者,应急投独参汤;中、后期应强筋壮骨、舒筋通络,内服生血补髓汤,外用骨科外洗一方煎水熏洗。

3. 手术治疗

外固定支架治疗适用于开放性骨折、合并神经血管损伤、多部位骨折,对负重功能有严重影响者,应急诊行临时固定。骨盆钳技术适用于不稳定性骨盆骨折合并出血的临时固定治疗。因其固定的作用有限,且针孔易于感染,故应尽可能在术后5日之内撤除,改用其他固定方法。切开复位内固定主要适用于开放性损伤耻骨联合分离大于3 cm,或侧方压缩型耻骨支骨折突向阴道,以及髋臼骨折合并多发伤者。手术的入路主要有前方和后方入路。重度骨盆骨折有大出血者应手术止血,会阴、膀胱、直肠有撕裂时须及时修补。

(五)护理评估

参见本章第一节相关内容。

(六)常见护理诊断/问题

1. 有液体不足的危险

与骨盆骨折合并血管、内脏损伤及疼痛有关。

2. 潜在并发症

包括膀胱破裂、尿道断裂、直肠破裂、神经损伤。

(七)护理措施

1. 急救护理

(1)搬运:用宽布托住患者臀部搬运,除用多头带或绷带包扎固定骨盆部外,臀部两侧还应加衬垫或海绵软垫,然后用布带将患者身体固定在担架上,以免加重出血和损伤。注意保暖,保持呼吸道通畅。转运途中严密监测全身情况,发现异常及时报告医师处理。

(2)积极预防休克:有休克先兆者取休克卧位,尽快建立双静脉通道加压输血输液,根据中心静脉压的监测情况补充血容量。

(3)心理护理:在抢救的同时应做好患者和家属的思想工作,取得其配合,使抢救工作顺利进行。

2. 术前护理

(1)严密观察:病情出现下列情况,应立即报告医师处理:出现神志淡漠、面色苍白、出冷汗、呼吸急促、四肢湿冷,脉洪大或微细、口渴,血压进行性下降,为骨盆内出血所致的休克症状;出现尿道口滴血,膀胱膨胀,排尿困难,会阴部血肿,尿液外渗等为尿道损伤症状;出现下腹部肿胀、压痛、腹肌紧张,排尿困难,导尿时未见尿液流出或仅有少量血液等为膀胱破裂症状;出现下腹部疼痛,里急后重感,或有发热,白细胞计数升高为直肠损伤症状;出现腹痛、腹胀、腹肌紧张、压痛、肠蠕动减弱等腹膜刺激症状为腹膜后血肿。

(2)牵引外固定的护理:卧硬板床。骨盆兜悬吊牵引者,吊带要保持平衡,防止骨盆倾斜,肢体内收畸形。吊带要离床面约 5 cm,并要保证吊带宽度、长度适宜。使用便器时,不必解掉吊带,可将便器放于托带与臀部中间,大小便污染时要及时更换。嘱患者及家属不可随意减少或增加牵引重量,如牵引肢体出现疼痛、麻木等情况应及时告知医护人员处理。

(3)饮食指导:饮食以高热量、高维生素、高蛋白质、易消化为原则,早期可给予鸡蛋、小米粥、山药桂圆汤等以补养气血,待病情稳定后宜给予含钙质丰富的食物,如排骨汤、瘦肉、鱼、豆制品、动物内脏等,以滋补肝肾,强筋壮骨,促进骨折愈合。

(4)保持大便通畅:应鼓励患者多饮水,多食水果、蔬菜,保证摄入足够的粗纤维食物,同时每日做腹部按摩,促进肠蠕动和肠内容物移动,必要时给予番泻叶代茶饮或口服乳果糖或注入开塞露以刺激肛门排便。

(5)康复训练:在病情允许的条件下可抬高上身取半卧位或健侧卧位。早期可做双上肢活动;2 周后开始练习股四头肌的收缩、踝关节的屈伸及足趾的活动,并辅予局部按摩、推拿;4 周后开始练习髋、膝关节的屈伸活动;6～8周去除固定后,可试行扶拐不负重活动;12周后经 X 线检查显示骨折愈合良好,可逐渐开始练习弃拐行走。

3. 术后护理

(1)病情观察:观察生命体征、伤口及患肢的血液循环情况。

(2)引流管、尿管的护理:注意观察引流尿液的性质、尿量、颜色,导尿管每周更换 1 次,每日更换引流袋,每日膀胱冲洗 2 次,始终保持尿道口清洁及尿管通畅,以免逆行感染。尿道损伤愈合后,积极训练患者自行排尿。如负压引流,有较多血液流出及切口局部肿胀疼痛明显者,应及时向医师报告,以便及时处理。

(3)康复训练:术后 6 小时,若患者疼痛不明显可指导患者行患肢的踝关节运动,并鼓励行健肢的主动活动。术后 5 日内,可指导患者进行股四头肌的等长收缩运动。

(八)健康教育

1. 康复指导

应及早鼓励和指导患者做抗阻力肌肉锻炼。神经损伤伴有足下垂者应用枕垫支撑,维持踝关节功能位等。

2. 并发症预防

指导预防并发症的措施。

3. 门诊随访

出院后 1 个月、3 个月复诊。

四、脊柱骨折

(一)解剖生理概要

脊柱是人体的支柱,是由脊椎骨和椎间盘组成。早期医学界提出了"三柱"概念,即将整个脊柱分成前、中、后三柱。中柱和后柱包裹了脊髓和马尾神经,该处的损伤可累及神经系统,特别是中柱的损伤,碎骨片和髓核组织可突入椎管的前半部损伤脊髓。此外,脊柱的稳定性主要依赖于中柱的完整,凡损伤累及二柱以上结构者均为不稳定性损伤。

(二)脊柱骨折

脊柱骨折又称脊椎骨折,是一种严重且复杂的创伤性疾病,约占全身骨折的 6.4%。

(三)病因与分类

脊柱骨折多数是由强大的暴力所致,主要由间接暴力引起,如高空坠落、交通事故等;少数由直接暴力如枪弹伤及脊柱受到直接撞击所致,也可在背部受到撞击后,腰部肌肉猛烈收缩而产生撕脱性骨折。此外,脊柱本身存在病理性改变如严重骨质疏松症、结核、椎体肿瘤等受到外力时,易发生骨折。

1. 根据损伤部位分类

分为颈椎骨折、胸椎骨折、腰椎骨折。此分类方法较为直观、方便,对治疗有直接指导意义。

2. 根据稳定性分类

(1)稳定性损伤:按 Denis 对胸腰椎稳定性分类方法,稳定性损伤包括:①所有的轻度骨折,如横突骨折、关节突骨折或棘突骨折。②椎体轻度或中度压缩骨折。

（2）不稳定损伤：包括以下三种情况（Denis）：①在生理负荷下可能发生脊柱弯曲或成角者属于机械性不稳定，包括严重的压缩骨折和坐带骨折。②未脱位的爆裂骨折继发的晚期神经损伤。③骨折脱位及严重爆裂骨折合并有神经损伤。

（四）临床表现

1. 症状

受伤处疼痛、肿胀，脊柱活动受限，胸腰椎骨折者因局部肌肉痉挛疼痛而不能站立或站立时腰背部无力，疼痛加剧。此外，因腹膜后血肿对自主神经的刺激，可出现腹痛、腹胀、肠蠕动减弱，甚至出现肠麻痹等症状。

2. 体征

局部有压痛和叩击痛，肿胀．畸形。颈、胸、腰段骨折患者，常表现为活动受限和后突畸形。合并脊髓损伤时，可出现相应的症状和体征，丧失全部或部分生活自理能力。

（五）辅助检查

1. 影像学检查

X线检查是首选的检查方法，但不能显示出椎管内受压情况。凡有中柱损伤或有神经症状者均须做CT检查，不仅可显示出椎体的骨折情况，还可显示出有无碎骨片突出于椎管内，并可计算出椎管的前后径与横径。必要时应做MRI检查，不仅可以看到椎体骨折出血所致的信号改变和前方的血肿，还可看到因脊髓损伤所表现出的异常高信号。

2. 肌电图

有助于判断脊髓损伤的水平。

（六）治疗原则

1. 急救和搬运

脊柱骨折的急救处理对患者的预后具有重要意义，处理不当可使脊髓损伤平面上升或由不完全损伤变为完全性脊髓损伤。

2. 复位固定

根据脊柱损伤的部位、类型和程度，选择不同的复位方法。总的原则是逆损伤的病因病理并充分利用脊柱的稳定结构复位，即屈曲型采用伸展法，过伸型采用屈曲法复位。复位时应注意选用不同的牵引。如颈椎损伤并关节交锁应首选颅骨牵引复位法，轻度移位、压缩而无关节交锁的颈椎骨折，一般采用枕颌带牵引，牵引重量 2～3 kg，持续 3～4 周后改用颈围保护 8～10 周。胸腰椎损伤则选用下肢牵引复位法或垫枕腰背肌锻炼复位法，还可选用两桌复位法或双踝悬吊复位法。复位后，颈椎骨折用头颈胸石膏固定 3 个月，胸腰椎用石膏背心、腰围或支具固定。

3. 手术治疗

骨折脱位移位明显、闭合复位失败或骨折块突入椎管压迫脊髓者，应手术切开复位。

4. 药物治疗

根据证型和时期合理选用。早期行气活血、消肿止痛，多选用复元活血汤、膈下逐瘀汤；若需活血祛瘀、行气利水，用膈下逐瘀汤合五苓散；若需攻下祛瘀，可用桃核承气汤或大成汤加减。中期可用接骨紫金丹接骨续筋。后期选用六味地黄汤、八珍汤或壮腰健肾汤等补益肝肾，调和气血。外用的有消肿散、消瘀散、万应膏、狗皮膏等。

5. 康复训练

腰背肌锻炼可促进骨折愈合，防止肌肉僵硬萎缩，有利于保持脊柱的稳定。

(七)护理评估

1. 术前评估

(1)健康史：了解受伤的原因、部位和时间，受伤时的体位，有无昏迷和其他部位的合并伤；了解既往有无脊柱受伤史或手术史等。

(2)身体状况：评估患者的局部症状和全身症状，并注意有无合并其他重要脏器损伤和休克。通过辅助检查结果来判断伤情及预后情况。

(3)心理和社会支持状况：评估患者和家属对该损伤的心理反应及对治疗和护理的态度等；评估患者和家属对相关疾病知识的认知程度。

2. 术后评估

(1)一般情况：包括麻醉方式、手术种类、术中情况、术后生命体征和切口情况等。

(2)术后感觉、运动和功能恢复情况：有无呼吸、泌尿系统感觉及压疮等并发症的发生。

(3)康复训练情况：了解患者的康复训练情况。

(八)常见护理诊断/问题

1. 躯体移动障碍

与骨折疼痛、合并脊髓损伤等有关。

2. 有皮肤完整性受损的危险

与长期卧床、四肢活动障碍等有关。

3. 潜在并发症

包括脊髓损伤、失用性肌萎缩、关节僵硬等。

(九)护理措施

1. 现场急救

(1)准确判断：在受伤现场，第一，明确脊柱损伤部位。清醒患者通过问诊和触诊明确脊柱疼痛部位，昏迷患者则可通过触诊脊柱后突的部位。第二，明确损伤的节段。通过观察患者上肢和下肢的感觉、运动等判断是颈椎还是胸腰椎损伤，作为搬运的依据。

(2)抢救生命：由于脊柱损伤往往伴有其他严重多发伤，如颅脑或其他重要脏器损伤，或休克，应优先处理，维持生命体征的稳定和呼吸道的通畅。

(3)搬运：搬运时先使伤员两下肢伸直，两上肢也伸直放在身旁，使脊柱始终保持平直，将担架放于伤员一侧，担架应为木板担架，由2～3人扶伤员躯干、骨盆、肢体使成一整体滚动移至担架上，避免屈曲和扭转，禁用一人搂抱或一人抬头、一人抬腿的方法。颈椎损伤的患者，应由一人专门扶住头部并沿纵轴略加牵引或用沙袋将头部固定，避免转动。

(4)病情观察：搬动过程中密切观察呼吸、心率和血压等变化，如有异常及时处理。

2. 术前护理

(1)休息与体位：绝对卧硬板床休息。颈椎骨折一般取仰卧位，颈部保持中立；腰椎骨折取仰卧位或侧卧位。损伤肢体置于功能位,防止过屈或过伸,必要时可用支足板或矫正鞋。搬运或翻身时应保持头、颈、胸、腰在同一轴线上。

(2)制动固定:颈椎骨折多采用牵引、颈围、石膏或支架固定,以维持颈部稳定;胸腰椎骨折则采用胸腰带固定。

(3)保证营养和水分的摄入:鼓励患者摄入富含蛋白质和膳食纤维素的食物。

(4)病情观察:伤后 48 小时内应严密观察患者的生命体征,检查患者的感觉、运动、反射等功能有无变化。观察患者的呼吸形态、频率、深浅,听诊肺部呼吸音,床旁应备好各种急救药品和器械。

(5)心理护理:因患者多为意外损伤且有发生瘫痪的可能,故应注意患者及家属的心理变化,及时给予心理疏导,使患者积极配合治疗和护理。

(6)康复训练:颈椎骨折者应加强颈项各方向的功能训练,促进颈项背部肌肉功能的恢复。胸腰椎骨折者应加强腰背肌功能训练。单纯压缩性骨折,伤后第 2 日可开始训练,4 周后戴腰围下地活动。对于不稳定骨折卧床 1 周后开始训练,6～8 周后戴腰围下地活动。可采用五点式、三点式、飞燕式或拱桥式训练。

3. 术后护理

(1)体位和制动:维持有效的固定制动。

(2)病情观察:观察生命体征变化,予以心电监护,常规吸氧;观察切口渗血渗液情况,若渗液较多应及时更换敷料;颈椎术后患者还应注意吞咽和进食情况。

(3)饮食护理:术后 6 小时,患者无恶心、呕吐即可进食。颈椎术后患者可适当吃冷食物,以减少咽部的水肿与渗血。

(4)生活护理:协助患者活动关节,按摩肢体,防止各种并发症的发生。

(5)康复训练:可做下肢的内收和外展运动,踝关节屈伸、旋转运动,手指的屈伸、抓握等运动。对于挛缩的肢体可进行被动运动。

(十)健康教育

1. 安全教育

平时生活中注意安全,减少或避免事故发生。

2. 康复指导

教会患者康复训练的方法。胸腰椎损伤者应加强腰背肌的训练。

3. 随访

定期复查,门诊随访。

五、脊髓损伤

脊髓损伤(SCI)是脊柱骨折的严重并发症,多由于椎体的移位或碎骨片突入椎管内,压迫脊髓或马尾神经,产生不同程度的损伤。脊髓损伤多发生于年轻人,40 岁以下的男性占 80%。脊髓损伤好发生于颈椎下部,其次为脊柱胸腰段。

(一)病因与分类

直接暴力或间接暴力作用在正常脊柱和脊髓组织,均可造成脊髓损伤。暴力性因素致脊髓损伤的主要原因包括冲撞、跌倒、坠落、挣扎或跳跃等。战时,枪弹、弹片也可造成脊髓受伤。

非暴力性因素也常常发生,如佝偻病、骨软症、骨质疏松症、肿瘤和椎间盘突出症等。

1. 按损伤的程度分类

(1)完全性脊髓损伤:指损伤平面以下感觉、运动、反射完全丧失,排尿排便功能障碍,骶区感觉和运动也丧失。

(2)不完全性脊髓损伤:指损伤平面以下感觉、运动、反射不完全丧失,但骶区感觉存在。

2. 按脊髓损伤平面分类

(1)截瘫:指胸腰段损伤后,下肢的感觉与运动障碍者。

(2)四肢瘫痪:简称"四肢瘫",指颈段脊髓损伤后,双上肢也有神经功能障碍者。

(二)病理生理

按脊髓和马尾神经损伤程度不同,其可有不同的病理生理变化。

1. 脊髓震荡

是最轻微的脊髓损伤。脊髓遭受强烈震荡后立即发生暂时性功能抑制,出现弛缓性瘫痪,损伤平面以下感觉、运动、反射及括约肌功能全部丧失,但在数分钟或数小时内即可完全恢复,组织形态学上并无病理变化。

2. 脊髓挫伤与出血

为脊髓的实质性破坏。脊髓外观完整,但内部可有出血、水肿、神经细胞破坏和神经传导纤维束的中断。脊髓挫伤的程度差别很大,轻者出现少量的水肿和点状出血,重者则有成片挫伤和出血,可致脊髓软化及瘢痕的形成,故两者预后差别大。

3. 脊髓断裂

为脊髓的连续性中断,可为完全性或不完全性脊髓断裂,其中不完全性常伴有挫伤,又称挫裂伤。脊髓断裂后预后极差。

4. 脊髓受压

骨折移位或碎骨片和破碎的椎间盘被挤入椎管内直接压迫脊髓,而皱褶的黄韧带与急速形成的血肿亦可压迫脊髓,使脊髓产生一系列病理变化。若能及时去除压迫物,脊髓的功能可望部分或全部恢复;若压迫时间过久,脊髓发生软化、萎缩或瘢痕形成,则瘫痪难以恢复。

5. 马尾神经损伤

第 2 腰椎以下骨折脱位可产生马尾神经损伤,受伤平面以下出现弛缓性瘫痪。

此外,各种较重的脊髓损伤后均可立即发生损伤平面以下弛缓性瘫痪,这是失去高级中枢控制的一种病理生理现象,称为脊髓休克。2～4 周后,这一现象可根据脊髓实质性损害程度的不同而发生损伤平面以下不同程度的痉挛性瘫痪。

(三)临床表现

损伤部位和程度不同,其表现亦不同。

1. 脊髓损伤

在脊髓休克期间,损伤平面以下出现弛缓性瘫痪,表现为肌张力降低,腱反射减弱,运动、反射及括约肌功能部分或全部丧失,大小便不能控制。2～4 周后逐渐演变成痉挛性瘫痪,表现为肌张力增高,腱反射亢进,出现病理性锥体束征。上颈椎损伤的四肢瘫均为痉挛性瘫痪,下颈椎损伤的四肢瘫由于脊髓颈膨大部位和神经根的毁损,上肢表现为弛缓性瘫痪,下肢仍为痉挛性瘫痪。

脊髓半切综合征:损伤平面以下同侧肢体的运动和深感觉消失,对侧肢体痛觉和温度觉消失。

脊髓前束综合征:颈脊髓前方受压严重,有时可引起脊髓前中央动脉闭塞,出现四肢瘫痪,下肢重于上肢,但下肢和会阴部仍保持位置觉和深感觉,有时甚至还保留有浅感觉。

脊髓中央管周围综合征:多由于颈椎过伸性损伤,颈椎管内脊髓受皱褶的黄韧带、椎间盘或骨刺的前后挤压,中央管周围的传导束受到损伤。表现为损伤平面以下的四肢瘫,上肢重于下肢,没有感觉分离,预后差。

2. 脊髓圆锥

损伤第 1 腰椎椎骨骨折可发生脊髓圆锥损伤。表现为会阴部皮肤鞍部感觉缺失,括约肌功能丧失,大小便不能控制以及性功能障碍,而两下肢的感觉、运动正常。

3. 马尾神经损伤

第 2 腰椎以下骨折脱位会引起马尾神经损伤。表现为损伤平面以下弛缓性瘫痪,感觉及运动功能障碍及括约肌功能丧失,肌张力降低,腱反射消失,无病理性锥体束征。

4. 并发症

呼吸衰竭和呼吸道感染、泌尿生殖系统的感染和结石、压疮、体温失调等。

(四)辅助检查

患者躺在平车上未被移动前即须做脊椎的 X 线检查,包括整个脊柱的正、侧位片,特别是受伤部位的脊椎和胸片。颈椎需拍斜位片,C. 需要张口正位片,以尽快明确脊柱骨折或脱位的部位。CT、MRI 能清晰显示脊髓压迫的影像。体感诱发电位(ESP)用于测定躯体感觉系统的传导功能,对判断脊髓损伤程度有一定帮助。

(五)治疗原则

尽早治疗,伤后 6 小时内脊髓白质未破坏前进行治疗可提高恢复机会。治疗包括整复骨折脱位,运用药物及冷疗,预防及治疗并发症,功能重建与康复。

1. 急救与搬运

同脊柱骨折。

2. 非手术治疗

(1)牵引与固定:防止因损伤部位的移位而产生脊髓的再损伤。一般先采用枕颌带牵引或持续的颅骨牵引。颈椎骨折复位后用头颈胸石膏或石膏床固定 3 个月,保持中立位或仰伸位,可用沙袋固定颈部,防止头部转动,同时保持呼吸道通畅。胸腰部复位后用石膏背心、腰围或支具固定。

(2)药物治疗:减轻脊髓水肿和继发性损害。①脱水治疗:20%甘露醇 250 mL,静脉滴注,每日 2 次,连续 5～7 日。②激素治疗:地塞米松 10～20 mg,静脉滴注,连续应用 5～7 日后改为口服,每日 3 次,每次 0.75 mg,维持 2 周左右。甲泼尼龙冲击疗法,每千克体重 30 mg 剂量一次给药,15 分钟静脉注射完毕,休息 45 分钟,在以后 23 小时内以 5.4 mg/(kg·h)剂量持续静脉滴注,本法只适用于受伤后 8 小时以内者。③氧自由基清除剂:如维生素 A、C、E 及辅酶 Q 等,对防止脊髓损伤后继发性损害有一定的好处。④促进神经功能恢复的药物:如三磷酸胞苷二钠、维生素 B_1、维生素 B_2、维生素 B_{12} 等。⑤中药治疗：根据不同时期不同证型给药，早期多选用活血逐瘀汤加地龙、丹参等；中期多选用补肾壮阳汤加补骨脂等；后期多选用四物汤加钩藤、全蝎等，或补中益气汤加减，或补肾活血汤等。

（3）高压氧治疗：一般伤后 4～6 小时内应用也可收到良好的效果。

3. 手术治疗

目的在于解除对脊髓的压迫和恢复脊柱的稳定性，目前还无法使损伤的脊髓恢复功能。脊髓损伤的功能恢复主要取决于脊髓损伤的程度，但尽早解除对脊髓的压迫是保证脊髓功能恢复的首要问题。手术的途径和方式因骨折的类型和致压物的部位而定。

（1）手术的指征：①脊柱骨折、脱位有关节交锁者。②脊柱骨折复位不满意或仍有脊柱不稳定因素存在者。③影像学显示有碎骨片突出至椎管内压迫脊髓者。④截瘫平面不断上升，提示椎管内有活动性出血者。

（2）手术方式：包括颈椎前路减压植骨融合术、颈椎后路手术、胸腰椎前路手术及胸腰椎后路手术等。

4. 并发症的防治

可行针灸、电疗、推拿、按摩等理疗措施，同时应尽早开展康复训练，预防和处理并发症。

（六）护理评估

1. 术前评估

（1）健康史：评估受伤的时间、原因和部位，受伤时的体位，急救、搬运和运送方式等。

（2）身体状况：评估局部的痛、温、触觉及位置觉的丧失平面及程度；躯体、肢体麻痹平面的变化，肢体感觉、运动的恢复状况；肛门括约肌能否自主收缩，有无尿潴留和尿失禁；全身有无高热、大便失禁、尿失禁、便秘、压疮、坠积性肺炎等并发症的出现及影像学检查结果。

脊髓损伤后各种功能丧失的程度可以用截瘫指数来表示："0"代表功能完全正常或接近正常；"1"代表功能部分丧失；"2"代表功能完全丧失或接近完全丧失。一般记录肢体自主运动、感觉及两便的功能情况，相加后即为该患者的截瘫指数。三种功能完全正常的截瘫指数为 0；三种功能完全丧失则截瘫指数为 6。截瘫指数可以大致反映脊髓损伤的程度和发展情况，便于记录和比较治疗效果。

（3）心理和社会支持状态：评估患者对功能失调的感性认识和对现况的承受能力，患者及其家属对疾病治疗的态度。

2. 术后评估

参见本章脊柱骨折相关内容。

（七）常见护理诊断/问题

1. 低效性呼吸形态

与脊髓损伤、呼吸肌麻痹等有关。

2. 体温过高或过低

与脊髓损伤自主神经系统功能紊乱有关。

3. 尿潴留

与脊髓损伤、逼尿肌无力有关。

4. 便秘

与脊髓损伤、饮食与活动减少有关。

5. 有皮肤完整性受损的危险

与躯体移动和感觉障碍有关。

6. 自理能力下降

与肢体瘫痪后活动或功能受限有关。

(八)护理措施

1. 术前护理

(1)心理护理:帮助患者正确对待功能损伤．掌握正确的应对机制,树立信心,积极配合指导治疗与护理。

(2)维持呼吸平稳:观察患者的呼吸形态、频率、深浅,听诊肺部呼吸音,床旁应备好各种急救药品和器械。鼓励患者定时进行深呼吸及有效咳嗽训练,高位颈髓损伤者应早期实行气管切开,以减少呼吸道梗阻和防止肺部感染。

(3)病情观察:伤后 48 小时内应严密观察患者的生命体征,检查患者的感觉、运动、反射等功能有无变化。颈部脊髓损伤时,由于自主神经系统功能紊乱,对周围环境温度的变化丧失了调节和适应的能力,可出现高热(40℃以上)或低体温(35℃以下)。高热者采用物理降温法,低温时应注意保暖。

(4)生活护理:协助患者活动关节,按摩肢体。保持双足呈功能位,防止足下垂。教会患者自行完成从床上移至轮椅、进食、穿衣、沐浴等基本活动。训练规律排便。

(5)预防并发症的护理

1)呼吸道护理:加强观察和保持气道通畅。根据血气分析结果,遵医嘱持续或间断吸氧,加强呼吸道护理。气管插管或切开者做相应护理。

2)泌尿系统护理:做好留置导尿的护理。早期留置尿管持续引流,2～3 周后定时开放以防止膀胱萎缩及感染,平时夹闭,每 4～6 小时开放一次,并训练自律性膀胱。鼓励患者多饮水,定期做尿培养,全身使用抗生素,预防尿路感染和结石。

3)皮肤护理:做好皮肤护理,预防压疮。

4)维持正常体温:高热者,使用物理方法降温如冰敷、冰盐水灌肠、酒精擦浴,同时调节室温(18℃～22℃)等,必要时进行药物降温。低温者,采用物理升温的措施．注意保暖并避免烫伤。

(6)预防便秘:增加食物中的纤维素含量,每日日顺肠蠕动方向环状按摩腹部数次。指导患者定时排便,鼓励多饮水,早餐前半小时喝一杯温开水可刺激排便。遵医嘱给予大便软化剂或缓泻剂,必要时灌肠或人工挖取干硬粪块。每日定时以手指做肛门按摩。

(7)康复训练:根据病情制订合理的康复训练计划,指导和协助患者进行未瘫痪肌的主动锻炼,对瘫痪肢体做关节的全范围被动活动和肌肉按摩。注意适度锻炼,活动度从小到大,手法轻柔,力度适中,不可过急过猛以防加重损伤。锻炼时间与次数应以患者不感到疲惫为宜。

2. 术后护理

参见本章脊柱骨折相关内容。

(九)健康教育

(1)鼓励患者继续康复训练。

(2)指导患者进行膀胱及直肠功能训练,培养生活自理的能力。

(3)教会患者及家属皮肤护理及预防压疮的方法。

(4)定期复查,门诊随访。

第二节 关节脱位的护理

一、概述

关节脱位又叫脱臼或脱骱,是指关节面失去正常的对合关系。部分失去正常的对合关系,称为关节半脱位。关节脱位常见于儿童和青壮年。上肢多于下肢。临床以肩关节脱位最为常见,其次为肘关节、髋关节和踝关节等。

(一)病因与分类

1. 根据关节脱位的发生原因分类

(1)创伤性脱位:由外来暴力作用于关节引起,是关节脱位最常见的原因。

(2)先天性脱位:由于胚胎发育异常或胎儿在母体内受到外界因素影响致关节先天发育不良引起,如先天性髋关节脱位。

(3)病理性脱位:为关节结构遭受病变,骨端破坏而不能维持正常的关节对合关系所引起的脱位,如类风湿关节炎或关节结核所致的脱位。

(4)习惯性脱位:创伤性脱位后,关节囊及韧带松弛或骨附着处被撕脱使关节结构不稳定,轻微外力即可发生多次反复的脱位,如习惯性肩关节脱位或习惯性下颌关节脱位。

2. 根据脱位后关节腔是否与外界相通分类

分为闭合性脱位和开放性脱位。

3. 关节脱位按脱位后的时间分类

(1)新鲜脱位:脱位时间≤2周。

(2)陈旧性脱位:脱位时间>2周。

此外,关节脱位还可按远侧骨端的移位方向分类,分为前脱位、后脱位、侧方脱位以及中心脱位等。

(二)病理生理

关节脱位后可引起构成关节的骨端移位,特别是创伤性关节脱位还伴有关节囊不同程度的撕裂,关节腔内外积血。血肿机化形成肉芽组织,继而成为纤维组织,与周围组织粘连。脱位同时还可伴有关节周围软组织的损伤,又可伴有撕脱性骨折及血管、神经损伤等。椎骨的脱位若损害神经或脊髓则能危及生命。

(三)临床表现

1. 一般症状

关节疼痛、肿胀、瘀血、瘀斑、局部压痛以及关节功能障碍。

2．特有体征

（1）畸形：脱位的关节处明显畸形，患肢出现内收或外展、变长或缩短等。

（2）弹性固定：关节脱位后，由于关节周围软组织牵拉，使患肢固定于异常位置，被动活动时感到弹性阻力。

（3）关节盂空虚：脱位后可触及空虚的关节盂，移位的骨端亦可在邻近异常位置触及，但若关节肿胀严重则难以触及。

3．并发症

早期全身可合并复合伤、休克等，局部可合并骨折和神经、血管损伤，晚期可发生骨化性肌炎、创伤性关节炎和骨缺血性坏死等。如肩关节脱位可合并腋神经损伤；肘关节脱位可引起尺神经损伤，可有肱动脉受压等；骨化肌炎多见于肘关节和髋关节脱位后。

（四）辅助检查

X线检查可确定有无脱位，脱位的方向、程度、类型，有无合并骨折，是关节脱位诊断最常用、最简便的方法。CT检查主要用于髋关节，可明显看到是否合并有髋臼骨折及股骨头坏死。

（五）治疗原则

关节脱位的治疗三步骤包括复位、固定和康复治疗。

1．复位

包括手法复位和切开复位，以前者为主。手法复位最好伤后3周内进行，早期复位成功率高且功能恢复好。切开复位指征为：①合并关节内骨折，经手法复位失败者。②有软组织嵌入，手法复位有困难者。③陈旧性脱位手法复位失败者。复位成功的标志是被动活动恢复正常，骨性标志恢复，X线检查提示已复位。

2．固定

复位后将关节固定于适当位置2～3周，使损伤的关节囊、韧带、肌肉等软组织得以修复。陈旧性脱位的固定时间应适当延长。

3．康复治疗

在固定期间应进行关节周围肌和患肢其他关节的主动活动，以防关节僵硬和肌萎缩。固定解除后，患肢关节应进行主动关节活动，循序渐进地扩大关节活动的范围。禁忌粗暴的被动活动，以免造成二次损伤。

4．药物治疗

内服中成药、中草药，并可根据患者个体状况配以食疗；外用贴剂、药物熏蒸、药物熏洗、药物透敷、针灸、药熨、火疗、药物喷射等。

5．其他

行推拿、按摩、康复锻炼等促进关节功能的恢复。

（六）护理评估

1．术前评估

（1）健康史：了解受伤的经过，有无骨与关节疾病病变，有无反复脱位病史。

（2）身体状况：评估患者的局部症状和全身症状，并注意有无合并周围血管神经损伤。通过 X 线检查了解脱位情况及有无并发症。

（3）心理和社会支持状况：评估患者的心理反应，脱位对其生活模式及社会角色的影响情况；评估患者及家属对治疗及护理的态度等。

2．术后评估

（1）一般情况：包括麻醉方式、手术种类、术中情况、术后生命体征和切口情况等。

（2）其他：术后有无并发症的发生及康复训练的情况。

（七）常见护理诊断/问题

1．疼痛

与局部损伤及神经受压有关。

2．躯体活动障碍

与疼痛、制动有关。

3．有皮肤完整性受损的危险

与外固定有关。

4．潜在并发症

包括血管、神经受损。

（八）护理措施

1．术前护理

（1）一般护理：为脱位患者更换衣服时，健侧先脱，穿衣服时患侧先穿。减少伤肢的活动，以免再脱位。

（2）对症护理：早期局部冷敷，24 小时后热敷或用超声波疗法、蜡疗等理疗，改善血液循环，促进渗出液的吸收，也可用活血化瘀中药以减轻肿胀、缓解疼痛。任何操作都要轻柔，避免引起不必要的疼痛。早期正确复位固定，可使疼痛缓解或消失。必要时遵医嘱使用止痛剂。

（3）病情观察：注意观察患肢的血液循环状况和患肢的感觉、运动；了解神经的损伤和恢复情况。

（4）饮食护理：关节脱位术后，应增进营养，多食富含蛋白质的食物，如鱼类、鸡蛋、豆制品等，并适当增加钙质。保持大便通畅，多饮水，多食蔬菜、水果。

（5）复位与固定的护理：协助医师尽早复位。固定一般 3 周左右，时间过长则易发生关节僵硬，时间过短则损伤得不到充分修复，易发生再脱位。若脱位合并骨折、陈旧性脱位或习惯性脱位，应适当延长固定的时间。固定期间应保持固定有效，经常观察患者肢体位置是否正确；注意观察患肢的血液循环，发现有循环不良的表现时应及时报告医师。对于使用牵引或石膏固定的患者，应按牵引或石膏固定患者的护理常规进行护理。

（6）康复训练：复位固定后开始功能锻炼，防止关节僵硬和肌肉萎缩。帮助活动未被固定的肢体及关节。早期固定范围内肌肉等长舒缩，解除固定后逐渐增加活动力量和范围，其他关节始终保持康复训练。

（7）并发症护理：密切观察有无并发症的发生，及时发现，及时处理。对于伴有血管神经损伤的患者应加强护理。髋关节脱位后可引起股骨头缺血性坏死，但多在受伤 1～2 月后才能从 X 线片上看出；髋关节脱位可导致股骨头坏死，切忌伤后 3 个月之内患肢负重。如脱位合并关节内骨折、关节软骨损伤、陈旧性脱位、骨缺血性坏死等,晚期都容易发生创伤性关节炎。

2. 术后护理

(1)一般护理:维持有效的固定。

(2)加强功能锻炼:在固定期间,应进行固定关节周围肌肉的舒缩运动和其他未固定关节的主动活动。功能锻炼时,应注意以主动锻炼为主,切忌被动强力拉伸关节,以防加重关节损伤。

(九)健康教育

1. 相关知识宣教

向患者及其亲属介绍有关疾病治疗、护理和康复的知识,尤其是保持有效固定和康复训练的知识,预防习惯性关节脱位的发生。

2. 安全指导

平时生活中注意安全,减少或避免事故发生。

3. 康复指导

教会患者功能锻炼的方法。

二、肩关节脱位

参与肩关节运动的关节包括盂肱关节、胸锁关节、肩锁关节及肩胸(肩胛骨与胸壁形成)关节,但以盂肱关节的活动最为重要。习惯上将盂肱关节脱位称为肩关节脱位。盂肱关节由肱骨头与肩胛盂构成。肩胛盂浅而面小,肱骨头大而圆,由周围的纤维软骨等加深其凹度,并使肩关节具有最大的活动范围。

(一)病因与分类

创伤是肩关节脱位的主要原因,多为间接暴力所致。根据肱骨头脱位的方向,肩关节脱位可分为前脱位、后脱位、上脱位及下脱位四型,以前脱位最多见。由于暴力的大小、力作用的方向以及肌肉的牵拉,前脱位时,肱骨头可能位于锁骨下、喙突下、肩前方及关节盂下。

(二)临床表现

肩部疼痛、肿胀、肩关节活动障碍,患者有以健手托住患侧前臂、头向患侧倾斜的特殊姿势即应考虑有肩关节脱位的可能。体格检查发现患肩呈方肩畸形,肩胛盂处有空虚感,上肢有弹性固定,Dugas征阳性。严重创伤时,肩关节前脱位可合并神经血管损伤,应注意检查患侧上肢的感觉及运动功能。

(三)辅助检查

X线检查可确定肩关节脱位的类型、移位方向及有无合并骨折。必要时行CT扫描,可以排除肩关节后脱位。

(四)治疗原则

1. 复位、固定

一般在局部浸润麻醉下,用手牵足蹬法(Hippocrates法)或用悬垂法(Stimson法)复位。单纯肩关节脱位复位后可用三角巾悬吊上肢,肘关节屈曲90°,腋窝处垫棉垫,固定3周,如有合并大结节骨折者应延长1~2周。部分患者关节囊破损明显或肩带肌肌力不足,术后存在肩关节半脱位者宜用搭肩位胸肱绷带固定,即将患肢手掌搭在对侧肩部,肘部贴近胸壁,用绷带将上臂固定在胸壁,并托住肘部,以纠正肩关节半脱位。

2. 康复治疗

固定期间活动腕部与手指。固定解除后,鼓励患者循序渐进地主动锻炼肩关节各个方向的活动。配合理疗、按摩等。

3. 手术

对于陈旧性肩关节脱位影响上肢功能,可选择切开复位术修复关节囊及韧带。合并神经损伤者,在关节复位后大多数神经功能可以得到恢复。若判断为神经血管断裂伤,应手术修复。

三、肘关节脱位

肘关节由肱骨下端、尺骨鹰嘴窝、桡骨头及关节囊、韧带构成。肘关节脱位的发生率仅次于肩关节,脱位后局部明显肿胀,若不及时处理,易导致前臂缺血性肌挛缩。

(一)病因与分类

外伤是导致肘关节脱位的主要原因,多由间接暴力所致,分为前脱位和后脱位。当肘关节处于半伸直位时跌倒,手掌着地,暴力沿尺、桡骨向近端传导,在尺骨鹰嘴处产生杠杆作用,使尺、桡骨向肱骨后方脱出,发生肘关节后脱位,此类最为常见。当肘关节处于屈曲位时,肘后方遭受直接暴力,使尺、桡骨向肱骨前方移位,发生肘关节前脱位。

(二)临床表现

肘部疼痛、肿胀、活动障碍;检查发现肘后突畸形;前臂处于半屈位,并有弹性固定;肘后可触及凹陷;肘后三角关系发生改变。脱位后肿胀明显,易压迫周围血管、神经。后脱位时,可合并正中神经和尺神经损伤,偶尔可损伤肱动脉。

(三)辅助检查

X 线检查可发现肘关节脱位的类型、移位情况及有无合并骨折。

(四)治疗原则

1. 复位、固定

在肘关节内麻醉或臂丛麻醉下,沿前臂纵轴方向做持续推挤的动作直至复位。复位成功的标志为肘关节恢复正常活动,肘后三点关系恢复正常。手法复位失败,表示关节内有骨块或软组织嵌入。超过 2 周的陈旧性脱位,或合并神经血管损伤时应切开复位。复位后用长臂石膏托或超关节夹板固定肘关节于屈曲 90°,再用三角巾悬吊胸前 2~3 周。

2. 康复治疗

固定期间做肱二头肌等长收缩训练,并活动手指与腕部。解除固定后,应及早练习肘关节屈、伸和前臂旋转活动。

3. 其他

中药熏洗浸泡、理疗等。

四、髋关节脱位

髋关节是一种典型的杵臼关节,由髋臼与股骨头构成,周围又有坚强的韧带与强壮的肌群,一般不易发生脱位,只有强大的暴力才会引起髋关节脱位。

(一)病因与分类

强大暴力包括车祸或高处坠落等。按股骨头脱位后的方向,髋关节脱位可分为前、后和中心脱位,以后脱位最为常见。其中髋关节前脱位又分成闭孔下、髂骨下与耻骨下脱位。

(二)临床表现

1.髋关节后脱位

疼痛明显,髋关节不能主动活动;患肢缩短,髋关节呈屈曲、内收、内旋畸形;可以在臀部摸到脱出的股骨头,大转子上移明显。

2.髋关节前脱

位患肢呈屈曲、外展、外旋畸形,腹股沟处肿胀,可以摸到股骨头。

3.髋关节中心脱位

后腹膜间隙内出血甚多,可以出现出血性休克;髋部肿胀、疼痛、活动障碍;大腿上段外侧方往往有大血肿;肢体缩短的情况取决于股骨头内陷的程度;常合并有腹内脏器损伤。

(三)辅助检查

X线检查可了解脱位情况以及有无骨折,必要时行CT检查以了解骨折移位情况。

(四)治疗原则

髋关节中心脱位可有低血容量性休克及合并有腹内脏器损伤,应及时处理。

1.复位、固定

在全身麻醉或椎管内麻醉下手法复位。复位方法以 Allis 法,即提拉法最为常用,此外还有回旋法(又称划问号法)。复位宜早,最初 24～48 小时是复位的黄金时期,应尽可能在 24 小时内复位。复位后用绷带将双踝暂时捆在一起,于髋关节伸直位下将患者搬运至床上,患肢做皮肤牵引或穿防旋鞋 2～3 周,不必做石膏固定。

2.康复治疗

卧床期间做股四头肌等长收缩动作。2～3 周后开始活动关节。4 周后扶双拐下地活动。3 个月后 X 线检查示无股骨头坏死时方可完全承重。3 个月内患肢负重可发生股骨头缺血性坏死或因受压而变形。

3.手术

复杂性后脱位主张早期切开复位与内固定。髋关节中心脱位髋臼骨折复位不良者、股骨头不能复位者、同侧有股骨骨折者均需切开复位与内固定,必要时可施行关节融合术或全髋置换术。

第三节　颈肩痛与腰腿痛的护理

一、颈肩痛

Ⅰ.颈椎病

颈椎病是指颈椎间盘退行性病变及其继发性椎间关节退行性病变,刺激或压迫颈神经根、脊髓、椎动脉、交感神经,引起眩晕、肩臂痛或瘫痪及其他一系列综合症状为主要特征的疾病,

好发部位依次为 C_5～C_6、C_4～C_5、C_6～C_7。本病常在中老年以后发病,40 岁以上的患者可占80%,男性多于女性,约为 3：1。

(一)病因病理

1. 椎间盘退行性改变

在 20 岁以后,椎间盘开始持续渐进性退变。纤维环和髓核含水量逐渐减少,使髓核张力下降,椎间盘变薄。随着椎间盘厚度的变薄,椎间隙变窄,脊椎稳定性下降,从而使后关节束松弛,关节腔减少,关节面易发生磨损而逐渐增生;钩椎关节面也因间隙变小而易发生磨损,微小的血肿逐渐机化、老化、钙盐沉积,最后形成赘生骨。不同部位的赘生骨直接或间接地压迫相应的神经、血管,从而出现各种各样的颈椎病的症状和表现。

2. 慢性劳损

长期低头或低头伏案工作是颈椎劳损的主要原因。高枕与不良的睡姿是颈椎劳损的重要诱发因素。

3. 急性外伤

包括头颈外伤、颈部挥鞭伤、颈部击打、颈部扭挫伤及医源性颈部损伤,如大重量的颈椎牵引、粗暴的按摩,特别是猛烈的颈椎旋转,

4. 先天性因素

少数患者因先天性颈椎畸形或发育性颈椎椎管狭窄,而较早出现颈椎病症状。

(二)临床表现

根据脊髓、神经、血管等组织受压情况及所引起症状或体征不同,一般将颈椎病分为以下四类。

1. 神经根型颈椎病

发病率最高,占颈椎病的 50%～60%。该型是由于椎间盘向侧后方突出,钩椎关节或关节突关节增生、肥大,刺激或压迫神经根所致。

(1)症状:先出现颈痛及颈部僵硬,短期内加重并向肩部及上肢放射,颈后伸时加重。咳嗽、打喷嚏及活动时疼痛加剧。皮肤可有麻木、过敏等感觉异常。上肢肌力和手握力减退。

(2)体征:患侧颈部肌肉痉挛,颈、肩部压痛,颈、肩部关节活动受限。牵拉试验阳性(检查者一手扶患者的患侧颈部,另一手握患者的患侧手腕,向相反方向牵拉,可使臂丛神经被牵拉,刺激受压的神经根而出现放射痛)。压顶试验阳性(患者端坐位,头后仰并偏向患侧,检查者用手掌在患者头顶加压,出现颈痛并向患侧手部放射)。

2. 脊髓型颈椎病

此型最严重,占颈椎病的 10%～15%。该型是由于颈椎间盘后突的髓核、椎体后缘骨赘、肥厚的黄韧带及钙化的后纵韧带等导致脊髓受压或刺激引起。

(1)症状:一般起病缓慢,呈逐渐加重或时轻时重。根据脊髓受压部位和程度的不同,可产生不同的临床症状。如上肢表现为手部麻木,活动不灵,精细活动失调,握力减退;下肢表现为麻木,行走不稳,有踩棉花样感觉,足尖拖地;胸或腹部有束带感。病情加重时可发生自下而上的上运动神经元瘫痪。

(2)体征:肌力减退,四肢腱反射活跃或亢进,Hoffmann 征、Babinski 征阳性。

3. 椎动脉型颈椎病

由于椎间关节退变压迫并刺激椎动脉,引起椎—基底动脉供血不足而导致。

(1)症状:典型症状为转头时突发眩晕、头痛,突然猝倒,但意识清醒,多伴有复视、耳鸣、耳聋等。眩晕的发作与颈部活动关系密切。当合并动脉硬化时易发生本病。

(2)体征颈部有压痛点。

4. 交感神经型颈椎病

40 岁左右女性发病者居多。该型是由于颈椎结构退行性病变刺激颈交感神经而表现出一系列交感神经兴奋或抑制的症状。临床特点是主观症状多,客观体征少。

(1)症状:交感神经兴奋症状为头痛、头晕,恶心、呕吐,视物模糊、畏光,心跳加快、血压升高,耳鸣、听力下降,发音障碍等。交感神经抑制的症状为头昏、眼花、流泪、鼻塞、心动过缓、血压下降及胃肠道胀气等。

(2)体征:四肢凉或手指发红发热,一侧肢体多汗或少汗等。

除上述四种类型外,有些患者以某一类型为主,同时伴有其他类型的部分表现,称为复合型颈椎病。

(三)辅助检查

1. X 线检查

可显示生理性前凸消失、骨质增生、椎间隙狭窄、钩椎关节增生;左、右斜位见椎间孔变形、缩小;过伸、过屈位可见颈椎节段性不稳等征象。

2. CT、MRI 检查

可见椎间盘突出、韧带钙化、椎管及神经根管狭窄和脊神经受压情况。CT 对骨结构及其轮廓显示清晰,优于 MRI,但对脊髓、神经根、椎间盘突出的影像显示不如 MRI。

3. 其他

如脑脊液动力学测定、核医学检查、超声检查和生化分析,可反映椎管通畅程度。

(四)治疗原则

原则是解除压迫,消炎止痛,恢复颈椎的稳定性。不同类型的颈椎病治疗原则有所不同。

1. 非手术治疗

神经根型、交感神经型、椎动脉型颈椎病首选非手术治疗。

(1)卧床休息:卧床休息 2~4 周,减少颈椎负荷,促使椎间关节的创伤炎症消退,以此减轻或消除症状。

(2)颌枕带牵引:脊髓型颈椎病做此牵引需慎重。

(3)颈托或颈围领:可限制颈椎过度活动,但不影响患者行动,还可有牵引作用。

(4)物理治疗:可改善软组织血液循环,消除肌肉痉挛与疲劳。配合牵引或卧床,用以缩短疗程。

(5)推拿、按摩:改善局部血液循环,减轻肌肉痉挛。推拿、按摩应由专业人员进行,操作时手法宜轻柔,不宜次数过多,防止发生颈椎骨折、脱位。脊髓型颈椎病不宜采用此疗法。

(6)药物治疗:多选用非甾体类抗感染药,以解除骨骼肌痉挛,改善局部血液循环,达到镇痛目的。选用扩血管药物,以改善脑部血供。

2. 手术治疗

适用于非手术治疗无效的神经根型、交感神经型、椎动脉型颈椎病患者,症状逐渐加重的脊髓型颈椎病患者。手术方式包括前路椎间盘切除减压植骨融合术、后路椎管扩大成形术和前外侧减压术等。目的是解除压迫,稳定颈椎。

(五)护理评估

1. 术前评估

(1)健康史和相关因素:包括患者的年龄、职业特点,有无头晕、眩晕、头痛、耳鸣等发生,既往身体状况,有无高血压．糖尿病病史等。

(2)身体状况:有无颈肩部疼痛、上肢放射性疼痛,四肢运动和感觉有无异常,神经检查有无阳性体征等。

(3)心理和社会支持状况:各种类型的颈椎病都会给患者造成严重不适,由于该病病程长,对学习、工作、生活等影响较大,甚至导致患者不能生活自理,使得患者易感到沮丧。采取手术治疗的患者常担心手术预期效果。

2. 术后评估

(1)手术情况:评估麻醉方法、手术方式等情况。

(2)康复状况:了解患者术后生命体征是否平稳,颈部手术后呼吸功能是否正常,切口有无出血、肿胀,以及引流的情况;了解患者肢体功能恢复、感觉、活动和大小便及神经反射情况。

(3)心理和社会支持状况:了解患者和家属对手术效果的满意程度;评估患者和家属对术后康复、功能锻炼的认知程度。

(六)常见护理诊断/问题

1. 疼痛

与颈、肩部肌肉痉挛、神经受压有关。

2. 有受伤的危险

与颈椎病发作肢体麻木、眩晕等有关。

3. 躯体活动障碍

与神经受压、牵引治疗、疼痛有关。

4. 低效性呼吸形态

与颈髓水肿、植骨块脱落或术后颈部水肿有关。

5. 躯体活动障碍

与神经根受压、牵引或手术有关。

6. 潜在并发症

包括术后出血、呼吸困难、肺部感染、泌尿系统感染。

(七)护理措施

1. 术前护理

(1)一般护理:①注意休息,避免劳累,以免诱发症状发作。如果眩晕症状明显,应卧床休息,颈部制动,以减轻症状。②指导患者进行加强颈部肌肉的功能训练。方法:先慢慢向一侧转头至最大旋转度处停留数秒钟,然后缓慢转至中立位,再转向对侧,每日重复至少10次。

③纠正不良的工作体位和睡眠姿势,避免长时间头颈部固定在一种位置工作,应定时活动颈部。睡觉时选用合适的枕头,要求平卧时以颈椎不前屈为宜,侧卧时枕头高度以肩的宽高为宜,避免颈部肌肉长期处于紧张状态。④颌枕带牵引期间做好观察,防止过度牵引造成脊髓伤害。

(2)颈椎手术前的护理:颈前路手术患者需练习床上大小便,手术前2～3日练习推移气管训练。方法:指导患者用手指将食管和气管持续地向非手术侧推移,从每次10～20分钟开始,逐渐增加至每次30～60分钟。备好合适的颈围或颈托。后路手术的患者因术中俯卧位时间较长,易导致呼吸不畅,因此术前应指导患者行俯卧位训练,调整呼吸频率,以适应手术体位。

2. 术后护理

(1)确保颈部制动:颈椎手术后需防止植骨块脱落移位,因植骨块移位向前可压迫气管而致呼吸困难甚至窒息,向后可压迫脊髓造成感觉、运动功能障碍,因此应特别注意颈部确切的制动。搬运患者时,可用围领固定颈部,由专人保护头部。回病房后,取平卧位,颈部稍前屈,两侧颈肩部置沙袋固定头颈部,防止颈部扭曲。指导患者在咳嗽或打喷嚏时用手轻按颈部切口处,以防植骨块脱落移位。

(2)手术后并发症的观察与护理:①观察是否呼吸困难:在前路手术中,由于需要反复牵拉气管且持续时间较长,气管黏膜易受损而水肿,导致呼吸困难;术中损伤脊髓或植骨块松动、脱落压迫气管也可引起呼吸困难。这是前路手术最危急的并发症,多发生在术后1～3日内,表现为呼吸费力、张口状急迫呼吸、应答迟缓、口唇发绀等。一旦发生,应立即通知医师,做好气管切开的准备。因此,颈椎手术患者床边需常常规备气管切开包。如需再次手术,应做好术前准备。②观察是否出血:因颈椎前路手术常可因骨面渗血或术中止血不完善而引起切口出血。当出血量大时,颈部明显肿胀,可压迫气管导致呼吸困难而危及生命。如有发生应立即报告医师,并协助剪开缝线,敞开伤口,清除血肿。如清除血肿后仍未改善呼吸则需行气管切开术,并保持呼吸道通畅。③观察是否吞咽疼痛:手术中可能会因牵拉不当等情况造成食管黏膜损伤,术后会出现吞咽疼痛、吞咽困难,甚至食管损伤破裂等。护士应加强观察,一旦发现,应立刻通知医师处理。

(3)适时活动:术后24小时,在病情允许的情况下,患者可开始进行四肢活动。3日后在颈托的制动下可渐渐抬高床头,鼓励患者完成最大限度的生活自理活动,如进食、洗脸、梳头等。

(4)康复训练:鼓励早期进行功能训练,以防止肌萎缩和静脉血栓形成。鼓励患者在床上做主动练习,或由他人协助练习,经常按摩四肢肌肉。掌握患者术后感觉平面的恢复情况,与术前做比较,并告之患者,使其树立战胜疾病的信心。

(八)健康教育

1. 生活指导

纠正日常工作及生活中头、颈、肩的不良姿势,长期伏案工作者应注意颈肩部保健,劳逸结合。

2. 睡眠指导

睡眠时应选择适当的枕头和正确的体位。枕头以选择中间低两端高,透气性好,长度为肩宽、10～16cm,高度以头颅部压下后一拳头高为宜。睡眠时以保持颈、胸、腰部自然屈曲为佳。

3. 功能锻炼

坚持颈部的功能锻炼,并制订锻炼计划,注意掌握锻炼的原则,循序渐进。常用颈部功能锻炼的方法如下:

(1)1 分钟颈椎操(适用于工作间歇时):颈前后仰,左右侧屈,左右旋转和环转动作。

(2)颈部自我保健操:①自然站立,双臂下垂,双上肢逐渐上举过头,然后逐渐下降至原位。②活动颈部,逐渐低头至最大限度,再逐步恢复到原位,然后逐渐后仰至最大限度,逐步恢复至原位。头部向左、右旋转至最大限度后逐步恢复至原位。③按揉颈部,头微屈,双手交叉放于颈后,自上而下按揉颈肌,每个动作可重复数次,以患者能适应为度,1～2 次/日。

Ⅱ.肩关节周围炎

肩关节周围炎是指肩关节囊、韧带、肌腱及滑囊等肩关节周围软组织退行性病变和慢性损伤性炎症病变,以活动时疼痛、功能受限为临床特点,简称肩周炎,俗称"凝肩症"。该病多发于50 岁左右的人群,故又称"五十肩"。

(一)病因

1. 肩关节周围病变

①肩周软组织退行性改变:是肩周炎的基本病因。中老年人多由于肩周软组织退行性变,导致对外力的承受力减弱而发生此病。②肩关节急、慢性损伤:是肩周炎的主要病因。此外,上肢因外伤、手术或其他原因长期固定肩关节常成为肩周炎的诱发因素。③肩部活动减少:上肢外伤后肩部固定过久,或固定期间未加强肩关节功能锻炼,以致肩周组织继发萎缩、粘连。

2. 肩外疾病

①颈椎源性肩周炎:是由颈椎病引起的肩周炎,其特点为先有颈椎病的症状和体征,而后发生肩周炎。②冠心病和胆道疾患:发作时出现肩部牵涉痛,使肩部肌肉持续性痉挛、缺血而形成炎性病灶,诱发肩周炎。

(二)病理

肩周炎的早期病理改变是纤维性关节囊收缩变小;病变晚期,关节囊严重收缩,其他周围软组织进行性纤维化,肌腱、滑膜增厚,纤维素样物质沉积,导致关节内外粘连。

(三)临床表现

1. 症状

(1)疼痛:早期患者自感肩部疼痛,逐渐加重,可放射至颈部和上臂中部;肩痛昼轻夜重为本病特点之一。

(2)肩关节僵硬:晚期肩关节僵硬,逐渐发展,直至各个方向均不能活动。

(3)肩部怕冷:肩部不敢吹风,部分患者终年用棉垫包肩,即使在暑天也如此。

2. 体征

(1)压痛及活动受限:多数患者在肩关节周围可触到明显的压痛点,压痛点多在肱二头肌长头肌腱沟处、肩峰下滑囊、喙突、冈上肌附着点等处。肩关节活动受限,以外展、外旋和后伸受限明显。

(2)肩部肌肉痉挛与萎缩:早期可出现三角肌、冈上肌等肩周围肌肉痉挛,晚期可发生废用性肌萎缩,出现肩峰突起。

(四)辅助检查

1. X 线检查

肩关节 X 线正位片早期阴性,但日久可显示骨质疏松,关节间隙变窄或增宽,偶有肩袖钙化。

2. 肩关节造影

可见关节囊体积明显缩小。

3. MRI 检查

可显示肩关节结构的病变,进而确定病变部位。

(五)治疗原则

以非手术治疗为主。早期肩部制动,局部热敷。疼痛明显者口服或外用非甾体类抗感染药,以解除疼痛,预防关节功能障碍。晚期采用理疗、按摩、推拿、局部封闭等措施,以缓解肩部症状,改善肩关节的功能。

(六)常见护理诊断/问题

1. 躯体活动障碍

与肩关节损伤或粘连有关。

2. 自理能力缺陷

与肩关节疼痛、活动受限有关。

3. 焦虑

与病情反复发作、担心疾病预后等有关。

4. 知识缺乏

缺乏功能锻炼、疾病预防的相关知识。

(七)护理措施

1. 肩关节功能训练

坚持有效的肩关节功能训练。早期被动做肩关节牵拉训练,以恢复关节的活动度。后期坚持按计划自我锻炼。常用方法包括爬墙外展、爬墙上举、弯腰垂臂旋转、滑车带臂上举等,每日练习 2～3 次,每次 15 分钟左右。

2. 日常生活能力训练

随着肩关节活动范围的逐渐增加,鼓励患者进行日常生活能力训练,如穿衣、梳头、洗脸等。

(八)健康教育

1. 生活指导

在日常工作、生活中,应注意保暖、避风寒,以防肩部受凉。

2. 疾病知识宣教

颈椎病也可引起肩周炎,平时应注意保护颈椎,使用高度适宜的枕头,不要长时间低头;避免肩关节长时间固定姿势工作,如写字、画画、打牌等,以免肩部劳累;不宜用患肢提重物,注意休息,以免加重病情。

3.康复指导

坚持功能锻炼不少于 2 年,注意循序渐进,量力而行。

二、腰腿痛

Ⅰ.腰椎间盘突出症

腰椎间盘突出症是指因椎间盘变性后纤维环破裂和髓核组织突出,刺激、压迫神经根或马尾神经而引起的一种综合征,是腰腿痛最常见的原因之一。其好发年龄为 20~50 岁,男性多于女性,以 L_4~L_5、L_5~S_1 椎间隙发病率最高。

(一)病因

1. 椎间盘退行性改变

是椎间盘突出的基本病因。随着年龄增长,纤维环和髓核含水量逐渐减少,髓核张力下降,椎间盘变薄,抗震荡能力下降,易发生损伤。

2. 损伤积累伤力

是椎间盘突出的主要原因,如反复弯腰、扭转等慢性损伤,使腰椎间盘承受过度负荷,易造成纤维环破裂;急性损伤也可造成椎间盘脱出,如暴力撞击、提取重物等。

3. 长期震动

汽车驾驶员因长期颠簸,椎间盘承受压力过大,可导致椎间盘退变和突出。

4. 遗传

20 岁以下的青少年发病者中,约 32% 有阳性家族史,有色人种发病率较低。

5. 妊娠

妊娠期间体重突然增长,腹压增高,而腰部韧带相对松弛,增加了椎间盘损伤的可能。

(二)病理与分型

根据病理变化和 CT、MRJ 检查结果,腰椎间盘突出症可分为如下四型。

1. 膨隆型

纤维环有部分破裂而表层完整,髓核因压力而均匀性膨出至椎管内,表面光滑,可引起神经根受压。

2. 突出型

纤维环完全破裂,髓核突向椎管,仅有后纵韧带或一层纤维膜覆盖,表面高低不平或呈菜花状。

3. 脱垂游离型

髓核穿过完全破裂的纤维环和后纵韧带,游离于椎管内,可压迫马尾神经或神经根。

4. Schmorl 结节及经骨突出型

前者是指髓核经上、下软骨板的发育性或后天性裂隙突入椎体松质骨内;后者是指髓核沿椎体软骨终板和椎体之间的血管通道向前纵韧带方向突出,形成椎体前缘的游离块。这两型均无神经根症状。

(三)临床表现

1. 症状

(1)腰痛:是最早出现的症状。早期仅表现为腰痛,呈急性剧痛或慢性隐痛,疼痛可因弯腰、咳嗽、用力、排便而加重,卧床休息后减轻。

(2)坐骨神经痛:绝大多数患者是 L_4～L_5、L_5～S_1 椎间盘突出,故坐骨神经痛最为多见。典型表现是沿坐骨神经走行方向出现放射痛,疼痛部位从下腰部放射,沿臀部、大腿后方、小腿外侧直至足背或足外侧,同时伴有麻木感。咳嗽、打喷嚏、排便等腹压增加时可诱发或加重坐骨神经痛。多数患者不能较长距离步行。

(3)下肢放射痛:高位腰椎间盘突出,L_2～L_4 神经受累,出现神经根支配区的下腹部腹股沟区或大腿前内侧疼痛。

(4)间歇性跛行:步行时随距离增加而出现腰背痛或患侧下肢放射痛、麻木感加重,被迫停步,或蹲下休息至症状缓解再走。这是因为椎间盘组织压迫神经根或椎管容积减小,使神经根出现出血、水肿等炎性反应。

(5)马尾神经受压综合征:因中央型突出或脱垂游离型腰椎间盘突出,突出的髓核组织压迫马尾神经所致,表现为鞍区感觉迟钝、大小便功能障碍。

2. 体征

(1)腰椎侧弯:是腰椎为减轻神经根受压所引起疼痛的姿势性代偿畸形,可出现腰部强直、生理弯曲消失、腰椎侧弯。

(2)压痛、叩痛:在相应的病变椎间隙、棘突旁侧 1 cm 处有深压痛、叩痛,并伴有下肢放射痛。

(3)活动受限:因疼痛致腰部活动受限,以向腰椎侧弯的相反方向侧弯和向前屈曲受限最为明显。

(4)直腿抬高试验和加强试验阳性:腰椎间盘突出症者90％以上该试验阳性。

(5)感觉、腱反射异常,肌力下降:当神经根受压时,受压神经支配的相应部位出现感觉异常或麻木,肌力减退,部分患者可出现膝反射或跟腱反射减弱或消失。

(四)辅助检查

1. X 线检查

可显示腰椎及椎间盘退化情况,可见椎体边缘增生、椎间隙变化。

2. CT 和 MRI 检查

CT 可显示黄韧带是否增厚及椎间盘突出的大小、方向。MRI 可显示椎管形态,能全面反映出各椎体、椎间盘有无病变及神经根和脊髓受压情况,对本病有较大诊断价值。

3. 脊髓造影

可显示有无腰椎间盘突出及其程度。

4. 电生理检查

可明确神经受损的范围与程度。

(五)治疗原则

1. 非手术治疗

适用于年轻、初次发作、症状较轻者,以缓解症状或治愈疾病。

(1)绝对卧床休息:包括卧床大小便。一般卧床 3 周或至症状缓解后带腰围下床活动,3 个月内不能做弯腰拾物动作,以后酌情进行腰背肌功能锻炼。

(2)骨盆牵引:牵引可拉开椎间隙,减轻椎间盘内压力,从而减轻对神经根的刺激或压迫,改善局部循环和水肿,减轻疼痛。多采用骨盆水平牵引,抬高床脚做反牵引。牵引重量为 7～15 kg,持续 2 周。也可采用间断牵引,每日 2 次,每次 1～2 小时,但效果不如前者。孕妇、高血压和心脏病患者禁用骨盆牵引。

(3)药物治疗:①皮质激素:可减轻神经根周围的炎症和粘连,常选用长效的皮质类固醇制剂加 2％利多卡因经硬膜外注射,每周 1 次,3 次为 1 个疗程。②髓核化学溶解法:将胶原酶注入椎间盘或硬脊膜与突出的髓核之间,达到选择性溶解髓核和纤维环、缓解症状的目的。

(4)物理治疗:正确的理疗、推拿和按摩有助于松弛肌肉,缓解肌肉痉挛和疼痛,减轻椎间盘的压力。中央型椎间盘突出者不宜推拿,暴力推拿或按摩弊大于利。

2. 手术治疗

(1)手术适应证:对于不适合非手术治疗,或经严格的非手术治疗无效者,或有马尾神经受压者,或合并腰椎管狭窄症者应手术治疗。

(2)手术类型:根据椎间盘突出的位置和脊柱的稳定性选择手术方法。①椎板切除髓核摘除术:摘除或切除 1 个或多个椎板、骨赘及突出的髓核,以减轻神经受压,是最常用的手术方式。②椎间盘切除术:将椎间盘部分切除。③脊柱融合术:在椎体间放入 CAGE 以达到脊柱融合。④经皮穿刺髓核摘除术:在 X 线监控下插入椎间盘镜或特殊器械,切除或吸出椎间盘以达到减轻椎间盘内压力和缓解症状的效果。

(六)护理评估

1. 术前评估

(1)健康史:包括性别、年龄、职业;有无先天性椎间盘疾病;有无腰部扭伤、外伤、慢性损伤、手术史;有无下肢疼痛史;家族史。

(2)身体状况:评估疼痛的部位、性质、范围,引起腰部疼痛的诱因及加重因素,缓解疼痛的措施及效果,有无代偿性侧弯姿势、腰部活动受限,有无脊柱压痛及骶棘肌痉挛,直腿抬高试验及加强试验是否阳性,有无神经系统异常表现。

(3)心理和社会支持状况:评估患者的心理状态,以及患者所具有的疾病知识和对治疗、护理的期望;了解家庭对患者的关爱、理解与支持的程度。

2. 术后评估

(1)手术情况:包括麻醉方式、手术名称、术中情况、术后是否有引流管及引流管的数量和位置。

(2)康复状况:动态评估患者的生命体征,观察切口有无渗血,引流管是否通畅,引流液的色、质、量等;评估神经功能的恢复程度,下肢感觉、运动、神经反射情况是否良好,较术前有无恢复;评估是否能按计划完成功能锻炼,有无并发症发生的征象。

(3)心理和社会支持状况:评估患者和家属对手术效果的满意度;了解患者和家属对术后康复知识及功能锻炼的认知情况、掌握程度。

(七)常见护理诊断/问题

1. 焦虑/恐惧

与担忧预后、精神紧张等有关。

2. 疼痛

与肌肉痉挛,突出的椎间盘压迫、刺激神经根,手术等有关。

3. 躯体移动障碍

与疼痛、肌肉痉挛、牵引和手术有关。

4. 便秘

与马尾神经受压、长期卧床有关。

5. 知识缺乏缺乏休息

与腰背肌锻炼的知识。

6. 有感染的危险

与手术有关。

7. 潜在并发症

包括脑脊液外漏、神经根粘连、肌肉萎缩、尿路感染等。

(八)护理措施

1. 术前护理

(1)一般护理

1)心理护理:患者因病程较长,并且反复发作,腰腿疼痛伴感觉异常,严重影响肢体的生理功能,不能正常工作和学习而产生焦虑等心理变化。护理人员应给予安慰和解释,提示预后较好,增强治疗疾病的信心。

2)体位:抬高床头 20°,膝关节屈曲,放松背部肌肉,增加舒适感。急性期绝对卧硬板床休息,吃饭、排便、排尿均在卧床体位下进行,以减轻负重和体重对椎间盘的压力,缓解或消除疼痛。翻身时嘱患者张口呵气,并给予协助。卧床时间需 3 周或至疼痛症状缓解,佩戴腰围下床活动,3 个月内不做弯腰持物活动。

3)疼痛护理:绝对卧硬板床休息,卧位时椎间盘承受的压力比站立时下降 50%,故卧床时可减轻负重和体重对椎间盘的压力,缓解疼痛。如疼痛影响患者睡眠时,遵医嘱适当给予镇痛剂等药物,保证充足睡眠。

(2)骨盆牵引的护理:牵引前,在牵引带压迫的髂缘部位加垫,预防压疮。牵引期间注意观察患者体位、牵引力线及重量是否正确。经常检查牵引带压迫部位的皮肤情况,有无疼痛、发红、破损、压疮等。

(3)皮质激素硬膜外注射的护理:皮质激素是一种长效抗感染剂,可减轻神经根周围的炎症、水肿和粘连。常用醋酸泼尼松龙加利多卡因行硬脊膜外封闭,以减轻神经根周围的炎症和粘连。指导患者配合治疗和护理。封闭结束后按硬脊膜外麻醉常规进行护理。

(4)活动与功能训练:指导患者进行未固定关节的全范围关节活动以及腰背肌的功能训练。若患者不能主动进行练习,在病情许可的情况下,可由医护人员或家属帮助患者活动各关节、按摩肌肉,以促进血液循环,防止肌肉萎缩和关节僵直。

(5)术前准备:重点是术后适应性训练,教会并鼓励患者进行腰背肌训练,欲行植骨术者练习床上大小便,以适应术后卧床限制。

2.术后护理

(1)一般护理:①搬运:患者从手术室回病房后,应用三人搬运法将患者移至硬板床上平卧。②体位:术后 24 小时内平卧,少翻身,以利于压迫止血。之后取手术切口张力最小的体位,每 2 小时进行轴式翻身 1 次。一般持续卧床 1～3 周,根据手术及术后恢复情况,适当缩短或延长卧床时间。

(2)病情观察:术后监测生命体征,观察下肢皮肤的颜色、温度和感觉、运动情况,并与健侧和术前对比。

(3)并发症的预防和护理:①切口护理:切口敷料渗湿应及时更换,防止切口感染。②引流护理:防止引流管脱出、折叠,观察并记录引流管内引流液的颜色、性状和量,引流管根据引流情况通常于术后 24～48 小时拔除。若发现引流出淡黄色液体,同时患者出现头痛、恶心和呕吐等症状,应考虑发生脑脊液外漏的可能,立即停止引流,置患者于平卧位,报告医师处理。同时适当抬高床尾,保持平卧位 7～10 日,直到脑脊膜裂口愈合。

(4)功能训练

1)直腿抬高练习:是防止神经根粘连的有效措施,手术 24 小时后即可协助患者进行股四头肌的舒缩和直腿抬高练习,每分钟 2 次,抬放时间相等,逐渐增加抬腿幅度。

2)四肢肌肉、关节功能训:练术后 24 小时即可开始帮助患者活动四肢,卧床期间鼓励患者主动训练,以有效防止肌肉萎缩和关节僵硬。

3)腰背肌训练:根据术式及医嘱,指导患者进行腰背肌训练,以提高腰背肌肌力、预防肌萎缩和增强脊柱的稳定性。一般术后 7 日开始,训练方法可用五点支撑法,训练 1～2 周后改为三点支撑法,每日 3～4 次,每次 50 下,以后可逐渐增加次数,以不感疲劳为度,坚持训练半年以上。有骨破坏性改变、内固定、植骨者不宜过早进行腰背肌训练。

4)行走训练:制订活动计划,帮助患者按时下床活动,遵循循序渐进的原则。一般卧床 2 周后借助腰围或支架下床活动,须根据手术情况适当缩短或延长下床时间。初下床活动时,需有人在旁护持,直至患者无眩晕和感觉体力能承受,方可独立行走,并注意安全。

(九)健康教育

1.保健知识宣教

向患者及家属宣教有关防止腰腿痛的知识。用通俗易懂的语言讲解有关疾病康复的知识,使患者理解保持正确姿势的原理、重要性及对疾病的影响。

2.日常生活指导

指导患者和家属采取正确的卧、坐、立、行和劳动姿势,以减少急、慢性损伤发生的机会。

(1)卧硬板床:侧卧位时屈髋屈膝,两腿分开,上腿下垫枕,避免脊柱弯曲的“蜷缩”姿势;仰卧位时可在膝、腿下垫枕,避免头前倾、胸部凹陷的不良姿势;俯卧位时可在腹部及踝部垫薄枕,以使脊柱肌肉放松。

(2)保持正确坐、立、行姿势:坐位时选择高度合适、有扶手的靠背椅,保持身体与桌子距离适当,膝与髋保持同一水平,身体靠向椅背,并在腰部衬垫一软枕;站立时尽量使腰部平坦伸直、收腰、提臀;行走时抬头、挺胸、收腹,利用腹肌收缩支持腰部。

(3)变换体位:避免长时间保持同一姿势,适当进行原地活动或腰背部活动,以缓解腰背肌疲劳。长时间伏案工作者,积极参加室外活动,以避免肌肉劳损。勿长时间穿高跟鞋站立或行走。

(4)合理应用人体力学原理:如站位举起重物时,高于肘部,避免膝、髋关节过伸,蹲位举重物时,背部伸直勿弯;搬运重物时,宁推勿拉;搬抬重物时,髋膝弯曲下蹲,腰背伸直,主要应用股四头肌力量,用力抬起重物后再行走。

(5)采取保护措施:腰部劳动强度大的工人、长时间开车的驾驶员等,应佩戴有保护作用的腰围保护腰部。

3. 佩戴腰围

脊髓受压的患者,应佩戴腰围3～6个月,直至神经压迫症状解除。

4. 活动指导

适当的体育锻炼可以锻炼腰背肌肉,增加脊柱的稳定性。参加剧烈运动时,应注意运动前的准备活动、运动中的保护措施以及运动后的恢复活动,切忌活动突起突止,应循序渐进。

5. 就诊指导

坚持康复训练;定时到医院复诊。

Ⅱ.腰椎管狭窄症

腰椎管狭窄症是指腰椎管因某种因素产生骨性或纤维性结构异常,引起一处或多处管腔狭窄,导致马尾神经或神经根受压所引起的一组综合征。该症多见于40岁以上人群。

(一)病因病理

根据病因可分为先天性和后天性两种。先天性椎管狭窄可由于骨发育不良所致;后天性椎管狭窄常见于椎管的退行性变。在椎管发育不良的基础上发生退行性变是腰椎管狭窄症最多见的原因。椎管发育不良和退行性变可使椎管容积减少,压力增加,导致其内的神经、血管组织受压或缺血,从而出现马尾神经或神经根受压症状,严重者可发生神经变性。

(二)临床表现

1. 症状

(1)间歇性跛行:多数患者在行走数百米或更短的距离后,可出现下肢疼痛、麻木和无力,取蹲位或坐位休息一段时间后症状可缓解,再行走症状又复出现。

(2)腰腿痛:可有腰背痛、腰骶部痛及下肢痛。下肢痛为单侧或双侧,多在站立、过伸位或行走过久时加重,前屈位、蹲位时疼痛减轻或消失。疼痛程度一般较腰椎间盘突出症轻,但呈逐渐加重的趋势。

(3)马尾神经受压症状:表现为双侧大小腿、足跟后侧及会阴部感觉迟钝,大小便功能障碍。

2. 体征

一般轻于症状,少数患者可无明显体征。腰椎生理前凸减少或消失,腰椎前屈正常,背伸受限。

(1)腰椎过伸试验阳性:患者做脊柱过伸动作或保持在脊柱过伸位数分钟后,可诱发下肢神经根性症状,大多数患者该试验为阳性。

(2)弯腰试验阳性:患者快步行走时出现腰腿痛,继续行走时需要弯腰减轻疼痛,或坐位时腰部向前弯曲以缓解症状。

(三)辅助检查

1. X 线检查

可见椎体、椎间关节和椎板的退行性变,可测量腰椎管的矢径和横径。

2. CT 和 MRI 检查

可显示脊髓、脊神经根和马尾神经受压情况。

3. 椎管造影

具有一定的诊断价值,但有一定的副作用。

(四)治疗原则

1. 非手术治疗

多数患者经非手术治疗可缓解症状,参见本章腰椎间盘突出症相关内容。

2. 手术治疗

目的是解除对硬脊膜及神经根的压迫。

(1)手术适应证:①症状严重,经非手术治疗无效者。②神经功能障碍明显,特别是马尾神经功能障碍者。③腰骶部疼痛加重,有明显的间歇性跛行以及影像学检查椎管狭窄严重者。

(2)手术类型:包括半椎板切除,上关节突、椎板切除,神经根管扩大和神经根粘连松解术等,若并有椎间盘突出,可一并切除,必要时行脊柱融合内固定术。

疾病护理参见本章腰椎间盘突出症相关内容。

第五章　血管外科护理

第一节　动脉硬化闭塞症的护理

一、概述

动脉硬化闭塞症(ASO)是由于动脉内膜增厚、钙化、继发血栓形成,从而导致管腔狭窄或闭塞的一组慢性缺血性疾病。常发生于全身大、中动脉,累及腹主动脉及其远端主干动脉时,可引起下肢慢性缺血。高危因素包括吸烟、糖尿病、高血压、高脂血症、肥胖等。

(1)ASO 严重程度按 Fontaine 法分为四期:Ⅰ期(轻微症状期),患肢怕冷、发麻、行走易疲劳;Ⅱ期(间歇性跛行期),特征性表现为活动后出现间歇性跛行;Ⅲ期(静息痛期),在安静休息下出现患肢疼痛,以夜间尤甚;Ⅳ期(溃疡和坏死期),出现趾(指)端发黑、坏疽或缺血性溃疡。

(2)辅助检查主要包括彩色多普勒超声、踝肱指数(ABI)、CT 血管造影(CTA)、数字减影血管造影(DSA)、MRA 等。

(3)处理原则:非手术治疗包括禁烟、适当锻炼、避免损伤、药物治疗;手术治疗包括经皮腔内血管成形术(PTA)合并支架术、内膜剥脱术、旁路转流术等。

二、护理评估

(一)术前评估

1.健康史

(1)个人情况:患者年龄、性别、职业、居住地、饮食习惯等。

(2)既往史:有无高血压、糖尿病、冠心病、高脂血症及长期大量吸烟史,有无感染史、外伤史及碘过敏史,有无长期在湿冷环境下工作史等。

2.身体状况

(1)全身情况:精神状态、饮食、排泄、睡眠及活动情况如何。

(2)患肢情况:有无疼痛,疼痛性质与程度,皮肤颜色、温度、有无溃疡、坏疽以及足背动脉搏动情况。

(3)辅助检查:包括血常规、肝肾功能、凝血常规、彩色多普勒超声、ABI、CTA 等。

3.心理社会状况

(1)是否知晓 ASO 的病因和可能发生的不良预后。

(2)是否因长期生病和预后不良产生急躁、抱怨、焦虑或悲观情绪。

(3)医疗费用来源及承受能力,家人是否积极支持等。

(二)术后评估

(1)麻醉与手术方式,术中情况。

(2)局部伤口是否出血、渗液,引流管是否通畅等。

(3)生命体征、疼痛、食欲、睡眠、活动耐力及精神状态等。

(4)患肢缺血症状的改善情况。

(5)有无出血、远端血管栓塞、吻合口假性动脉瘤、再灌注综合征、移植血管闭塞等并发症的发生。

三、常见护理诊断/问题

(一)疼痛

与患肢严重缺血、组织坏死有关。

(二)组织完整性受损

与患肢(指/趾)局部组织缺血坏死有关。

(三)有坠床/跌倒的危险

与患肢疼痛、行动无力有关。

(四)潜在并发症

出血、远端血管栓塞、吻合口假性动脉瘤、再灌注综合征、移植血管闭塞等。

四、护理目标

(1)患者诉疼痛减轻,不因疼痛而影响情绪和睡眠。

(2)患者理解局部组织溃疡及坏死原因,学会正确保暖和患肢保护方法。

(3)患者无跌倒/坠床发生。

(4)患者未发生并发症,或并发症发生后得到及时发现与处理。

五、护理措施

(一)非手术治疗的护理

1.疼痛护理

动态评估患者疼痛情况,讲解疼痛原因及处理方法。中重度疼痛影响其食欲、睡眠及情绪状态时,应及时与医师沟通,予以相应药物止痛、镇静治疗。

2.患肢护理

(1)正确保暖:恰当的保暖措施可促进血管扩张,改善患肢血供。冬季可通过暖气、空调、地暖设施等提升房间温度,患者穿宽松保暖的鞋袜、衣服,避免肢体暴露于寒冷环境中。

注意:患肢发凉时,禁用热水袋、烤火炉加温患肢或过热的水泡脚,避免因热疗增加局部组织耗氧量而加重肢体病变程度。

(2)保护患肢:切勿赤足行走,避免外伤。

(3)保持局部清洁干燥:皮肤完整时可用温水洗脚,需先用腕部掌侧皮肤测试水温,以不烫为宜。

(4)溃疡处理:局部溃疡有渗液者,可使用1∶5000高锰酸钾溶液浸泡,每次15～20分钟,2次/日,浸泡后用毛巾擦干,足趾间用棉签把水吸干。

(5)患肢观察:每日观察患肢皮肤颜色、温度、组织溃疡等变化,了解缺血状况是否改善。

3.运动锻炼

对于轻、中度局部缺血期和营养障碍期的患者,鼓励长期锻炼,以促进侧支循环建立,改善患肢血供。

（1）步行锻炼：根据个体情况调整每次活动的时间和强度，以不增加患肢疼痛和劳累为宜。一般每次步行 30～60 分钟，每日 2～3 次，每周至少 3 次，至少持续 12 周。

（2）Buerger 锻炼：①平卧于床上，抬高双腿 45°～60°，保持 1～3 分钟（可用棉被或椅子辅助）。②坐于床沿或椅子上，双腿自然下垂，双足行背伸、跖屈活动，脚趾尽量分开做上翘和向下并拢活动，踝关节行左右旋转活动，维持 5 分钟左右。③重新平卧，双腿放平，保暖，休息 5 分钟。④抬高脚跟、脚趾运动 10 次。如此四个步骤循环锻炼，每次 30～60 分钟，每日 3～5 次，以患者不感到患肢不适为宜。

（3）体位指导：休息时头高脚低位，避免长时间站位或坐位，坐时避免双膝交叉，以防血管受压，影响血液循环。

4.药物护理

（1）原发病治疗：高血压、糖尿病、高脂血症者，需长期用药控制原发疾病，可减少下肢 ASO 患者心血管病变风险，延缓全身动脉硬化加重。用药期间同时进行血压、血糖监测，观察药物不良反应及疗效。

（2）抗血小板治疗：使用抗血小板药物（如阿司匹林、氯吡格雷）可降低 ASO 患者心肌梗死、脑卒中及血管源性死亡的风险。注意观察患者有无出血倾向。

（3）间歇性跛行治疗：西洛他唑具有抗血小板活性和舒张血管作用，前列腺素类药物有扩张血管和抗动脉粥样硬化作用，推荐用于间歇性跛行患者改善缺血症状。

5.跌倒防范

告知患者和家属有跌倒/坠床风险，卧床患者用床栏，嘱咐下肢溃疡或坏疽患者避免单独下床活动。

6.心理护理

加强医护患沟通，了解患者及家属的想法和顾虑，讲解 ASO 的病因、患者目前的疾病情况、相关的治疗保健方法，列举成功的病例，让患者参与做出最佳的诊疗决策，取得患者积极配合，增强治疗及康复信心。

（二）手术治疗的护理

1.术前护理

（1）解释：告知患者和家属手术方式、手术耗时，术中可能出现的不适反应，以及术后的注意事项；必要时训练床上排便习惯。

（2）准备：根据手术方式指导患者禁食、禁饮（局麻介入手术除外），备皮、导尿、给药以及特殊耗材准备等。

（3）特殊用药：有高血压者，术晨应及时服用降压药，避免因紧张或手术刺激引起应激性血压升高。

2.术后护理

（1）病情观察：术后 24 小时内密切监测生命体征，注意患肢的保暖并观察患肢皮肤颜色、温度、足背动脉搏动及肢体有无肿胀情况，以评估血供恢复情况。

（2）体位与活动：①股动脉穿刺术后，保持穿刺侧、置管侧肢体平伸制动 6～8 小时，防止局部出血或置入导管打折。指导足部背伸、跖屈及踝关节活动，促进血液循环；制动期间每 2 小时可行轴线翻身，预防压疮并促进患者舒适。②未置管者：24 小时后可下床活动，但需避免下蹲、用力排便及增加腹压的动作。③四肢动脉重建术者:取平卧位,避免患肢关节过屈挤压、扭曲血管;卧床休息 2 周,自体血管移植者若愈合较好,可适当缩短卧床制动时间。

(3)伤口护理:观察穿刺处敷料有无渗液、渗血,一旦浸湿需及时更换,无菌敷料应保持 24 小时以上,以保护伤口愈合,避免出血和感染。

(4)引流管护理:妥善固定引流管,保持引流通畅,观察引流液颜色、性状及每日引流量。

(5)动脉置管护理:除常规的妥善固定、局部观察外,需特别注意以下几方面。①明确置管部位:导管标志上应写明穿刺部位和置管部位,以便于指导患者采取恰当的体位,既保证导管安全又促进患者舒适。②识别导管类别:区分血管鞘和置入导管,遵医嘱从准确的通道给药。③认清三通方向:部分置入导管连接的三通接头,其指示方向与常用的静脉输液三通不同,需仔细看清三通接头上的提示,并与手术医师沟通核实。④预防血液倒流:因动脉压力较静脉高,置管更容易导致血液倒流,指导患者避免局部用力,微量注射泵给药时避免速度过慢(必要时可稀释后加大速度),更换液体时需提前做好准备,动作迅速。

(三)术后并发症的观察及处理

1.穿刺部位出血和血肿形成

(1)观察:出血和血肿是最常见的术后并发症,原因包括术中、术后抗凝溶栓药物应用、置入较大直径的动脉鞘、血管壁损伤严重、局部压迫方法不当、压迫时间过短、过早下床活动、凝血功能异常等。术后 6 小时内,严密观察局部情况,避免压迫移位和患者擅自活动。

(2)护理:一旦发生,须立即通知医师处理。遵医嘱调整抗凝溶栓药物、监测凝血功能,并做好患者心理护理。

2.动脉远端栓塞

(1)观察:患者是否突然出现肢体疼痛、皮肤发绀、皮温降低、远端动脉搏动减弱或消失,原有症状加重等。

(2)护理:①一旦发现疑似动脉栓塞现象,立即通知医师处理。②安慰和解释并发症原因,及时处理疼痛症状。③做好血管造影、溶栓的相关准备。

3.再灌注损伤

(1)观察:当病变血管经介入手术再通后 1～2 天内,闭塞段远端肢体出现红、肿、热、痛现象,严重者发生骨筋膜室综合征。需密切观察患肢皮肤颜色、周径、温度和患者主诉情况。

(2)护理:①一旦出现充血、肿痛现象,应及时通知医师,并抬高患肢 20～30 cm 促进回流。②局部可用硫酸镁湿敷,每日 3 次,以减轻肿胀。③遵医嘱使用改善微循环、抗渗出、清除自由基的药物。④出现骨筋膜室综合征时,做好切开减压手术准备。

4.吻合口假性动脉瘤

(1)观察:形成原因包括吻合口缝合不佳或张力过大、人工血管感染或材料缺陷、自体动脉脆弱等。应观察吻合口局部是否出现搏动性包块,可闻及血管杂音,伴感染时有红、肿、热、痛表现。

(2)护理:一旦明确,应及时做好手术治疗准备。

六、健康教育

(一)戒烟

吸烟是动脉硬化的主要危险因素之一,烟草中的有害物质可引起血管痉挛、血管内膜损害、脂质代谢异常等,加重或促进动脉硬化的发生发展。因此,对于吸烟的下肢 ASO 患者要严格督促其戒烟,戒烟困难者可在专业人员指导下采用替代疗法辅助。

(二)饮食

宜选择低盐、低脂、低胆固醇、高维生素、纤维素食物,避免刺激性食物和饱餐;糖尿病患者需采用低糖饮食,进餐规律;肥胖者应控制体重。

(三)自我护理与活动锻炼

指导做好患肢自我护理,坚持步行锻炼和 Buerger 锻炼。

(四)定期复查

复查时间分别为术后 1 个月、3 个月、6 个月、12 个月、24 个月,以了解疾病动态,调整用药。一旦出现肢体发凉、苍白、疼痛症状,应及时就诊。

七、护理评价

(1)患者疼痛是否得以及时控制。

(2)患者是否掌握患肢正确保暖方法。

(3)患者是否发生跌倒或坠床等不良事件。

(4)患者是否出现并发症,若并发症发生是否得到及时发现和处理。

第二节　血栓闭塞性脉管炎的护理

一、概述

血栓闭塞性脉管炎又称为 Buerger 病,是一种主要累及四肢远端中、小动静脉的慢性、节段性、反复发作的血管炎性病变,好发于男性青壮年。普遍认为吸烟与 Buerger 病密切相关,80%以上的患者有大量吸烟史;其他病因包括长期接触寒冷、潮湿环境、慢性损伤与感染、自身免疫功能紊乱、性激素和前列腺素失调及遗传因素等。

临床上常表现为患肢疼痛、发凉,皮肤颜色及感觉异常,动脉搏动减弱或消失,肢端溃疡和坏疽等。发病前或发病过程中出现复发性游走性浅静脉炎。辅助检查包括彩色多普勒超声、CT 血管造影(CTA)、数字减影血管造影(DSA)、MRA。

处理原则:非手术治疗包括戒烟、保暖、防受潮,应用血管扩张药物、抗血小板聚集药,高压氧治疗等;手术治疗的目的是重建血流通路,手术方法包括腰交感神经节切除术、血管旁路术、动静脉转流术等。

二、常见护理诊断/问题

(一)疼痛

与患肢严重缺血、组织坏死有关。

(二)组织完整性受损

与肢端坏疽、脱落有关。

(三)潜在并发症

出血、栓塞。

三、护理措施

(一)非手术治疗的护理

见本章动脉硬化闭塞症的相关内容。

(二)手术治疗的护理

1.术前护理

(1)解释:讲解手术方式、目的、预期疗效及并发症,需要患者配合的注意事项,如禁食、禁饮,训练床上排便等。

(2)准备:术前备皮、配血、导尿、给药、特殊手术材料等准备工作。

2.术后护理

(1)病情观察:患者生命体征、疼痛、局部伤口及引流管情况、患肢颜色、皮温及足背动脉搏动情况等。

(2)体位与活动:静脉手术后抬高患肢30°,卧床休息1周;动脉手术后保持患肢平置,动脉重建术后卧床休息2周。制动期间指导足部伸屈及踝关节运动,促进局部血液循环。

(3)残肢护理:观察残肢皮肤颜色、温度及伤口愈合情况,及时发现感染及坏死征兆;指导残肢主动运动及被动按摩,预防静脉血栓形成;部分患者截肢后仍感觉原患肢存在时的疼痛症状,对这种心因性"幻肢痛"现象,应予以理解,并通过解释引导和积极暗示逐渐消除心理影响。

3.术后并发症的观察及处理

见本章动脉硬化闭塞症的相关内容。

四、健康教育

(一)戒烟

告知患者吸烟是血栓闭塞性脉管炎的重要影响因素,而戒烟是治疗该病不可忽视的主要措施,可促进疾病治愈,避免复发加重。

(二)患肢护理

告知患肢发冷、溃疡是由于缺血所致,局部热敷、加温不仅不能改善缺血,反而会增加组织耗氧而加重缺血损伤;也不可擅自涂擦药物、修剪等,以避免感染或损伤后经久不愈。

(三)运动锻炼

局部缺血期和营养障碍期的患者,坚持 Buerger 锻炼和日常步行锻炼,促进侧支循环建立,改善患肢血供。应根据个体情况调整每次活动的时间和强度,以不增加患肢疼痛为宜。

第三节　原发性下肢静脉曲张的护理

一、概述

原发性下肢静脉曲张是指下肢浅静脉瓣膜关闭不全,使静脉内血液倒流,远端静脉淤滞,进而病变静脉壁扩张变性,出现不规则扭曲和膨出。长期站立、久坐、重体力劳动、妊娠、慢性咳嗽、习惯性便秘等人群容易发生静脉曲张。以大隐静脉、左下肢多见,双下肢可先后发病。

(1)主要临床表现为下肢浅静脉扩张、迂曲,下肢沉重、乏力感,踝部轻度肿胀和足靴区皮肤营养性变化(色素沉着、皮炎、湿疹、皮下脂质硬化及溃疡形成)。

(2)辅助检查:特殊检查(大隐静脉瓣膜功能试验、深静脉通畅试验、交通静脉瓣膜功能试验),血管超声检查、静脉造影等。

(3)处理原则:非手术治疗包括改变生活方式、加压治疗(弹力袜、弹力绷带及充气加压治疗)、药物治疗等;手术治疗方法包括传统的大隐静脉高位结扎加剥脱术,静脉腔内激光、电凝、射频及透光旋切术等微创手术。近年泡沫硬化剂治疗静脉曲张因其操作简便、疗效好、痛苦小等优势得以广泛运用。

二、常见护理诊断/问题

(一)皮肤完整性受损

与局部皮肤营养不良有关。

(二)潜在并发症

血栓性静脉炎、曲张静脉破裂出血。

(三)知识缺乏

缺乏下肢静脉曲张的预防与康复保健知识。

三、护理措施

(一)非手术治疗的护理

1.体位指导

坐位时避免双膝交叉过久,以免影响腘静脉回流;休息时尽量抬高患肢高于心脏水平20~30 cm,可在腿下垫一软枕,并行足部伸屈运动,促进下肢静脉回流。

2.皮肤护理

裤子宜宽松柔软,避免外力摩擦刺激导致曲张静脉破裂;血栓性静脉炎者,局部有硬结或红肿热痛症状,应遵医嘱抗凝及局部热敷,伴感染时应使用抗生素治疗后方可手术;足靴区有湿疹或溃疡者,应保持局部清洁干燥,予以湿敷换药处理,避免感染和促进愈合。

3.正确使用弹力袜

弹力袜利用压力梯度原理促进下肢静脉回流,长期穿戴可减轻患肢肿胀,延缓静脉曲张加重,并预防术后复发。

注意:应在专业人员指导下选择合适压力梯度和大小型号的弹力袜,宜清晨起床时开始穿戴,平卧休息时脱下。

4.药物指导

静脉活性药物可增加静脉张力,降低血管通透性,促进淋巴和静脉回流,提高肌泵功能,适用于各类慢性静脉疾病。使用3~6个月能明显改善下肢沉重、酸胀不适、疼痛及水肿症状。包括黄酮类、七叶皂苷类、香豆素类药物。此类药物不良反应轻微,偶有过敏性皮疹或胃肠不适现象,宜在医师指导下服药。

(二)手术治疗的护理

1.术前护理

(1)解释:讲解手术目的、方式,指导患者禁食、禁饮。

(2)准备:备皮、配血、特殊手术器材(如剥脱器、激光光纤、旋切刀头等)。

2.术后护理

(1)病情观察:患肢敷料有无渗血、渗液,有无肿胀、麻木、疼痛不适,检查弹力绷带包扎松紧度及末梢血运情况等。

(2)活动锻炼:术后当日卧床休息,指导患肢行足部背伸、跖屈及踝关节活动,次日即可下床活动,以促进血液循环,预防静脉血栓形成。活动时注意保护患肢,避免外伤引起静脉曲张破裂出血。

四、健康教育

(一)生活指导

日常工作、生活中避免久坐久站或双膝交叉重叠姿势;保持大便通畅,以免影响静脉回流;休息时尽量抬高双下肢;长途乘车(机)旅行时经常做足部运动,促进血液回流。

(二)保护患肢皮肤

皮肤瘙痒时避免用力抓挠,应在医师指导下局部用药,以免皮肤破损后经久不愈;已有皮肤溃烂者需遵医嘱进行长期抗感染和局部换药处理。

(三)弹力袜应用

对于长期从事站(坐)工作、妊娠、有静脉曲张家族史及静脉曲张者,均建议长期穿戴弹力袜预防或治疗。

第六章 眼科手术护理

第一节 泪道手术

一、概述

泪器由泪腺和泪道组成。泪道包括泪点、泪小管、泪小囊和鼻泪管。

1.泪腺

泪腺位于眶上壁外侧部的泪腺窝内,长约 2 cm,可分泌泪液,有 10～20 条排泄管开口于结膜上穹的外侧部。泪眼借眨眼活动涂抹于眼球表面。泪眼有防止角膜干燥和冲洗微尘的作用:此外,因含溶菌酶,具有灭菌作用。多余的泪液流向内眦处得泪湖,然后经泪点、泪小管进入泪囊,再经鼻泪管至鼻腔。

2.泪点

泪点上睑、下睑的内侧端各有一乳头状突起,其中央的小孔,称为泪点。

3.泪小管

泪小管为连接泪点与泪囊的小管,分为上泪小管和下泪小管。它们分别垂直向上、下行,继而几乎成直角转向内侧汇合在一起,开口于泪囊上部。

4.泪囊

泪囊位于眼眶内侧壁的泪囊窝内,为一膜性囊。上部为盲端,下部移行于鼻泪管(图 12-1)。泪囊前面有睑内侧韧带和眼轮匝肌的肌纤维:眼轮匝肌有少量肌束跨过泪囊的深面。该肌收缩闭眼时,可同时牵拉扩大泪囊,囊内产生负压,促使泪液流入。

5.鼻泪管

鼻泪管为一膜性管道,其上部包埋在骨性鼻泪管中,与骨膜紧密相结合;下部在鼻腔外侧壁黏膜深面。下部开口于下鼻道外侧壁的前部。

二、泪囊摘除术

1.手术适应证

(1)确诊为慢性泪囊炎,但因高龄、全身病和鼻腔疾病,不适于做泪囊鼻腔吻合术者。

(2)急性泪囊炎发作后,遗留泪囊瘘管者。

(3)泪囊黏液囊肿或肿瘤。

(4)慢性泪囊炎引起化脓性角膜溃疡者。

(5)慢性泪囊炎患者的泪囊过小,估计术中无法行鼻腔泪囊吻合者。

(6)泪囊外伤破裂严重者。

2.麻醉方式

泪点部表面麻醉;泪囊区皮下、泪囊顶部及鼻泪管上口处注入 2％利多卡因 2～3 ml,浸润麻醉:下鼻道内填入蘸有 1％丁卡因和 0.5％麻黄碱的棉片 10 min。

3.手术体位

仰卧位。

4.术前准备

(1)患者准备:术前应用抗菌药液冲洗泪道 1～2 天。

(2)物品准备:鼻泪管包、1％丁卡因、0.5％麻黄碱、棉片、5-0 丝线、6-0 可吸收线。

5.手术方法及手术配合(表 6-1)

表 6-1　泪囊摘除术的手术方法及手术配合

手术方法	手术配合
1.手术切口	做内眦皮肤切口
2.手术野皮肤消毒	用 0.5％活力碘先从睫毛根部起,以离心方式绕眼裂向四周扩展,上至眉弓上 1.5 cm,下至鼻尖、上唇及口角,内侧略过鼻中线,外侧达颞部发际前,如此反复涂抹消毒 3 次
3.暴露泪囊	傲内眦皮肤切口,眼科剪切断内眦韧带,暴露泪隔,放撑开器,暴露泪囊
4.分离泪囊	用骨膜分离器向两侧分离泪筋膜和泪囊壁,将泪囊顶部与泪囊窝分离,并剪断泪小管
5.摘除泪囊	用骨膜分离器伸入泪囊后方,贴近泪囊窝骨膜向鼻泪管方向分离,紧贴泪囊窝伸进鼻泪管骨管口处,将鼻泪管剪断
6.检查摘除的泪囊是否完整	用棉球压在鼻泪管入口处充分止血,然后用刮匙刮尽鼻泪管口处残留组织。将少量 2.5％碘酒涂布于泪囊窝及鼻泪管口
7.探查鼻泪管	用探针探入鼻泪管,直达下鼻道
8.关闭切口	用 3-0 丝线缝合内眦韧带,6-0 可吸收线间断缝合泪筋膜,3-0 丝线缝合皮肤。在泪囊摘除部放一个与皮肤切口等长的小棉纱布枕加压包扎,消除摘出泪囊后遗留的无效腔。结膜囊内涂抗生素眼膏,加压绷带包扎

三、泪囊鼻腔吻合术

手术目的是把泪囊与鼻黏膜直接吻合,使分泌物和泪液由泪囊直接达中鼻道,此手术较泪囊摘除优越,新造的泪道能根除患者溢泪,手术时如发生困难可改做泪囊摘除。

1.手术适应证

(1)所有慢性泪囊炎。

(2)泪囊黏液囊肿和早期慢性泪囊炎最适合于此手术。

2.麻醉方式

泪点部表面麻醉;泪囊区皮下、泪囊顶部及鼻泪管上口处注入 2％利多卡因 2～3 ml,行浸润麻醉;下鼻道内填入蘸有 1％丁卡因和 0.5％麻黄碱的棉片 10 min。

3.手术体位

仰卧位。

4.术前准备

(1)患者准备。

1)对鼻部及鼻窦情况进行检查。

2)挤压泪囊,观察分泌物的量。如过少,应做泪囊洁净检查。

3)术前滴用抗生素眼液。

(2)物品准备:鼻泪管包、丝线(3-0、5-0)、油纱条、11号刀片。

5.手术方法及手术配合(表6-2)

表6-2 泪囊鼻腔吻合术的手术方法及手术配合

手术方法	手术配合
1—2.同泪囊摘除术	同泪囊摘除术
3.暴露骨膜	置入撑开器,暴露泪前崤和内眦腱膜,在泪前崤切开骨膜
4.暴露鼻黏膜	用11号刀片或蚊式血管钳将薄的泪骨骨板捅破,造成一个小骨孔
5.鼻泪管吻合	用探针自泪小管插入,顶出泪囊鼻侧壁,用刀片在泪囊鼻侧壁顶部做一条横切口,用6-0线间断缝合小囊和鼻黏膜后瓣3针
6.关腔	取出鼻腔内棉片,塞入油纱条并自骨窗口部分拉入泪囊。用5-0线缝合泪囊和鼻黏膜前瓣,用3-0线缝合骨膜,5-0线缝合皮肤。冲洗泪道,确定吻合口通畅。加压包扎

四、专科手术护理

1.护理评估

(1)评估双眼视力、血糖水平、是否合并其他心、脑、血管疾病。

(2)评估术前准备:手术间洁净度、手术床、手术物品(显微镜、眼科手术器械、鼻腔手术器械、泪道显微器械)、泪道和鼻腔准备情况。

(3)评估患者对手术创伤、疾病转归的认知程度。

(4)评估患者价值观。

2.常见护理诊断/问题

(1)疼痛:与局部麻醉效果和个人耐受力有关。

(2)有误吸、窒息的危险:与麻醉、手术巾出血、药物过敏有关。

(3)有眼角膜损伤的危险:与手术中暴露眼角膜、手术间层流送风有关。

(4)有精神困扰的危险:与手术创伤、疾病转归认知不足有关。

(5)有自尊紊乱的危险:与担忧组织完整性受损、自我形象改变有关。

(6)有双眼感染的危险:与患者机体抵抗力、疾病影响、手术区与口、眼、鼻、咽相通有关。

3.护理措施

(1)心理护理及卫生宣教:针对患者的精神状态、认知程度、人生观、价值观耐心做好心理护理及卫生宣教。耐心倾听患者需求，协助患者积极配合手术。

（2）备气管切开包，以便紧急救治窒息、误吸、呼吸形态改变患者。

（3）患者必须安置在风速较低（800 m³/hi）的Ⅰ级手术间，避免引起眼角膜损伤。

（4）合并有其他疾病、血糖水平异常者要特别慎重，必要时暂停手术。手术中患者持续鼻导管给氧。术中严密观察患者血压、心率、血氧饱和度、心电图等各项生命体征。注意患者（局麻患者）主述，如有不适积极配合医生处理。

（5）观察手术中的眼心反射：眼心反射是在压迫、刺激眼球或眼眶，牵拉眼外肌引起的由迷走神经中介的心动过缓或心律失常。因此，术中心电监护中心律的变化应为巡回护士重点观察的指标。

（6）预防手术部位感染及交叉感染：保证术前泪道和鼻腔准备质量；术中严格执行无菌技术操作规范；术后按传染性疾病手术处理手术用物品；增加患者抵抗力。

（7）手术完毕，包扎单眼（术眼）。

第二节　外眼手术

一、概述

（一）眼睑

眼睑位于眼球前方，构成保护眼球的屏障。眼睑分上睑和下睑，上睑、下睑之间的裂隙称睑裂。睑裂的内、外侧端分别称内眦和外眦。睑的游离缘称睑缘，睑前缘生有睫毛。睫毛根部有睫毛腺，此腺的急性炎症即称睑腺炎（又称麦粒肿）。眼睑由浅及深分别是皮肤、皮下组织、肌层、睑板和睑结膜。

（二）结膜

结膜是一层透明的黏膜，覆盖在眼睑的后面和眼球的前面，富有血管。可分为三部分：①睑结膜，衬覆于上睑、下睑的内面，与睑板紧密相连，透明而光滑，其深面的血管与睑板腺清晰可见；②球结膜，覆盖于眼球的前面，于角膜缘处移行为角膜上皮，除在角膜缘处与巩膜紧密相连外，其他部分连接疏松易于移动；③结膜穹隆，位于睑结膜与球结膜的移行处，形成结膜上穹和结膜下穹，多皱襞，便于眼球移动；结膜围成的囊状腔隙称结膜囊，通过睑裂与外界相通。

（三）眼外肌

眼外肌每眼各有 6 条，按其走行方向分为直肌和斜肌。直肌 4 条即上直肌、下直肌、内直肌和外直肌；斜肌 2 条是上斜肌和下斜肌。眼外肌是附着于眼球外部的肌肉，与眼内肌（睫状肌、瞳孔开大肌和括约肌）系相对的名称。

1.上睑提肌

上睑提肌为一三角形薄肌，起自于上直肌上方向前移行为腱膜，止于上睑的皮肤、上睑板。收缩时，上提上睑，开大眼裂。由动眼神经支配。

2.上直肌、下直肌、内直肌和外直肌

运动眼球的各直肌共同起自神经管周围的总腱环，向前至眼球中纬线前方，分别止于巩膜的上侧、下侧、内侧和外侧。

(1)上直肌:位于提上睑肌的下方,眼球的上方,向前止于眼球赤道前方巩膜的上面。收缩时,牵拉眼球,使瞳孔向内上方转动。由动眼神经支配。

(2)下直肌:位于眼球下方,向前止于眼球赤道前方巩膜的下面。收缩时,牵拉眼球,使瞳孔向内下方转动。由动眼神经支配。

(3)内直肌:位于眼球内侧,向前止于眼球赤道前方巩膜的内侧面。收缩时,牵拉眼球,使瞳孔向内侧转动。两侧内直肌同时收缩,产生对眼动作。由动眼神经支配。

(4)外直肌:位于眼球外侧,向前止于眼球赤道前方巩膜的外侧面。收缩时,牵拉眼球,使瞳孔向外侧转动。与对侧内直肌同时收缩,产生左顾右盼动作。由展神经支配。

3.上斜肌和下斜肌

(1)上斜肌:起自于视神经管周围的总腱环,经上直肌与内直肌之间,沿眼眶上壁内侧缘前行至其前端的滑车,再转向后外,止于眼球赤道后方巩膜的上面。收缩时,牵拉眼球,使瞳孔转向外下方。上斜肌与上直肌作用相对应,二者同时收缩,使瞳孔对向前方。由滑车神经支配。

(2)下斜肌:起自眼眶下壁的前内侧,经下直肌下方,行向后外,止于眼球赤道后方巩膜的下面。收缩时,牵拉眼球,使瞳孔转向外上方。其作用与下直肌相对应,二者同时收缩,使瞳孔对向前方。由动眼神经支配。

(四)眶脂体与眶筋膜

在眼球、眼肌、视神经及泪腺之间,充以脂肪组织,它们对眼球起着支持和弹性垫的作用,这些脂肪团块称为眶脂体。眶脂体可固定眶内各结构起弹性软垫样作用。眶内的筋膜组织总称为眶筋膜。眼球外面从角膜缘以后的部分,为纤维组织薄膜所包绕,称眼球筋膜或眼球鞘,又称 Tenon 囊,该鞘与巩膜间存有一空隙,称巩膜外隙,与眼球形成犹如球窝关节样结构,以保证眼球的转动,在各眼球外肌的外面包有眼肌筋膜,如套袖样,以实现各肌的灵活运动。

(五)眼的血管及神经

1.动脉

眼球及眼副器的血液供应,除眼睑浅层组织和泪囊的一部分来自颈外动脉的分支面动脉外,几乎完全是由颈内动脉的分支眼动脉供应。眼动脉起自颈内动脉,与视神经一起经视神经管入眶,先在视神经的外侧,然后在上直肌的下方越至眼眶的内侧前行,终于滑车上动脉。眼动脉在行程中发出分支供应眼球,眼球外肌、泪腺和眼睑等。其最重要的分支为视网膜中央动脉。视网膜中央动脉是眼动脉的一小分支,在眼球后方穿入视神经,行于视神经中央,从视神经盘穿出,再分为四支,即视网膜鼻侧上、下和颞侧上、下小动脉,营养视网膜内层,但黄斑的中央凹无血管分布。

2.静脉

眶内血液通过眼静脉回流。主要有眼上静脉和眼下静脉。前者起自眶的前内侧,向后经眶上裂注入海绵窦。后者起自眶下壁和内侧壁的静脉网,向后分为两支,一支经眶上裂注入眼上静脉,另一支经眶下裂注入翼静脉丛。

3.神经

神经分布较复杂。除视神经外,其感觉神经来自三叉神经的眼神经及其分支,如鼻睫神经和泪腺神经。眼外肌中的上斜肌由滑车神经支配;外直肌由展神经支配;上直肌、下直肌、内直肌、下斜肌和上睑提肌均由动眼神经支配。内眼肌中的睫状肌和瞳孔括约肌受副交感神经支配,而瞳孔开大肌受交感神经支配。

二、翼状胬肉切除术

1.手术适应证

(1)进行性翼状胬肉,其头部已侵入角膜 2 mm 以上者。

(2)静止性翼状胬肉部分或全部遮盖瞳孔,影响视力者。

(3)翼状胬肉妨碍眼球运动时。

(4)翼状胬肉妨碍角膜移植或白内障等内眼手术时。

(5)翼状胬肉有碍美观者。

2.麻醉方式

表面浸润麻醉＋结膜下浸润麻醉。

3.手术体位

仰卧位。

4.术前准备

(1)患者准备。

1)眼部滴抗生素眼液 1～3 天。

2)检查凝血功能。

3)向患者充分解释术后翼状胬肉复发及发生散光的可能。

4)洗脸,清洁脸部。

(2)物品准备:眼科基本器械、显微器械、显微镜、11 号刀片、10-0 不可吸收线。

5.手术方法及手术配合(表 6-3)

表 6-3　翼状胬肉切除术的手术方法及手术配合

手术方法	手术配合
1.手术切口	根据病情选择切口
2.手术野皮肤消毒	用 0.5％活力碘先从睫毛根部起,以离心方式绕眼裂向四周扩展,上至眉弓上 1.5 cm,下至鼻尖、上唇及口角,内侧略过鼻中线,外侧达颞部发际前,如此反复涂抹消毒 3 次
3.开睑分离胬肉	开睑器撑开眼睑,有齿镊夹住胬肉头部,从其边缘外 0.5 mm 处做浅层角膜切开
4.制作结膜瓣	用单齿内将结膜瓣做 90°旋转,置于暴露的巩膜面上
5.关闭切口	连续或间断用 10-0 不可吸收线缝合结膜瓣的各游离层,部分缝线应固定于巩膜面上

三、直肌后退术(斜视)

1.手术适应证

减弱水平或垂直直肌,用于矫正水平或垂直斜视。

2.麻醉方式

(1)合作的儿童和成人:表面麻醉,球结膜下浸润麻醉。

(2)不合作的儿童行全身麻醉。

3.手术体位

仰卧位。

4.术前准备

(1)患者准备。

1)眼部滴抗生素眼液 2～3 天,每日 3～4 次。

2)全身麻醉者术前禁食 6 h。

(2)物品准备:斜视包、显微器械、11 号刀片、3-0 丝线、8-0 可吸收线。

5.手术方法及手术配合(表 6-4)

表 6-4　直肌后退术(斜视)的手术方法及手术配合

手术方法	手术配合
1.手术切口	结膜切口
2.手术野皮肤消毒	同翼状胬肉切除术
3.球结膜切口	用 11 号刀片
4.暴露、游离并固定直肌	用斜视钩勾取直肌,暴露巩膜及肌肉附着点。以 3-0 丝线在直肌止端后 1 mm 做套环缝线,用眼科剪分次剪断肌肉
5.测量距离	用卡尺测量预计后退的距离,将肌腱断端的套环缝线缝于新止端巩膜处
6.关闭切口	间断或连续用 3-0 或 8-0 线缝合球结膜。涂抗生素眼膏后遮盖双眼

四、板层角膜移植手术

1.手术适应证

(1)浅层角膜病变,包括瘢痕、营养不良、变性、肿瘤。

(2)角膜病变虽已累及角膜全层组织,但为了改善植床条件,以备进行穿透性角膜移植术,而先行板层角膜移植术。

2.麻醉方式

(1)表面麻醉。

(2)眼轮匝肌阻滞麻醉。

(3)球后阻滞麻醉或球周浸润麻醉。

(4)特殊情况下全身麻醉。

3.手术体位

仰卧位。

4.术前准备

(1)患者准备。

1)眼部滴抗生素眼液 2～3 天,有条件时应做结膜囊细菌培养。

2)术前 1 天冲洗术眼、泪道。

3)术前滴用毛果芸香碱滴眼液缩小瞳孔。

(2)物品准备:眼小孔包、显微器械、11 号刀片、3-0 丝线、10-0 可吸收线、角膜、抗生素和抗真菌药物。

5.手术方法及手术配合(表 6-5)

表 6-5　板层角膜移植手术的手术方法及手术配合

手术方法	手术配合
1.手术野皮肤消毒	同翼状胬肉切除术
2.开睑并固定眼球	术眼用显微开睑器开睑。3-0 丝线缝上直肌、下直肌固定眼球,使角膜位于睑裂中央
3.制作角膜植片	以抗生素和抗真菌药物溶液冲洗供体眼球依角膜病变深浅决定植片厚度。一般环钻 1/4～3/4 角膜厚度以后,进行板层分离,做好的植片备用
4.去除角膜病变组织	在显微镜下实施病变组织切除
5.移植角膜	以 10-0 可吸收线间断或连续缝合角膜移植片于植床,冲洗去除层间积血和异物。术毕结膜下注射抗生素和糖皮质激素溶液。应用抗生素眼液及眼膏,以无菌纱布遮盖双眼

五、羊膜移植术

1.羊膜制备和保存

(1)取体:羊膜取自顺产或剖宫的胎盘组织,产妇必须无传染性疾病(乙肝五项指标阳性、丙肝抗体阴性、梅毒、艾滋病抗体阴性)。

(2)无菌取出胎盘后,在无菌间将羊膜组织整层揭离,无菌盐水冲洗附着其上的血块,然后置于抗生素生理盐水中漂洗 40 min,显微镜下尽量刮除其海绵层,部分成纤维细胞及浆液性渗出液,将无菌的消化纤维素膜贴附其上,羊膜上皮向上,剪成组织块,置于 DMEM(一种含各种氨基酸和葡萄糖的培养基)和纯甘油(1∶1)的混合液中,−4℃保存 1 个月备用。

2.适用证

羊膜可用于多种眼表疾患的重建手术中:

(1)各种原因导致的角膜上皮缺损成溃疡。

(2)翼状胬肉由切除术后常用羊膜移植,可治疗复发性翼状胬肉手术。

(3)羊膜用于热烧伤、化学烧伤引起的眼表疾病。

(4)角膜缘干细胞缺乏伴有持续性角膜上皮缺损、角膜血管翳白斑、溃疡溶解或穿孔等疾病。

3.麻醉方式

表面浸润麻醉+结膜下浸润麻醉。

4.手术体位

仰卧位。

5.术前准备

(1)患者准备:眼部滴抗生素眼液2～3天,术前1天冲洗术眼、泪道,术前1天剪睫毛。

(2)物品准备:眼小孔、局麻药、空针(1 ml、2 ml、5 ml、10 ml各1个)、10%尼龙线、酒精灯、眼膏、显微器械、显微镜。

6.手术方法与手术配合(表6-6)

表6-6　羊膜移植术的手术方法与手术配合

手术方法	手术配合
1.手术野皮肤消毒	同泪囊摘除手术
2.开睑,去除病变组织	开睑器撑开眼睑,1∶2 000庆大霉素冲洗结膜囊,刮除角膜表面中央溃烂组织,见其下深达后弹力层
3.羊膜移植	(1)取合适量大小羊膜,覆盖于角膜表面,剪除多余部分羊膜,10%尼龙线对合缝合4层于角膜表面
	(2)取合适大小羊膜,覆盖于角膜表面,10%尼龙线连续缝合固定于角膜,加缝两针固定于结膜
	(3)结膜下注射庆大霉素0.3 ml,地塞米松0.4 ml
	(4)术毕四环素涂眼,加压双眼包扎

六、眼球摘除术

1.手术适应证

(1)眼内恶性肿瘤、严重眼球破裂伤、无恢复希望者。

(2)绝对期青光眼,经各种治疗不能降低眼压、症状不能减轻者。

(3)严重的眼球萎缩影响外观者。

(4)手术探查中眼球壁组织有大范围的缺损,通常是爆炸伤或火器伤。伤眼不能修复,光感完全消失。

(5)角膜巩膜葡萄肿,治疗无望,并有破裂可能者。

2.麻醉方式

(1)球后阻滞麻醉。

(2)儿童或不合作的患者可施行全身麻醉。

3.手术体位

仰卧位。

4.术前准备

(1)患者准备。

1)详细检查患眼及对侧眼的情况,确定手术是必需的,并经患者签署知情同意书后方可进行。

2)严格核对患者及被摘除的眼别,特别是全麻患者及儿童患者。

(2)物品准备:眼小孔包、视神经剪、热盐水、8-0 可吸收线、油纱。

5.手术方法及手术配合(表 6-7)

表 6-7　眼球摘除术的手术方法及手术配合

手术方法	手术配合
1.手术野皮肤消毒	同翼状胬肉切除术
2.开睑,处理眼球周围肌肉	开睑器开睑,360°切开球结膜,分离出四条直肌止端并将其剪断,同时剪断上斜肌和下斜肌
3.处理视神经	自眼球鼻侧靠近眼球下斜肌伸入血管钳到眼球后方,夹住视神经,用血管钳夹住内直肌残端,持视神经剪自鼻侧伸入眼球后方,将视神经剪断
4.取出眼球	用剪刀将眼球逼出眶外,取出眼球塞入湿热纱布,压迫止血
5.关闭切口	眼球筋膜和结膜以 8-0 可吸收线连续缝合,结膜囊填塞凡士林油纱,涂抗生素眼膏后加压包扎

七、眶内容物剜出术

1.手术适应证

(1)较广泛的眶内原发性恶性肿瘤,放疗不敏感,单纯肿瘤切除术难以彻底者。

(2)较广泛的眶内转移恶性肿瘤或眶内恶性肿瘤,虽已有远处转移,但眼部疼痛剧烈、不能忍受,放、化疗无效者。

(3)良性肿瘤长满眼眶,眼球已被破坏并高度突出,且疼痛剧烈,为减轻痛苦也可考虑进行此手术。

2.麻醉方式

全身麻醉。

3.手术体位

仰卧位,头下垫 1 个软垫。

4.术前准备

(1)患者准备。

1)详细检查患眼及对侧眼的情况,确定手术是必需的,并经患者签署知情同意书后方可进行。

2)严格核对患者及被摘除的眼别,特别是全麻患者及儿童患者。

(2)物品准备:眼小孔包、3-0 丝线、双极电凝、热盐水、油纱。

5.手术方法及手术配合(表 6-8)

表 6-8　眶内容物剜出术的手术方法及手术配合

手术方法	手术配合
1.手术野皮肤消毒	同翼状胬肉切除术
2.剪开结膜 1 周,钝性剥离直达骨膜	保留全部眼睑,开睑器撑开眼睑,使用解剖剪、咬骨钳分离,用 3-0 丝线缝 4~6 针牵拉眶内容物缝线,便于取出眶内物

手术方法	手术配合
3.剥离骨膜	使用骨膜剥离器
4.剜出瘤体的眶内容物	用牵拉缝线将眶内容物拉向鼻侧,持蚊式血管钳尽可能地向后夹住全部眶尖的蒂,持另一蚊式血管钳夹在前一止血钳的前方,用电凝止血,立即用热盐水纱布填塞压迫止血
5.覆盖创面	应用抗生素油纱覆盖创面,并用抗生素油纱或碘仿纱条堵塞眼眶,待 6～8 周肉芽组织长满后半部眼眶后再做植皮及义眼安装

八、眼睑裂伤修复术

1.手术适应证

(1)非感染性眼睑皮肤、肌肉、睑板和睑缘组织失去解剖完整性的各种眼睑裂伤,包括眼睑割裂伤、穿孔伤和撕裂伤等。

(2)伤后近期(2 周内)修复质量差的伤口。

2.麻醉方式

局部浸润麻醉。

3.手术体位

仰卧位,头下垫 1 个软垫。

4.术前准备

(1)患者准备。

1)眼部滴抗生素眼液。

2)洗脸,清洁脸部。

3)伤口周围皮肤的清洁、消毒。

(2)物品准备:眼小孔包、3-0 丝线、5-0 丝线、8-0 可吸收线、10-0 可吸收线、显微镜、显微器械。

5.手术方法及手术配合(表 6-9)

表 6-9　眼睑裂伤修复术的手术方法及手术配合

手术方法	手术配合
1.手术野皮肤消毒	同翼状胬肉切除术
2.伤口处理	应尽早施行,争取伤口一期愈合。剪去睫毛,0.5%活力碘清理创口、消毒、止血
3.部分厚度裂伤修复术	用 5-0 丝线行间断缝合,深层组织用 8-0 可吸收线间断缝合或水平褥式缝合。结膜囊内涂抗生素眼膏,皮肤缝线处活力碘消毒,以绷带轻加压包扎

手术方法	手术配合
4.垂直性眼睑全层裂伤缝合术	对合睑缘以 3-0 丝线缝合；8-0 可吸收线间断缝合眼轮匝肌；术毕时,上睑裂伤缝合后轻加压包扎
5.伴有皮肤缺损的裂伤修复术	用 11 号刀片取大于缺损部位 1/3 的耳后全厚皮瓣进行修补,以防皮瓣收缩
6.睑缘撕脱伤缝合术	分离撕脱的睑缘组织,水平张力 5-0 丝线缝合创缘,轻加压包扎

九、额肌肌瓣直接悬吊术

1.手术适应证

(1)额肌功能良好,双侧或单侧先天性或后天性上睑下垂,但提上睑肌功能大部分或完全丧失。

(2)颌动瞬目综合征。

(3)先天性睑四联征。

(4)提上睑肌缩短术后或其他睑上下垂手术方式矫正失败的病侧。

2.麻醉方式

表面浸润麻醉＋结膜下浸润麻醉。

3.手术体位

仰卧位。

4.术前准备

(1)患者准备:术前完善相关检查。

(2)物品准备:眼小孔包、单级电凝、无菌记号笔、尖刀片、4×10 圆针、4×12 三角针、5-0 丝线、肌肉镊。

5.手术方法及手术配合(表 6-10)

表 6-10　额肌肌瓣直接悬吊术的手术方法及手术配合

手术方法	手术配合
1.手术野皮肤消毒	同翼状胬肉切除术
2.手术切口	单侧上睑下垂患者按健眼上睑皱褶高度用无菌记号笔标出皮肤切口;双侧患者的皮肤切口设计应做到双侧对称重睑线高度右中央为 4～5 mm,两侧 3～4 mm,内侧切口要较外侧切口的高度略低 0.5 mm 更好
3.分离与暴露额肌	用剪刀沿轮匝肌表面和皮下组织间自切口向上潜行分离,达上框缘后继续向上在额肌面与皮下组织间继续剥离至眉弓上约 15 mm 处,形成宽 20～25 mm 的皮下隧道
4.将额肌与骨膜分离	用弯蚊式血管钳与剪刀钝性分离

手术方法	手术配合
5.制作额肌瓣	在额肌游离缘内侧剪成一个上宽下窄梯形额瓣,将其与骨膜前脂肪分离,即形成可移行的额肌瓣
6.分离眼轮匝肌	于上睑皮肤切口处垂直睑板向下分离达到睑板面,然后再上方眶隔前将轮匝肌与眶隔分开,用剪刀将轮匝肌与睑板相连部分离开
7.额肌与睑板固定缝合	将眼轮匝肌条向睑缘方向牵拉并放于睑缘皮肤上,将额肌肌瓣拉到睑板而上适当位置与睑板缝合,在肌瓣中央穿过一组缝线结一活结。调整好高度将活结换成外科结结扎,剪去多余额肌,使眼轮匝肌条带复位于额肌瓣上
8.皮肤缝合	皮肤切口用 5-0 丝线缝合,最后做下睑暂时牵引缝线以保护角膜及支撑上睑

十、外眼专科手术护理

1.评估

评估患者双眼的对称性。

2.外伤患者

入手术室前做伤口生物学检查,筛查特异性感染患者,并采取相应的措施。伤口清洗处理要彻底。

3.眶内容物剜出术

备个骨蜡、单双极电凝、40℃温盐水止血。

4.羊膜移植术异体羊膜的处理

打开异体羊膜储存容器盖,酒精灯火焰法消毒容器口,用无菌方法取出合适的羊膜,拆下羊膜固定板,反复用生理盐水漂洗羊膜,浸泡于生理盐水中备用。

5.其他

第三节　内眼手术

一、概述

(一)眼球相关解剖及生理知识

眼球是视器的主要部分,居眶内,借筋膜与眶壁相连。眼球前面有眼睑保护,后面由视神经连于脑。眼球周围附有泪腺和眼外肌等眼副器,并有眶脂体衬垫。眼球大致为球形,前面的正中点称前极,后面的正中点称后极。眼球由眼球壁和眼球内容物两部分组成。

1.眼球壁

眼球壁分三层,由外向内依次为眼球纤维膜、眼球血管膜和视网膜。眼球纤维膜由强韧的纤维结缔组织组成,具有保护作用,可分为角膜和巩膜两部分。

(1)角膜:位于眼球前部,呈横椭圆形。占眼球纤维膜的前 1/6,无色透明,前凸后凹,有屈光作用。组织学上可将角膜由前向后分为五层,即上皮层、前弹力层、基质层、后弹力层及内皮层。角膜无血管,但有丰富的感觉神经末梢,故角膜的感觉十分敏锐。

(2)巩膜:角膜之后的整个外膜部分均属巩膜,由致密的胶原和弹力纤维构成,其结构坚韧,不透明,质地坚硬呈磁白色。血管很少,前面与角膜相连,后面与视神经硬膜鞘相连。巩膜表面被眼球筋膜和结膜覆盖。

2.眼球血管膜

含丰富的血管、神经和色素,呈棕黑色,故又称色素膜。此膜自前向后可分为虹膜、睫状体和脉络膜三部分。

(1)虹膜:为眼球血管膜的最前部,位于晶状体前面,为一圆盘形膜,中央有孔,称为瞳孔。

(2)睫状体:呈环形,位于巩膜与角膜移行处的内面,在眼球的矢状面上呈三角形,是眼球血管膜的最肥厚部分。

(3)脉络膜:约占眼球血管膜的后 2/3。为柔软的薄膜,后方有视神经穿过,外与巩膜疏松结合,其间有淋巴间隙;内面紧贴视网膜的色素层。其功能是输送营养物质,并吸收眼内分散的光线以免扰乱视觉。

3.视网膜

视网膜位于眼球血管膜的内面,是一层透明的薄膜,从后向前可分为虹膜部、睫状体部和脉络膜部。视网膜由色素上皮层和视网膜感觉层组成,两层间在病理情况下可分开,称为视网膜脱离。色素上皮层与脉络膜紧密相连,由色素上皮细胞组成,它们具有支持和营养光感受器细胞、遮光、散热以及再生和修复等作用。

(二)眼球内容物

眼球内容物包括房水、晶状体和玻璃体。这些结构透明而无血管分布,具有屈光作用。与角膜合称为眼的屈光系统。

1.房水

房水是澄清的液体,充满眼房内。房水由睫状体产生,进入眼后房,经瞳孔至眼前房,经虹膜角膜角进入巩膜静脉窦,借睫前静脉汇入眼静脉。房水的生理功能是为角膜和晶状体提供营养并维持正常的眼内压。如虹膜后粘连或瞳孔闭锁,房水则滞于眼后房内,导致眼内压增高,临床上称为青光眼。

2.晶状体

晶状体位于虹膜的后方、玻璃体的前方,呈双凸透镜状,后面较前面隆突,无色透明,具有弹性,不含血管和神经。晶状体外表包覆具有高度弹性的透明薄膜,称晶状体囊。晶状体的周围部较软,称晶状体皮质;其中央部较硬称晶状体核。如果晶状体由于各种原因造成其部分或全部混浊,则发生白内障。晶状体就像照相机里的镜头一样,对光线有屈光作用,同时也能滤去一部分紫外线,保护视网膜,但它最重要的作用是通过睫状肌的收缩或松弛改变屈光度,使看远或看近时眼球聚光的焦点都能准确地落在视网膜上。

3.玻璃体

玻璃体是无色透明的胶状物质,表面覆盖着玻璃体膜。它充满于晶状体和视网膜之间,除有屈光作用外,尚有支撑视网膜的作用。若玻璃体发生混浊,可影响视力。若支撑作用减弱,可导致视网膜剥离。

二、周边虹膜切除术

1.手术适应证

(1)原发性瞳孔阻滞性闭角型青光眼。

(2)原发性非瞳孔阻滞性闭角型青光眼。

(3)继发性瞳孔阻滞性青光眼。

2.麻醉方式

全身麻醉。

3.手术体位

仰卧位,头下垫 1 个软垫。

4.术前准备

(1)患者准备。

1)滴用 1% 或 2% 毛果芸香碱滴眼液。

2)滴用抗生素眼液。

3)检查前房角(又称虹膜角膜角),证实前房角未关闭,或关闭范围不超过 1/2 周。

4)测眼压。停用全身降眼压药物 72h 后眼压应能控制在正常范围内。

(2)物品准备:眼小孔包、显微镜、显微器械、虹膜剪、虹膜恢复器、BSS 液、11 号刀片、10-0 线。

5.手术方法及手术配合(表 6-11)

表 6-11　周边虹膜切除术的手术方法及手术配合

手术方法	手术配合
1.手术野皮肤消毒	同翼状胬肉切除术
2.球结膜切口	鼻上象限的角巩膜缘的球结膜切口或球结膜瓣,分离至角巩膜缘后 3～4 mm
3.做角巩膜切口	用 11 号刀片在角巩膜灰蓝半月区中间角巩膜缘切口,前房针穿刺,做角巩膜切口,外口长约 3 mm,内口长 2.5～3 mm
4.剪除虹膜	虹膜镊夹住脱出的周边部虹膜,持虹膜剪紧贴角巩膜缘将脱出的虹膜剪除
5.复位	用 BSS 液轻轻冲洗角巩膜缘切口,可使其复位。10-0 线缝合球结膜

三、青光眼小梁切除术

1.手术适应证

(1)急慢性青光眼。

(2)小梁性慢性继发性青光眼。

(3)先天性青光眼。

2.麻醉方式

全身麻醉。

3.手术体位

仰卧位,头下垫1个软垫。

4.术前准备

(1)患者准备。

1)调整术前应用的降眼压药物。

2)术前滴用抗生素眼液。

(2)物品准备:眼小孔包、显微镜、显微器械、20％甘露醇、11号刀片、10-0线。

5.手术方法及手术配合(表6-12)

表6-12　青光眼小梁切除术的手术方法及手术配合

手术方法	手术配合
1.手术野皮肤消毒	同翼状胬肉切除术
2.切口	以角膜缘为基底和以穹隆部为基底做切口
3.角巩膜缘前房穿刺	位于颞下方,眼科冲洗针头穿入前房,提供术中前房内注水冲洗,检查巩膜瓣渗水程度以及术毕时恢复前房的通道
4.球结膜瓣	做以角膜缘或以穹隆部为基底的球结膜瓣
5.巩膜瓣	做以角膜缘为基底的巩膜瓣
6.切除角巩膜深层组织	于巩膜床前端透明的角膜区用锐刀尖切穿前房,于此切除或用咬切器咬除角巩膜组织1.5 mm×1 mm或2 mm×1.5 mm
7.周边部虹膜切除	用显微镊夹住角巩膜切口中暴露的虹膜组织,做周边部虹膜切除,然后用虹膜恢复器复位虹膜
8.缝合巩膜瓣	将巩膜瓣复位。于其两游离角各用10-0线间断缝合1针,打结。然后将平衡盐水经角膜穿刺处注入前房,观察液体外渗情况。如果过多应加针,如果过少,证明缝线太紧,应予以调整
9.缝合球结膜	10-0线间断或连续褥式缝合伤口
10.恢复前房,缝合切口	缝合球结膜伤口后,经角膜穿刺处向前房内注入平衡盐水,以便恢复前房和了解结膜伤口渗漏情况,必要时加针
11.注射抗生素	球结膜下注射庆大霉素或妥布霉素20 000 U,地塞米松2.5 mg。涂用抗生素眼膏和1％阿托品眼膏

四、白内障超声乳化吸出＋人工晶状体植入术

1.手术适应证

(1)老年性白内障。

(2)发育性或青年性白内障。

(3)并发性白内障。

（4）外伤性白内障或晶状体前囊膜已破者。

2.麻醉方式

局麻。

3.手术体位

仰卧位,头下垫 1 个软垫。

4.术前准备

（1）患者准备。

1）检查视功能。

2）测眼压,了解是否合并青光眼。

3）A 型超声测量眼轴长度。

4）测算拟植入的人工晶状体屈光度。

5）了解全身情况,排除影响手术的一些严重疾病。高血压患者应使用药物控制血压后再手术。糖尿病患者在术前应将血糖控制在 8 mmol/L 以下后进行手术较为安全。

6）术前应向患者和家属说明手术目的、可能出现的问题,并恰当地解释预后,以取得理解和合作。

7）滴用抗生素眼液 2～3 天,每天 3～4 次。如时间不够,至少术前 6 h 滴用抗生素眼液,每半小时 1 次。

8）术前尽量散大瞳孔。

（2）物品准备:眼小孔包、双极电凝、显微镜、白内障显微器械、超声乳化仪及手柄、BSS 液、10-0 线、黏弹剂、人工晶状体。

5.手术方法及手术配合（表 6-13）

表 6-13　白内障超声乳化吸出＋人工晶状体植入术的手术方法及手术配合

手术方法	手术配合
1.手术野皮肤消毒	同翼状胬肉切除术
2.切口	以穹隆部为基底做长约 7 mm 的结膜瓣切口,以双极电凝充分止血,在距角膜巩膜后 2 mm 处,做平行于缘部的巩膜板层切口。以 3.2 mm 穿刺刀刺进前房
3.连续环行撕囊术	以截囊针在近正中部前囊膜做 1 个小三角瓣,翻转游离侧,以截囊针轻轻拉住翻转的囊膜片,按预定方向用撕囊镊做环行撕拉,使撕裂做连续的弧形延伸,直至形成 6 mm 的圆形撕开
4.水分离术	撕开前囊后,以注水钝头针自 9 点和 3 点时钟位的前囊膜瓣下注入眼用平衡液。借助水的脉动冲击,使前囊膜和囊下皮质分离,用同样的方法可使浅层和深层皮质、深层皮质和核上皮质,以至于核上皮质和核上充分分离,以利于随后的乳化进行
5.晶状体乳化术	扩大内口至 3.2 mm,伸入乳化头至前房,仅保持灌注,超声乳化针头斜面向下或侧向,避免触及虹膜及角膜内皮。超过虹膜后转动超声乳化针头使针孔向上,按预定方式一次对核进行乳化吸出

手术方法	手术配合
6.清除皮质	伸入吸引头吸尽皮质
7.植入人工晶状体	依据晶状体直径大小扩大巩膜切口,植入人工晶状体,用晶状体定位钩定位
8.缝合	10-0 线缝合切口,结膜下注药

五、视网膜脱离复位术

1.手术适应证

(1)孔源性视网膜脱离:由于玻璃体变性、收缩、牵拉形成视网膜神经上皮全层裂孔,液化的玻璃体经裂孔进入视网膜下形成的视网膜脱离。

(2)视网膜萎缩、变性使视网膜变薄,形成视网膜裂孔,而产生视网膜脱离。

(3)牵位性视网膜脱离.但玻璃体内无明显增殖性改变者。

(4)渗出性视网膜脱离经药物治疗无效,并且视网膜脱离已累及黄斑部者。

2.麻醉方式

球后麻醉,精神紧张不配合及儿童施以全麻。

3.手术体位

仰卧位,头下垫 1 个软垫。

4.术前准备

(1)患者准备。

1)眼部和全身检查。

2)患眼滴用散瞳眼液,充分扩大瞳孔。

3)术前滴用抗生素眼液 2～3 天。

(2)物品准备:网脱包、双极电凝、显微镜、无菌显微镜套、视网膜显微器械、间接检眼镜、冷凝器、黏弹剂、环扎带、硅胶海绵、3-0 丝线、8-0 可吸收线。

5.手术方法及手术配合(表 6-14)

表 6-14　视网膜脱离复位术的手术方法及手术配合

手术方法	手术配合
1.手术野皮肤消毒	同翼状胬肉切除术
2.切口	球结膜 360°切口,剪开后,4 条直肌以 3-0 丝线牵引
3.裂孔定位并封闭	间接检眼镜直视下裂孔定位,冷凝封闭全部裂孔
4.预置缝线	预置巩膜外加压带缝线,并根据病情决定是否预置巩膜外环扎带缝线
5.巩膜外切开放液	于视网膜脱离最高处行巩膜外切开放液。放液后缝合切口,并局部冷凝。结扎预置缝线
6.观察眼底	间接检眼镜下观察眼底,了解视网膜复位情况,指测眼压略高于正常为适度
7.关闭切口	剪除牵引缝线,8-0 可吸收线缝合球结膜

六、玻璃体切割术

1.手术适应证

(1)由出血、感染、变性或先天性眼病引起的玻璃体浑浊。

(2)单纯由巩膜扣带术及视网膜凝固术未能治愈的视网膜脱离。必须指出视网膜脱离的玻璃体手术经常与巩膜外冷凝、硅胶外垫压或环扎术联合应用。

(3)伴有晶状体脱位、玻璃体积血、眼内异物等严重的眼外伤。

(4)感染性或非感染性、内源性或外源性、眼科术后的眼内炎感染。

(5)某些先天性眼病。

2.麻醉方式

局麻。

3.手术体位

仰卧位,头下垫 1 个软垫。

4.术前准备

(1)患者准备。

1)全身检查应特别注意血压、血糖和心、肺、肾功能。

2)术前应清洁术眼、剪短睫毛、冲洗泪道,滴用抗生素眼液 2～3 天。

3)散大瞳孔。

4)术前给予镇静药。

(2)物品准备:网脱包、双极电凝、显微镜、无菌显微镜套、视网膜显微器械、玻璃体切割机、冷凝器、黏弹剂、各种度数的角膜接触镜、导光纤维、二氧化碳、激光机、膨胀气体、硅油、环扎带、硅胶海绵、BSS 液、8-0 可吸收线。

5.手术方法及手术配合(表 6-15)

表 6-15　玻璃体切割术的手术方法及手术配合

手术方法	手术配合
1.手术野皮肤消毒	同翼状胬肉切除术
2.切口	3 个巩膜切口:晶状体眼距角膜缘 3.5～4 mm,无晶状体眼距角膜缘 2.5 mm 处做颞下、颞上和鼻上巩膜切开
3.安放注液管	在颞下象限预置缝线,放入排好空气的注液管针头皮玻璃体腔,并用 8-0 线固定
4.安放角膜接触镜	用 8-0 线将角膜接触环固定于浅层巩膜上,便于安放角膜接触镜
5.安放导光纤维头及玻切头	先插入导光纤维头,在瞳孔区见到后,再插放切割头,切割头的开口应朝向术者
6.眼内玻璃体切割操作	调节玻璃体切割机的各项参数、BSS 液体高度及滴数。进行增殖膜的处理、气液交换、激光封闭裂孔时适时调节参数,必要时注入膨胀气体或硅油

手术方法	手术配合
7.关闭切口	取出眼内器械,始终保持眼内灌注液体或气体,维持稳定的眼内压,8-0 线缝合切口,结扎各对预置缝线。最后在保持要求的眼压下,灌注切口的预置缝线打 1 个结并拉紧,取出灌注头,应无气或油外溢,结扎缝线关闭切口
8.缝合	8-0 线缝合结膜切口,结膜下注射抗生素,涂用抗生素眼膏和 1% 阿托品眼膏

七、专科手术护理

1.评估

评估患者双眼眼压:患者有平卧位眼压增高的危险;有激光损伤患者和手术组医务人员眼睛、皮肤的危险。

2.体位

手术床保持水平位,不可调整为头低足高位,以免使眼压增高。

3.熟练掌握手术仪器的使用与维护

如超声乳化机、玻璃体切割机、电凝仪、冷凝仪、激光等。二氧化碳、氧气、空气、氮气的使用切不可混淆。

4.正确使用电凝和激光

患者停止吸氧,关闭氧气和一氧化二氮(笑气),以免引起烧伤或爆炸,同时注意使用激光的自身安全防护。

5.手术完毕

包扎双眼。

6.其他

第四节　白内障的护理

一、护理评估

(1)患者年龄、职业、文化程度、视力、听力、四肢活动情况,对治疗及护理的要求。

(2)了解患者的现病史、既往病史、过敏史,有无合并心血管疾病、呼吸系统疾病、糖尿病等病史。糖尿病和高血压患者的血糖和血压控制情况,在家遵医行为。

(3)患者的心理状态、家庭及社会支持情况。

(4)眼部评估:了解视力、眼压、角膜内皮细胞形态及数目。注意眼睑和结膜有无红肿和充血,排除如麦粒肿和急性结膜炎等手术禁忌证。

(5)白内障患儿有无上呼吸道感染等全身麻醉禁忌证。

(6)评估患者自理能力,制定合适护理措施。

(7)患者及家属是否得到有关白内障疾病的健康指导。

(8)术后评估:视力、眼压情况。注意有无高眼压、角膜水肿、浅前房、感染等并发症的发生。

二、护理措施

1.术前护理

(1)按内眼手术前护理常规。

(2)心理护理:老年性白内障患者,因感觉器官和神经功能的衰退,有时不能迅速正确地接受和理解语言信息。护士要注意观察、耐心细致,放慢语速,经常与之交流和沟通,把握其心理动态,及时给予心理上的帮助和支持。先天性白内障患儿的理想治疗时间是出生6个月以前,患儿家属对手术治疗的时间通常存有顾虑。采用通俗易懂的语言介绍先天性白内障的有关知识,讲解手术的经过及预后,尤其是早期手术的重要性。婴幼儿时期是视觉系统发育的关键期,混浊晶状体的遮挡干扰了光线对视网膜的正常刺激,影响了视觉系统的正常发育,是造成儿童失明或弱视的主要原因。

(3)安全护理:老年性白内障患者生理机能发生退行性变化,思维不够敏捷、记忆力减弱、行动迟缓、感觉迟钝、视力下降均为本病患者住院期间安全的危险因素。护士必须强化安全意识,慎防患者跌倒、误吸、误食、坠床、迷路、走失、突发严重的全身性疾病,同时,向患者家属进行安全教育,使患者和家属掌握安全防范措施。

术前详细进行护理评估及实验室检查,以发现患者是否有全身性疾病。如术前发热、腹泻、血压和血糖增高等应推迟手术。合并糖尿病患者易发生前房出血、创口愈合延缓和感染等。术前应控制血糖在8.0mmol/L以下。合并高血压患者,术前应采取措施使血压维持在接近正常水平。但对长期舒张压维持较高水平的患者,需注意掌握降压的速度和幅度。慢性支气管炎患者的咳嗽,容易导致伤口裂开、前房出血等,术前要给予适当的治疗。

手术眼术前用托品酰胺滴眼散瞳。老年男性患者要注意是否有前列腺肥大或炎症,应慎用阿托品。小儿如使用托品酰胺滴眼散瞳,需用无菌棉球按压泪囊区3～5分钟,以减少药物的吸收。

(4)先天性白内障患儿按全麻手术前护理。

(5)术前检查:协助患者做好眼压、眼部超声波、角膜曲率、人工晶状体测量,角膜内皮细胞计数等检查。

(6)检查电源、超声乳化仪、显微镜,使其处于备用状态。备好眼科专用透明质酸钠、一次性超声乳化专用刀,根据患者人工晶体测量报告单,选择适当型号、度数的人工晶体。备好眼内灌注液、散瞳剂(美多丽)、表面麻醉剂(爱尔凯因)、卡米可林、地塞米松针剂、碘必殊眼膏和泰利必妥眼膏等药品。

2.术中配合

将患者安置在手术床上,取平卧位,松开领扣。术中密切观察患者生命体征的变化,对高龄患者或合并有心血管系统疾患的患者,采用心电监护仪进行动态检测并给氧。备好术中使用的器械,将显微镜调至最佳视野,按操作规程正确连接超声乳化仪各种导管,根据医师要求调整各项常规参数,密切关注手术进展情况,及时调整灌注瓶的高度,保持前房的稳定。

3.术后护理

(1)按内眼手术后护理常规。

（2）活动与休息：术后宜卧床休息 2 小时，但并不需绝对卧床，可进行一般的起居活动。

（3）饮食护理：术后当天宜进食半流质或软性食物，避免食用硬质食物，避免刺激性食物，避免吸烟、饮酒。多进食新鲜蔬菜、水果，保持大便通畅。

（4）术眼的保护：术后用眼垫包眼 1 天，为防不慎碰伤术眼，可在眼垫外加眼罩。保持术眼敷料清洁、不松脱，术后第一天由医师将眼垫取除，即可正常食物，但看电视、电脑及阅读时间不宜过久，宜多休息。按医嘱滴用抗菌消炎眼液。

（5）术后病情观察：术后注意视力、眼压情况，有无眼痛、头痛等症状。注意患者精神状态，高血压、糖尿病患者注意监测血糖、血压，以便及早发现术后出现的并发症。

（6）有便秘、咳嗽要及时通知医师处理，以免影响切口愈合。

4.术后并发症观察

白内障术后主要并发症有：①高眼压；②角膜水肿，浅前房；③感染等。

（1）若患者发生术眼肿胀，伴同侧头痛、恶心、呕吐，应警惕高眼压的发生，需密切监测眼压，并及时按时给予降眼压药物治疗。

（2）若患者诉眼部异物感，视力提高不理想，发生角膜水肿的可能性大，应做好解释、安慰工作，按医嘱使用润滑剂、高渗液、角膜上皮营养剂等。

（3）眼内炎是人工晶状体手术最严重的并发症，多在术后 1～4 天内急骤起病，伴有剧烈眼部疼痛和视力下降。术后密切观察病情，一旦发生感染迹象通知医师处理。配合医师抽取房水或玻璃体液进行细菌和真菌培养及药物敏感试验。全身及局部应用足量广谱抗生素。

三、出院健康指导

（1）术后 1 周内洗脸、洗澡时避免污水人眼。

（2）术后 1 个月内避免剧烈运动和负重，以免用力过猛，眼压过高易引起手术切口裂开，有便秘和咳嗽者宜用药物加以控制。

（3）术后 3 个月内避免揉擦、碰撞术眼。前房型人工晶状体、带虹膜隔人工晶状体植入者需长期避免用手揉擦眼睛，以免人工晶状体与角膜摩擦而损伤角膜内皮。

（4）对于 10 岁以下的先天性白内障，术后必须指导家长对患儿进行弱视治疗，由于许多家长并不了解弱视治疗的重要性，常常以为白内障手术后即大功告成。向家长解释白内障手术只是给患儿提供了一个训练视力的机会，术眼视力的好坏还取决于弱视治疗。

（5）白内障囊内摘除术后患者，需及早配镜矫正术眼视力。

（6）出院 1 周后复诊。

第五节　青光眼的护理

一、护理评估

（1）患者性别、年龄、文化程度、性格特征，生活自理能力，对治疗护理的要求。

（2）现病史、过去史及家族史、过敏史。有无合并全身病，如高血压、冠心病、糖尿病、呼吸道系统疾病，高血压，糖尿病患者血压、血糖控制情况。

（3）眼部评估。视力、视野、眼压、瞳孔大小及对光反射，前房深浅、有无眼胀及眼痛、视矇及虹视，畏光、流泪等。

（4）患者心理状态、家庭及社会支持情况。

（5）患者及家属是否得到有关青光眼疾病知识的指导。

（6）术后持续评估视力、眼压、前房深度，有无眼胀、眼痛等。

二、护理措施

1.一般护理

（1）心理护理：青光眼，尤其是原发性急性闭角型青光眼被认为是眼科中最重要的身心性疾病。心理社会因素、生活事件，如工作环境变动、家庭问题、季节变化、寒流入侵、情绪激动、愤怒、悲伤、忧郁、过度兴奋等常可促使眼压急剧升高与波动。这些因素均可成为原发性闭角型青光眼急性发作的诱因。详细介绍青光眼急性发作的特点，了解患者心理动态，有针对性地给予心理支持，帮助患者树立信心，积极配合检查和治疗。

（2）饮食护理：多吃蔬菜、水果，保持大便通畅。禁食刺激性食物，如浓茶、咖啡、酒、辛辣食物。不暴饮：一次饮水量最好不要超过 300ml。

（3）养成良好生活习惯，不吸烟，生活有规律，劳逸结合，保证充足的睡眠。

（4）不宜在暗室或黑暗环境中久留，避免长时间看电视、电影，以免瞳孔散大、眼压升高。衣着不宜过紧，特别是衣领口、乳罩，以免影响颈部血液循环引起眼压升高。睡眠时枕头高度适中，避免长时间低头、弯腰，以免眼压升高。

（5）青光眼患者禁用散瞳剂和口服或注射颠茄类药物（恶性青光眼除外），青光眼患者如误用散瞳剂应立即报告医师，采取积极措施进行相应的紧急处理。

（6）急性闭角型青光眼急性发作期患者入院后应立即通知医师，争分夺秒采取有效措施迅速降低眼压。青光眼急性发作对视神经的损害和预后与高眼压的水平及持续时间密切相关，如经足量的药物治疗数小时内仍不能有效控制眼压，即应进行手术以挽救和保护视功能。常用手术方式：前房穿刺术降低眼压。12～24 小时后再施行滤过性手术。密切观察眼压及全身情况变化。

（7）做好用药护理：密切观察药物副作用。

1）急性闭角型青光眼急性发作时，持续频繁滴用缩瞳剂，这对于年老体弱、恶心、呕吐、进食量少的患者容易出现眩晕、脉快、气喘、流涎、多汗等中毒症状，此时应及时擦汗更衣，保暖，防止受凉，并报告医师。为减少药物吸收引起毒性反应，滴用缩瞳药后要压迫泪囊区 2～3分钟。

2）使用碳酸酐酶抑制剂如醋氮酰胺要与等量的碳酸氢钠同服，避免尿道结石形成。少量多次饮水，密切观察药物副作用，如知觉异常、四肢颜面口唇麻木、有针刺感、血尿、小便困难、腹痛、肾区疼痛，一旦发现结石症状要立即停药，肾功能不全者慎用。

3）快速静脉滴注 20％甘露醇 250ml，30～40 分钟内滴完，每分钟 120 滴左右，对年老体弱或有心血管系统疾病的人要注意观察呼吸、脉搏的变化以防发生意外。糖尿病患者，心肾功能不全者慎用。甘露醇点滴完要平卧，防止用药后突然起立引起体位性低血压。

4）冬天口服甘油盐水溶液应加温，易于口服或减少恶心、喉部及胃部不适。服药后尽量少饮水以免药液被稀释,可用温水漱口减少不适,糖尿病患者慎用。

5)使用 β-受体阻断剂(如噻吗心安),要观察患者心率、脉率、呼吸。对于心率小于 55 次/分者要报告医师停药。因为 β-受体阻断剂可引起支气管平滑肌和心肌的兴奋性增高,对慢性支气管哮喘、窦性心动过慢、右心衰竭继发肺性高血压、充血性心力衰竭及有心脏病史者禁用。

2.抗青光眼手术的护理

(1)常用的抗青光眼手术方式有:周边虹膜切除术、小梁切除术、复合小梁切除术、引流盘或调节阀的前房人工引流植入物手术、小梁切开手术、睫状体冷凝术、睫状体光凝术等。

1)周边虹膜切除术:手术方法是在虹膜的周边部通过手术或激光切除一个小口,使后房水直接通过这个切口流入前房,从而达到解除因瞳孔阻滞导致的周边虹膜向前隆起阻塞前房角,使前房角的房水排除恢复通畅。

2)小梁切除术:手术目的是在前房和球结膜之间建立新的房水眼外引流通道,形成滤过泡而使眼压下降。滤过性手术包括:小梁切除术、巩膜瓣下灼滤术和全层巩膜灼滤术,引流盘或调节阀的前房人工引流植入物手术。

3)复合式小梁切除术:有 2～3 种技术联合组成,即在小梁切除术中联合巩膜瓣缝线的松解或拆除方法和影响伤口愈合的抗代谢药物。

4)外路小梁切开术、前房角切开术和睫状体分离术:手术目的是使房水通过切开 Schlemm 管沿原有的排出途径或经脉络膜上腔引流吸收。

5)睫状体冷凝术、睫状体光凝术:手术目的是通过各种物理治疗手段破坏部分睫状体上皮细胞,使房水生成减少而降低眼压。

6)现代房水引流装置:房水引流装置是由引流管和引流盘组成。引流管将前房水引流到远端的引流盘处。引流盘达到一定面积(不少于 135mm2),通过引流盘植入后在盘周围形成一个和引流盘表面积相同的纤维性储液间隙。房水通过引流管被引流到这个储液间隙再经该间隙的纤维壁渗透到周围组织内被吸收。

(2)术前护理

1)按内眼手术护理常规。

2)向患者及家属解释手术治疗目的及配合知识。

3)原发性急性闭角型青光眼患眼往往伴随眼前段葡萄膜炎,术前按时点糖皮质激素滴眼剂,炎症严重者全身应用糖皮质激素或消炎痛,观察药物副作用。

4)密切监测眼压。按时使用降眼压药物,一般要求术前眼压控制在 20mmHg 以下,因为高眼压下手术危险性大,且术中术后并发症多,致手术效果不理想。

3.术后护理

(1)按内眼手术后护理常规。

(2)活动与休息:术后当天多卧床休息,可坐起进食和自行上厕。术后第一天即可下床步行,不许过分限制患者的活动和强调卧床休息。对前房出血者应采取半坐卧位休息或高枕体位。小梁切除术后当日采取半卧位或侧卧位。对于术后早期眼压<5mmHg 的患者,应限制活动并避免咳嗽和擤鼻等动作。因患者在已有前房出血或眼压过低时,这些增加头部静脉压的动作,有增加或引起前房出血的危险。

(3)术眼观察:术后主要观察眼压、前房的变化,滤过泡的形态和功能,观察有无眼痛,如明显眼痛,要注意葡萄膜炎、高眼压、感染的发生。

(4)对侧眼的观察及治疗:青光眼术后不应只注意术眼而忽视对侧眼的观察,非手术眼应继续使用抗青光眼药物治疗。如对侧眼的眼压可以局部用药控制,则应按医嘱停用口服碳酸酐酶抑制剂,这将有助于滤过性手术眼前房和滤泡的形成。

(5)滴眼药:术眼按时点抗生素和糖皮质激素滴眼液及睡前涂眼膏,炎症严重者全身用药,并观察药物副作用。

(6)散瞳:严格执行"三查七对",准确应用散瞳药,除了前房角切开术、小梁切开术和睫状体分离术术后早期应该使用缩瞳剂外,其他抗青光眼术后均应常规散瞳。

(7)滤过泡的观察:小梁切除术后早期最理想的情况是:①滤过泡结膜呈相对贫血状态,无明显局限边界,稍呈轻中度隆起。②前房恢复到术前深度或稍浅。③眼压在 6~12mmHg 之间。

(8)并发症观察:小梁切除术后如发生术眼剧烈疼痛,应注意是否眼压急性升高,常见原因是滤过口阻塞、恶性青光眼、脉络膜渗漏、出血或感染。

(9)前房植入管引流手术的护理:接受这类手术的青光眼患者,如新生血管性青光眼,可能同时患有糖尿病、高血压、肾病等,要密切观察血糖、血压、肾功能情况。

4.健康指导

(1)用药指导

1)遵医嘱用药:两种以上滴眼液要交替使用,每次间隔 15~20 分钟以上,滴眼每次 1 滴即够,不宜点多,以免药液外溢造成浪费。

2)压迫泪囊点:用阿托品、匹罗卡品、噻吗心胺滴眼液后应压迫泪囊区 2~3 分钟。使用噻吗心胺滴眼液要注意脉搏变化,心率 60 次/分以下要就诊,必要时停用。

3)注意全身表现:如多次滴缩瞳药后出现眩晕、气喘、脉快、流涎、多汗等中毒症状,要注意保暖,及时擦汗、更衣,防止受凉,可饮适量热开水,症状未能缓解应及时就诊。

4)眼药保存:滴眼液、眼药膏应放于阴凉避光处。

(2)饮食指导:宜进食富含维生素、低脂食物,避免进食太多的动物脂肪,多吃鱼、蔬菜、水果,忌暴饮暴食,保持大便通畅。忌吃刺激性食物,如辛辣、油炸、浓茶、咖啡、酒,避免吸烟。避免在短期内喝大量的液体,一次饮水量不宜超过 300ml,以免眼压升高。但青光眼患者应喝适量的水,应在 1 天内分散饮用。

(3)运动与休息:生活要有规律,劳逸结合,避免过度疲劳,足够的睡眠,适当的体育锻炼。已有视野缺损的患者在运动前要考虑自己的视力情况,如在打球时,视野缺损的患者可能看不到正击向自己的球。在骑自行车时,可能正一步步靠近危险,但由于视野缺损却察觉不到,所以视野缺损的人不宜骑自行车和开车。

(4)心理卫生:学会自我控制情绪,保持心情舒畅,避免在压力较大的工作环境中工作,因为严重的心理压力会增加眼压。

(5)娱乐:避免长时间看电视、电影,避免长时间低头,不要在暗室逗留,以免眼压升高。

(6)衣领勿过紧、过高,睡眠时枕头宜垫高,以防因头部充血后,导致眼压升高。

(7)当发现有虹视现象,视力模糊,休息后虽有好转,也应到医院早日就诊,不宜拖延,如有头痛、眼痛、恶心、呕吐、可能为眼压升高,应及时到医院检查治疗。

(8)定期随访:所有青光眼术后患者一定要进行随访,目的是定期检测眼压、视乳头损害和视功能损害(主要是视野缺损)的变化,以便做相应处理。滤过性手术后早期(3个月内)应严密观察滤过泡和眼压的变化,如果术后眼压升高或滤过泡有瘢痕化趋势,即应加强滤过泡的按摩和(或)球结膜下注射抗代谢药物以防止滤过泡瘢痕化。

5.先天性青光眼护理措施

(1)心理护理:小儿患病对患儿家属来说是一种负性生活事件,是一种较强的心理应激。孩子一旦患病,对家庭、工作、生活造成极大的影响,甚至有些家属失去对生活的信心。特别是先天性青光眼疾病,如果不及时治疗会导致患儿失明,这对家属来说是更大的精神负担。科学地测定患儿家属的心理状况,给予针对性的心理护理,营造温馨良好的住院环境,与患者家属进行交流,了解家属的困难和需要,给予精神上、生活上支持帮助,减轻患儿家属的负性情绪。

(2)取得患儿的信任与合作,减轻患儿的不良心理刺激:从患儿入院开始对他们主动亲近、关心和体贴,在进行各项护理技术操作时,动作要轻柔准确,使患儿家属心灵与精神得到安慰,从而减轻由于患儿不合作给家属带来的不良心理刺激。

(3)耐心细致的健康教育:患儿多数是独生子女,先天性青光眼又是一种终身性疾病,患儿家属会产生一种紧张、焦虑、恐惧心理。信心的满足可减轻患儿家属的紧张、焦虑心理。护士一定要耐心做好解释工作,根据患儿家属的心理特征、文化程度、家庭成员的态度以及家庭经济状况等因人施护。

(4)争取社会支持:由于患儿所患的是一种先天性疾病,患儿家属总感到自责与愧疚。护士向他们讲述发病的原因,使他们能正确认识先天性青光眼这种疾病。家属是最好的社会支持系统之一。对那些经济上困难的患者,适当减免费用,减轻他们的后顾之忧。护理人员要多与患儿家属沟通,站在亲人的角度给予他们更多的理解、同情与帮助。已有研究表明,社会支持越多,心理障碍的症状就越少。

(5)手术护理:同"青光眼手术前后护理"。

第六节　玻璃体病的护理

玻璃体与周围的组织结构如视网膜、睫状体等关系密切,受到临近组织病变的影响可发生玻璃体变性。此外,也可出现一些先天性或遗传性病变。

一、飞蚊症

正常人注视白色物体或蓝色的天空时,可发现眼前有飘动的小点状或细丝浮游物,有时闭眼亦可看到,但客观检查却不能发现任何玻璃体的病变,此种现象称为生理性飞蚊症。一般认为是由于玻璃体皮质的细胞或行走于视网膜血管内的血细胞在视网膜上投影所致,无需治疗。玻璃体液化和后脱离是飞蚊症的主要原因,约70%的患者由此引起,但约1/4可能具有威胁视力的病变,其中重要的是视网膜裂孔形成。对主诉有飞蚊症的患者,应散瞳仔细检查眼底,包括三面镜检查。仅有玻璃体后脱离的无需特殊治疗;对有危害视力的病变如视网膜裂孔等,按有关治疗原则处理。

二、玻璃体混浊

玻璃体混浊不是一种独立的疾病,而是某些眼病的表现。可由以下病变引起:

1.葡萄膜炎

炎性渗出物和炎性细胞进入玻璃体形成灰白色尘埃状、絮状或团块状混浊。

2.出血

因视网膜静脉炎、静脉阻塞、糖尿病、高血压、外伤或手术引起的出血进入玻璃体,在血液进入及吸收过程中形成红色、黄色、灰白色的片状或团状混浊。

3.色素

外伤、葡萄膜炎等使色素颗粒进入玻璃体。

4.寄生虫及其代谢产物

眼内肿瘤或全身其他部位肿瘤眼部转移,引起混浊。

5.眼外伤玻璃体内异物存留

6.其他

因眼外伤、出血、糖尿病等引起玻璃体内纤维组织增生。

7.玻璃体变性

多见于老年人及高度近视者,玻璃体透明质酸解聚液化。糖尿病及高胆固醇血症者玻璃体内可有胆固醇结晶体沉着。

玻璃体混浊最主要的症状就是眼前有黑影,形态不一,对视力的影响因混浊部位和程度而异。

检查方法:用直接检眼镜+6~+8D检查,当眼球转动突然停止后,在眼底红光反射背景下可见黑色飘动的小点或团块。在间接眼底镜下则可明确分辨各种不同性质的飘浮物。在裂隙灯及三面镜下,可更详细地判断混浊物的来源和性质。

治疗原则为积极治疗原发病,如控制炎症,用激光或药物治疗眼底出血性疾病。混浊较重,病程较长,有纤维增生性改变者可做玻璃体切割术。

三、玻璃体变性

1.玻璃体液化

随着年龄增长,或为高度近视者,原为凝胶状的玻璃体逐渐脱水,变性而成为溶胶状,玻璃体腔内出现含水的腔隙,称为玻璃体液化。同时玻璃体内的网状结构因脱水而凝集,在裂隙灯下可见到细长而屈曲的膜样纤维带,其上有小的白色颗粒附着。多发生于玻璃体中央。

2.玻璃体后脱离

在靠近视网膜的玻璃体皮质部分较致密,与视网膜的附着也较紧密。在玻璃体液化时随液化腔的扩大,液化的玻璃体通过后玻璃体膜的裂孔入视网膜前,使玻璃体与视网膜之间发生分离,称为玻璃体后脱离。多见于后上方。在裂隙灯下,玻璃体后部有一大的透明"空腔",前方为脱离并塌陷的玻璃体网状结构,随眼球运动而漂动。病人可有飞蚊症、眼前闪光感、或视力减退。应及时散瞳检查,以便早期发现视网膜裂孔等病变,及时治疗。

3.星状玻璃体病变

少见,多单眼发病,老年人为多,玻璃体内可见许多雪片状小球悬浮在玻璃体内。小球的成分为脂质和磷酸钙盐。

4.闪辉性玻璃体溶化症

多见于中老年人,双眼玻璃体受累,其内可见许多反光很强的结晶体,其成分为胆固醇结晶。也可见于前房,虹膜及视网膜上。

治疗:对玻璃体变性本身无特殊治疗。

四、玻璃体出血

正常玻璃体无血管,本身不发生出血。玻璃体出血多因眼内疾病引起,也可由眼外伤、手术引起。少量出血一般对视力无影响,在裂隙灯下可见玻璃体内有黄褐色点状浮游物。大量出血时,视力突然减退,检查见瞳孔区呈暗黑色,眼底不能窥见。

少量出血可很快吸收,中等量以上的出血吸收较慢,红细胞破裂,释放出来的血红蛋白分解产物对晶体和视网膜可能产生有害影响。若出血长期不被吸收,可引起眼内细胞增殖,产生牵拉性视网膜脱离。

治疗:①全身或局部用药促进血块溶解,以加快血液吸收,通常用的药物有云南白药、透明质酸酶、尿激酶等,但临床效果尚不肯定。同时对引起玻璃体积血的原发病应采取相应的治疗措施。②采用玻璃体切除术,适用于:3～6个月以上仍不吸收的单纯玻璃体积血;玻璃体积血合并有视网膜脱离,应及早手术。手术切除血块及机化条索。

五、玻璃体寄生虫

猪囊尾蚴病是猪绦虫发病较高地区一种常见的眼部寄生虫病,系因吞食了猪绦虫的虫卵后,其厚壳在十二指肠内消化,六钩蚴随血循环散布全身,在组织内沉着形成囊尾蚴,也可经脉络膜或视网膜的血管进入玻璃体或前房。

病人有时可观察到虫体在眼内蠕动的阴影。检眼镜下可见黄白色半透明圆形的囊尾蚴,外周有金黄色反光圈,直径为1～1.5PD,仔细观察可见其头部伸缩运动。常可引起葡萄膜炎,玻璃体内有灰白色混浊颗粒。囊尾蚴寿命约为2年,蚴虫死亡释放的抗原成分可引起严重的免疫反应。

手术取出囊尾蚴是唯一的治疗方法。

六、玻璃体疾病的护理

(1)玻璃体出血的护理根据引起玻璃体出血的原发病进行护理。

(2)玻璃体切割手术的护理:玻璃体切割手术是精细而复杂的高水准眼显微外科手术,具有手术难度大、眼内操作时间长、组织损伤重、术后并发症多且病情严重等特点,手术的关键除了术者熟练高超的技术外,术前、术中、术后的精心护理也很重要。

(1)术前护理

1)按内眼手术前护理常规。

2)心理护理:许多玻璃体切割术的病人病情严重,部分病人预后差,易产生焦虑、恐惧心理,故做好病人的心理护理是保证手术顺利进行的一个重要环节。了解患者、家属的心理状态,根据病人的个体特征及心理变化,给予不同程度的安慰、鼓励及开导,利用各种机会向病人讲解手术方法、手术特点、麻醉方式、术中配合及手术后注意事项,使其有充分的思想准备,积极地配合治疗,同时向患者说明手术的重要性,耐心解答患者的疑问,消除患者不良心理,增强对手术的信心。

3)术前准备:患者术前应卧床休息,除必要的检查外,应避免活动。术前 3 天常规使用抗生素眼液,按医嘱点散瞳剂,便于检查眼底。术前 1 小时必须充分散大瞳孔,瞳孔的大小直接影响术中的操作。由于玻璃体视网膜手术术中操作牵拉眼肌过多,反射性兴奋迷走神经常引起患者术后恶心、呕吐。所以术前不宜饱食,以免加重术后恶心、呕吐。

4)术前检查:术前检查包括眼前节检查、眼后节检查、全身检查、辅助检查。

5)体位训练:术前 1 天应解释术后体位的重要性,指导患者进行术后体位练习。说明正确的体位不但能减轻关节、肌肉的疲劳,还能减轻疾病的症状,有利于疾病的治疗与康复。训练正确的卧位姿势,如俯卧位者可用软绵枕垫于胸部,头降低 20°～30°,将口、鼻、术眼露出,使呼吸道通畅,术眼不受压。在保证俯卧位的时间前提下训练患者有效的变换体位,如头低坐位、头低站位、双膝跪式头低位、行走时低头位,每日 2～4 次。

(2)术后护理

1)加强生活护理:玻璃体切割手术时间长,术后返回病房后,应加强生活护理和巡视,避免患者离床时碰撞术眼。术后取坐位的患者应注意保暖,同时调节室内光线强度,避免噪音,为患者创造一个良好、舒适、安静的环境。

2)饮食与卧位:术后应进清淡易消化的半流食或普食,少食奶制品,防止腹胀,最重要是保持大便通畅。术后体位对预后非常重要,可根据病情及术式决定体位,根据气体吸收情况更换体位。对于俯卧位的患者,每天强迫体位 8～16 小时,睡觉时可侧卧位,避免平卧,术后当日需静卧,次日后可逐渐增加活动,但须保持脸面和地面平行,持续 7～21 天,如此体位注气者直至只剩下小气泡为止。对于持久取俯卧位的患者,长久俯卧位压迫眼眶影响局部血液循环加重眼部疼痛,可采用热毛巾轻敷面部,促进血液循环,减轻肿胀。还可以根据情况调节体位,主要的姿势有卧姿和坐姿,姿势要始终保持头低位的原则。玻切注硅油术因硅油不具有长效气体的膨胀性,而且相对可靠长久,只需严格保持俯卧 3 周左右。

3)术眼并发症的观察与护理

高眼压:玻切注气术使用氟环丁烷气体注入眼内后,72 小时体积膨胀最大,眼压升高通常发生在注气后 12～96 小时,通常 7 天内恢复正常水平。硅油对睫状体的机械刺激可使房水生成增多,硅油注入过量或硅油泡引起瞳孔阻滞可使眼压升高。也可有一过性眼压增高,如出现头痛、眼痛、恶心、呕吐、角膜水肿等眼压增高症状,应及时给予 20％甘露醇快速静滴,也可遵医嘱给予其他降眼压处置。对年老、体弱患者要严密观察生命体征变化,以防发生意外。术后包扎双眼 3 天,每天换药,减少眼部伤口震动,防止球内出血。如出现疼痛,应根据疼痛特点,区分是创口疼痛还是眼压增高引起的疼痛,找出原因,给予相应处置。一旦发生眼压高,及时按医嘱使用降眼压药物或协助医师做好前房穿刺。

感染:多发生在术后 1～3 天内。表现为房水闪辉或前房积脓,玻璃体黄白色反光,结膜明显充血,水肿,眼睑水肿加重,患者自觉眼痛、头痛、视力锐减等,一旦发生眼内感染要及时处理,立即局部及全身联合注射抗生素。

反应性葡萄膜炎:大多数视网膜脱离术后有不同的葡萄炎,这是由于手术创伤或刺激所致。表现为眼痛或头痛加重,眼球压痛明显,视力未恢复或下降,结膜混合性充血。处理方法是包眼、散瞳,让其安静休息。局部或全身应用糖皮质激素。

角膜上皮缺损:糖尿病患者由于角膜上皮细胞基底层与 Bowinan 膜黏着较疏松,术中角膜上皮有损害,而致角膜上皮缺损,作双眼加压绷带包扎可促进角膜上皮的愈合。角膜上皮愈合的时间通常是 3 天左右,在上皮未愈合之前不宜过多局部用药。

晶体完整的注油后可散瞳;植入人工晶体的,术后可根据表膜及悬韧带情况进行散瞳;无晶体的,术后不可以散瞳,主要是防止散瞳后硅油进入前房。

(3)出院指导:要注意休息,避免重体力劳动及剧烈活动,保护患眼防止眼部感染及并发症的发生,指导病人及家属正确滴眼药水的方法及注意事项。另外要定期复查。气体填充术出院后 1 周内复查,待气体完全吸收后逐渐延长时间;硅油填充术后 1～2 个月内复查,出现异常及时就诊。总之,玻璃体切割术患者术前术后的周密护理,对保证手术成功和提高治愈率是十分重要的。术后加强患者的生活护理,使患者采取正确的体位,密切观察病情变化,及时发现并处理并发症,做好健康教育和出院指导,是玻璃切割术的重点。因此,应根据患者具体情况制定切实可行的护理计划,多方面、全方位兼顾到患者的身心等方面的护理。

第七节　眼外伤患者的护理

一、机械性眼外伤患者的护理

1.护理评估

(1)详细询问病史、了解患者受伤经过:包括受伤时间、致伤原因、受伤时的环境、致伤物的特性;了解既往眼病史、既往全身病史、过敏史、受伤后处理史,有无注射抗破伤风血清。

(2)患者性别、年龄、职业、文化程度、视力、全身状况,对治疗及护理的要求。

(3)患者心理状态,经济情况,家庭及社会支持情况。

(4)及时了解各项实验室检查和辅助检查结果。

(5)外伤患儿有无上呼吸道感染等全身麻醉禁忌证。

(6)评估患者自理能力,制定合适的护理措施。

(7)患者及家属是否得到相关眼外伤疾病的健康指导。

(8)了解手术治疗患者的麻醉方式、手术名称和手术情况等。

(9)有无术后并发症。

2.护理措施

(1)心理护理:大多数眼外伤瞬间发生,组织破坏严重,且常因并发症和后遗症而造成更大的危害,从而使患者产生巨大的心理压力,出现不同程度的不良心理反应,如焦虑、恐惧、忧郁等。患者往往难以接受目前的现实,对身心健康的恢复极为不利。护士要同情、关心、安慰患者。主动与患者交谈,了解患者的心理状态,观察患者的态度、情绪是否正常,从而进行有针对性的心理支持和疏导。耐心解答患者所关心的问题,解除患者的焦虑。给患者创造安静舒适的环境,护理操作轻柔、稳妥、使患者获得安全感,以积极的心理状态接受治疗。

(2)角膜异物剔除护理

1)按浅层角膜异物剔除法剔除异物。

2)对深层角膜异物,应判断清楚异物的性质、位置、深浅、大小、颜色、形状后再取出异物,如为极小碎玻璃、火药等可以不取;金属等异物由于位置不同,取出方法也不同。如异物部分外露时,可拨开异物外露部分的周围组织,异物稍松动后,用镊子夹出或用磁铁吸出。如果全陷入角膜实质深层或一端进入前房者,多需住院按内眼手术处理。

(3)外伤性前房积血的护理 外伤性前房积血是临床上常见的外伤性眼病,多为钝性暴力冲击致虹膜睫状体血管破裂,血管渗透性增加,静脉窦破裂,血液至前房引起。或因锐器穿破眼球,直接损伤血管所致。恰当的治疗和护理对预防继发性出血和并发症非常重要。

1)体位:卧床休息,取半卧位,以降低眶内静脉压,减轻颈部及眼部充血,并使积血下沉积于前房下方,有利于出血的吸收,便于观察前房积血量的变化,还可避免积血在瞳孔区形成机化膜或引起虹膜后粘连。防止血块阻塞上部房角,影响视力。双眼绷带包扎,安静休息,限制眼球转动。在出血停止 2~3 天后,鼓励患者下床适度活动,如散步,舒展四肢,以促进血液循环,利于积血吸收。

2)稳定患者情绪:患者受伤后易焦虑、烦躁、激动,而这种情绪浮动极易引起再出血和眼压升高。给患者创造一个安静舒适的环境,做好心理护理,指导患者学会自我调节、控制、保持良好的心理状态,配合治疗及护理,必要时遵医嘱使用镇静药。

3)伤情观察:前房积血对功能的影响是暂时的,但若继发性青光眼、角膜血染等并发症及眼后段损伤则将造成永久性视功能损害。根据积血液面的情况及陈旧积血和新鲜出血的颜色不同,可判断是否再出血。小量的前房积血,角膜透明度降低,呈暗红色,虹膜上附有血丝;大量的前房积血,虹膜及瞳孔均看不清,形成积血液面;严重出血时前房充满积血,全呈红色;陈旧的前房出血则呈暗红色,甚至黑色。由于红细胞、血小板和纤维蛋白阻塞小梁网或直接损伤房水排出通道,外伤性前房出血的早期和晚期均可发生眼压升高。密切观察眼压,及时、准确按医嘱使用降眼压药物。应当避免使用缩瞳剂和肾上腺素激活剂,因为缩瞳剂能增加急性期眼内炎症反应。并注意观察药物的副作用。由于眼球穿通伤或眼球挫伤合并有伤口导致眼内容物外流,或合并有视网膜脱离,患者可出现低眼压情况。大量前房出血,凝血块长期存在,眼压升高和角膜内皮细胞功能不良者易发生角膜血染,角膜血染是由于红细胞降解产物和含铁血黄素进入角膜细胞。如果出现了角膜血染,应该协助医师进行前房穿刺冲洗,消除积血。

4)按医嘱使用止血药、糖皮质激素。

5)做好健康教育饮食宜清淡、细软、营养丰富、富含纤维素,保持大便通畅。

二、化学性眼外伤的护理

1.急救

(1)急救冲洗:争分夺秒地在现场彻底冲洗眼部,是处理酸碱烧伤最重要的一步。及时彻底冲洗能将烧伤减到最小程度。应立即就地取材用自来水、冷开水、井水、河水、池塘水反复冲洗,最好令患者睁开眼对着水龙头,使自来水缓慢流出冲洗结膜囊。也可用脸盆盛水令患者睁开眼将受伤眼置入脸盆水内,并令患者不断转动受伤眼球,使化学物质冲出结膜囊。但也可用茶壶盛水冲眼部,应至少冲洗 30 分钟,如为石灰粉致伤,结膜面留下石灰颗粒则不宜用水冲洗,最好先用粘有眼膏的棉签粘取石灰粉后,才用水冲洗。

(2)医院门诊冲洗:接诊患者,简单问诊后,即用 pH 试纸测定结膜囊液 pH。立即用生理盐水冲洗结膜囊,冲洗时应翻转眼睑,转动眼球,充分暴露上下穹隆部,必要时滴 0.5％丁卡因眼液表面麻醉,应用开睑器拉开上下眼睑充分暴露眼球。持续冲洗 5～10 分钟,如有固体颗粒石灰、漂白粉等,用棉签或小镊子清除颗粒,注意彻底充分冲洗干净。直到冲洗至 pH 为中性,冲洗时患眼保持低位,以免冲洗出化学物损伤健眼。

(3)对于伤后不超过 8 小时的碱性化学伤和有严重球结膜水肿或缺血的其他化学伤患者,可行结膜放射状切开和结膜下冲洗术,手术目的在于清除渗入结膜下的碱性化学物;减轻球结膜水肿;改善组织缺血以促进上皮组织再生和修复。

(4)碱性物质接触眼组织后,与细胞膜的脂质发生皂化反应,破坏了角膜上皮屏障,能迅速穿透角膜全层而到达眼内组织,产生严重的破坏作用。为减少眼内化学物质浓度,减轻眼内组织损伤,可行前房穿刺术。最好在伤后 1～2 小时内进行,最迟不宜超过伤后 24 小时。

2.后继治疗的护理

经过紧急处理后,根据受伤程度,遵医嘱采取综合治疗,促进受损区血液循环,改善组织营养状态,促进组织再生,预防并发症和后遗症。

(1)早期治疗的护理

1)按医嘱积极抗炎:如果受伤组织反应性炎症较重,早期可适当使用糖皮质激素药物治疗,但伤后一周起应避免使用此类药物,因为胶原酶主要在伤后一周起产生,糖皮质激素会促进胶原酶活性,引起胶原纤维溶解,特别是严重的碱性化学伤,容易发生角膜糜烂及穿孔。因此,在化学伤后 7～10 天以后应避免局部使用糖皮质激素。如果反应性虹膜睫状体炎较重,应加强散瞳,防止虹膜后粘连,散大瞳孔可减轻眼痛。

2)改善组织营养、促进烧伤面愈合:可用自身或母血的血清滴眼,因血液内含有多种角膜代谢需要的营养物质。结膜下注射自血或母血,可阻止化学物质向眼内渗透,供给受伤组织营养物质,促进组织再生;同时可供给多种维生素;维生素 A、B2 可促进角膜上皮再生,大量维生素 C 对碱性化学伤可改善角膜,结膜的坏血病,促使结缔组织形成,减少角膜溃疡及穿孔的发生率。但一旦角膜开始新生血管形成,即停止维生素 C 的应用,否则容易发生肉芽组织过快生长。辅助用扩张血管药物,如口服地巴唑、烟酸、毛冬青等,可改善局部血液循环,促进受损组织的修复。

3)清除坏死组织:可减少毒性分解产物,减轻组织炎症反应,有利于创面修复。清除坏死组织后,可做健眼结膜或自体唇黏膜移植术,使角膜和巩膜通过移植片的桥梁作用获得血液供应,保护角膜和巩膜组织不继续发生坏死。

4)胶原酶抑制剂的应用:目的是阻止角膜组织溶解,防止发生化学性角膜溃疡,常用的药物有依地酸二钠(EDTA)、半胱氨酸、乙酰半胱氨酸,青霉胺等。EDTA、刺激性强,滴眼时痛感较强,应做好解释。半胱氨酸刺激性小,但药性很不稳定,宜现配现用,否则无效。青霉胺与青霉素有交叉过敏反应,有青霉素过敏者禁用。胶原酶抑制剂最好在伤后 1 周起开始使用。

5)软性角膜接触镜的应用:用软性角膜接触镜覆盖角膜作为眼包可保护角膜,避免角膜暴露于外界和减少瞬目时的摩擦,有助于促进在接触镜下角膜上皮的再生,既能储存多种必要的药物,还可以延长药物与角膜接触的时间,加速被损伤角膜基质的修复,一般采用间质含有水分但又有一定硬度的软性接触镜。

6)预防感染:化学伤后发生大片角膜上皮缺损,特别是碱性化学伤,长时间的角膜上皮缺损,易发生继发性角膜感染,按医嘱用抗生素眼液滴眼以预防继发感染。

7)预防睑球粘连鼓励患者经常转动眼球,用手指拉下睑眼球向左上、右上方向转动,拉上睑眼球向左下、右下转动。每日3～4次,每次10～15分钟,直到伤口愈合为止。眼球转动能够清除结膜囊的渗出物,可以防止睑球粘连。前面叙述过的清除坏死组织,进行结膜或黏膜移植术,是比较合理的预防睑粘连的措施。

8)预防继发青光眼:严重的化学伤由于眼前段的损伤及色素膜大量渗出物,使房水排出障碍,早期可能发生眼压升高。因此要注意眼压变化。后期因眼前段损伤而致房角粘连,可发生继发性青光眼,应注意及时降低眼压,以免导致丧失视功能。

(2)后期治疗:眼化学伤的后期治疗主要是处理晚期并发症,为以后复明治疗创造条件。包括角膜溃疡及合并穿孔的处理,抑制角膜新生血管形成。具体护理参照角膜病护理。

三、眼外伤患者的术前准备

1.手术护理按内眼手术前、后护理

(1)严重的眼外伤可能伴全身多发性外伤,如交通事故或冲击引起的全身多发性外伤。在进行眼部手术前,必须首先处理明显威胁生命的外伤,并使之稳定。检查体温、呼吸、脉搏、血压等情况。

(2)角巩膜裂伤的眼球,眼内组织有经伤口被挤出的危险,从而进一步加重损伤。应避免压迫眼球,牵拉眼内脱出的组织,应用眼罩保持眼球。

(3)24小时内对伤口进行处理是最合理的时限。对需全身麻醉的患者必须令其禁食,禁饮水。

(4)眼外伤后,眼内炎是穿孔性眼外伤最严重的并发症。发生眼内炎者预后极差。所以必须对所有穿孔性眼外伤患者进行预防性抗生素治疗。

(5)眼外伤患者所面临的另一种威胁生命的潜在因素是感染破伤风杆菌芽孢。对眼外伤患者常规预防性注射抗破伤风血清是必要的。应用前必须做好过敏试验,以防过敏反应。

(6)怀疑被异物穿破的眼球,在一般的眼部检查后,首先要作眼眶正、侧位X线照片。

(7)术前解释时要患者了解任何眼球穿破性外伤,存在着交感性眼炎的危险。

2.出院指导

(1)眼球穿通伤患者出院后要定期复查,定期做眼底检查。未受伤眼一旦出现畏光、流泪、疼痛、视力下降时,及时就诊。警惕交感性眼炎的发生,以免延误治疗。

(2)学校、家长需相互配合,加强对儿童监护和安全教育。雷管和爆竹是我国儿童致伤的主要原因,节假日期间更应加强对儿童的安全教育,预防眼外伤的发生。

(3)从事对眼及面部有潜在危险的工种,要戴上防护面罩或防护眼镜。

第七章　玻璃体疾病

第一节　玻璃体的年龄性改变

人出生时玻璃体呈凝胶状,4岁时玻璃体内开始出现液化迹象。液化指凝胶状的玻璃体逐渐脱水收缩,水与胶原分离。14～18岁时,20％的玻璃体腔为液体。45～50岁时,玻璃体内水的成分明显增多,同时胶状成分减少。80～90岁时,50％以上的玻璃体液化。老年人玻璃体进一步液化导致玻璃体脱离,玻璃体和晶状体囊的分开称玻璃体前脱离,玻璃体和视网膜内界膜的分离称玻璃体后脱离(posterior vitreous detachment,PVD)。玻璃体后脱离在50岁以上人中的发生率约为58％,65岁以上人中的发生率为65％～75％。

一、玻璃体组织的年龄性改变

玻璃体组织的年龄性改变主要有透明质酸溶解、胶原网状结构塌陷,形成液化池,进一步导致玻璃体劈裂和玻璃体后脱离。

随着年龄增长,玻璃体的组织学变化有以下几方面(图7-1)。

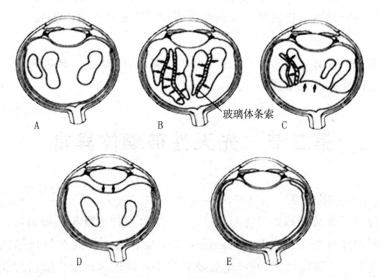

图7-1　玻璃体的年龄性改变

A.玻璃体液化腔形成;B.液化和纤维的出现;C.玻璃体后脱离;D.玻璃体前脱离;E.基底层增厚

(一)玻璃体凝缩

透明质酸逐渐耗竭、溶解,胶原的稳定性被破坏,玻璃体内部分胶原网状结构塌陷,产生液化池,周围包绕胶原纤维,称玻璃体凝缩。

(二)玻璃体劈裂

液化池伸入玻璃体皮层,导致玻璃体皮层内的劈裂。

（三）玻璃体后脱离

玻璃体腔内液化的玻璃体通过皮层孔进入玻璃体后腔,开始仅部分玻璃体和视网膜分离,以后逐渐导致玻璃体完整的后脱离。

（四）基底层增厚

基底层(视网膜内界膜)增厚,与后部视网膜粘连变松。

除年龄外,无晶状体眼、眼内炎症、玻璃体积血、长眼轴等多种状态会引起玻璃体后脱离。

二、玻璃体后脱离

出现玻璃体后脱离症状要详细检查眼底,警惕视网膜裂孔形成和视网膜脱离。

（一）症状

当发生 PVD 时,患者会注意到眼前有漂浮物,如点状物、飞蝇、环形物等,这是浓缩凝胶体漂浮到视野内造成的。如果脱离的玻璃体对视网膜构成牵引时,患者会有"闪电"感视觉。牵引导致血管破裂,产生玻璃体积血,患者会看见"红色的烟雾"。过强的牵引导致视网膜裂孔形成和视网膜脱离时,视物有遮挡。

（二）并发症

(1)视网膜血管的破裂导致玻璃体积血。

(2)视网膜马蹄孔形成,可导致视网膜脱离。

(3)黄斑部的玻璃体与视网膜紧密粘连,可导致玻璃体黄斑牵引。

(4)不完全的玻璃体后脱离可导致老年特发性黄斑裂孔的形成。

(5)玻璃体后脱离过程损伤黄斑区视网膜内界膜可刺激产生黄斑前膜。

（三）治疗

出现 PVD 症状时要详细检查眼底,存在玻璃体积血时,要进行眼超声波检查并随诊到看清楚眼底,警惕视网膜裂孔的形成。

第二节 先天性玻璃体异常

一、Bergmeister 视乳头

胚胎时期,神经纤维长入原始视神经乳头上皮,来自视神经乳头的细胞可以从视杯内层向玻璃体分离,这些神经外胚层细胞构成 Bergmeister 视乳头。大约在妊娠第四个月时,Bergmeister 视神经乳头胶质细胞增多,并产生胶质鞘包绕玻璃体内动脉。随后玻璃体动脉退化萎缩。如果退化不完全,在视乳头上可残留胶质组织。

（一）临床表现

视乳头表面存在薄厚不一的胶质残留(图 7-2)。可合并其他先天性异常,如视乳头前血管环、玻璃体动脉残留、原始玻璃体增生症、牵牛花状视乳头异常。

（二）诊断与鉴别诊断

诊断依据眼底表现。

鉴别诊断:牵牛花状综合征,视乳头先天畸形的一种。表现为大视乳头、大陷凹伴血管放

射状排列,可有增厚的神经胶质层,有视功能障碍。

(三)治疗

该病不影响视力,无需特殊治疗。

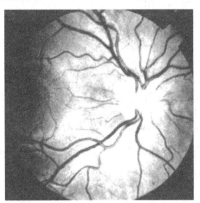

图 7-2　Bergmeister 视乳头视乳头上有胶质残余物

二、玻璃体动脉残留

胚胎 6～7 周时,玻璃体动脉从视乳头经玻璃体到达晶状体,11 周时开始退化,胚胎 8 个月时玻璃体动脉萎缩,卷缩于玻璃体管中,少数人或早产儿该动脉萎缩不全,形成残留。

(一)临床表现

1.症状

患者可感觉眼前有条状黑影飘动。

2.眼底检查

视乳头前方有一灰白色半透明的条索状物向前伸向玻璃体,该条索随眼球运动而飘动,条索中有时可见到血细胞。

3.裂隙灯检查

有时可在晶状体后囊看到一个小环,这是玻璃体动脉的附着部,称为 Mittendorf 圆点。

(二)诊断与鉴别诊断

诊断依据眼底表现。

鉴别诊断:视乳头前血管环,这是血管从视乳头先进入玻璃体腔,然后回到视乳头,再开始向视网膜分支。血管环至少有一个上升支和一个下降支。80%～95%为动脉起源。约 30%血管环上包有白色的神经胶质鞘。而玻璃体动脉残留仅有一个单一条索状血管,不具有上升支和下降支。

(三)治疗和预后

一般不影响视力,无需治疗。

三、永存原始玻璃体增生症

永存原始玻璃体增生症(persistent hyperplastic prima ry vitreous,PHPV)为原始玻璃体纤维和血管残留物,存在于视神经表面与晶状体之间。视乳头部明显的纤维胶质增殖,合并原始玻璃体增生时,可牵引视网膜最终导致视网膜脱离。该病单眼发生率为 90%。

(一)临床表现

1.症状

视力减退,经矫正不能提高。合并青光眼时可失明。

2.外眼检查

程度较轻的小眼球。

3.裂隙灯检查

(1)浅前房,可导致继发性青光眼。

(2)晶状体小。

(3)散瞳后可见长的睫状突。

(4)许多病例晶状体后囊有小裂缝,可产生白内障,而致白瞳症。

(5)有些病例可观察到晶状体后囊 Mittendorf 圆点。

4.眼底检查

可见视神经和晶状体之间存在胶质组织。严重病例在视乳头周围可存在牵拉性视网膜脱离。

(二)诊断与鉴别诊断

诊断主要根据眼底原始玻璃体胶质组织的存在合并小眼球、浅前房、晶状体后囊裂、白内障或发生闭角型青光眼。

鉴别诊断:白瞳症(见有关章节),特别是视网膜母细胞瘤。该病常累及双侧,从不合并小眼球或白内障。超声波检查有助于鉴别,检查时应特别注意判断眼轴的长度。

(三)治疗与预后

晶状体完全混浊后可导致继发性青光眼,症状发生后不久,可通过角巩膜切口或扁平部切口行晶状体和前部玻璃体切割。手术成功则可以保留眼球,但不能改善弱视。

第三节　遗传性玻璃体视网膜病

一、遗传性视网膜劈裂症

遗传性视网膜劈裂症,又名青年性视网膜劈裂症,发生在男性,为性连锁隐性遗传。表现为玻璃体视网膜的变性。典型的眼底表现为视网膜纱膜样改变,或黄斑部出现典型的"辐轮样结构"视网膜劈裂,视网膜电图表现为 b 波振幅下降。对视力威胁的主要并发症为黄斑劈裂、视网膜脱离和玻璃体积血。常为双眼发病。自然病程进展缓慢,部分病例可自行退化。

(一)临床表现

(1)患者可无症状或仅有视力减退。

(2)眼底检查:①遗传性视网膜劈裂症的视网膜内层隆起,通常在颞下象限,劈裂视网膜前界很少到达锯齿缘,而后界可蔓延到视盘。常合并内层裂孔。如果视网膜内层和外层都出现裂孔,将会发生视网膜脱离(图7-3)。②黄斑部出现典型的"辐轮样结构"或称"射线样结构"改变。③部分病例发生反复的玻璃体积血。

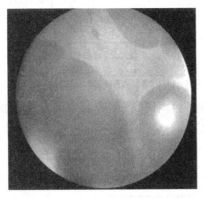

图 7-3　遗传性视网膜劈裂症患者的眼底照片

（3）电生理检查：视网膜电图显示 a 波振幅正常，b 波振幅下降。诊断依据眼底改变和视网膜电图。

（二）治疗与预后

该病不合并视网膜脱离时，无手术指征。合并玻璃体积血时，最好采取保守治疗。当合并视网膜脱离时应及时进行手术治疗。

二、Wagner 病、Jansen 病和 Stickler 综合征

Wagner 病、Jansen 病和 Stickler 综合征（又名 Stickler 关节病玻璃体视网膜变性综合征）是一组合并玻璃体液化、玻璃体腔空腔的疾病，为常染色体显性遗传。Wagner 病不合并视网膜脱离，Jansen 病与 Stickler 综合征常合并视网膜脱离。

（一）临床特点

1. 症状

一般无临床症状，当合并视网膜脱离时可有相应的症状。

2. 遗传特点

常染色体显性遗传。

3. 眼部体征

早年发生白内障。眼底特点包括：玻璃体液化致巨大的透明空腔；赤道部和血管周围子午线方向的格子样变性（图 7-4）；视网膜前玻璃体有致密的无血管膜牵引视网膜；容易发生视网膜脱离。

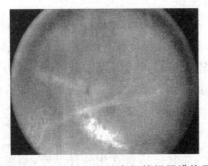

图 7-4　Wagner 病、Stickler 综合征的视网膜格子样变性

4.视网膜电图

显示轻微下降的 a 波和 b 波。

5．Stickler 综合征

Stickler 综合征为常染色显性遗传病。眼部特点：视网膜前有无血管膜，血管旁格子样变性。玻璃体液化形成空腔、近视、白内障，视网膜脱离的发生率高，伴多发裂孔。

（二）治疗与预后

患者应警惕视网膜脱离。对患者应进行眼底追踪，发现视网膜裂孔或格子样变性应及时进行预防性激光治疗；合并视网膜脱离，应尽早进行手术治疗。

三、家族渗出性玻璃体视网膜病变

家族渗出性玻璃体视网膜病变（familial exudative vitreoretinopathy，FEV）是常染色体显性遗传病，眼底改变类似早产儿视网膜病变，颞侧周边视网膜存在无血管带，纤维组织增殖，导致牵拉性视网膜脱离，并合并视网膜下渗出和渗出性视网膜脱离。

（一）临床特点

颞侧周边部视网膜存在无血管区和增殖病变，新生儿期可看到牵拉性渗出性视网膜脱离。以后可发生晶状体后纤维增殖，视网膜毛细血管扩张，该病变双眼改变对称，患者常无症状。FEV 的眼底改变与未成熟儿视网膜病变的改变相同。但发生在足月产婴儿，有家族史，家族成员中眼底周边有血管牵引或无灌注区（图 7-5）。

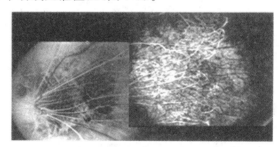

图 7-5 家族渗出性玻璃球视网膜病变

（二）鉴别诊断

未成熟儿视网膜病变：发生在低体重的早产儿，常有大量吸氧史。眼底周边部血管分化不良致无血管区，最初发生增殖性病变在颞侧周边。FEV 常发生在无吸氧史的足月产儿。

四、原始玻璃体持续增生症

原始玻璃体持续增生症（persistent hyperplastic primary vitreous，PHPV）又称为持续性胚胎血管症（persistent fetal vasculature，PFV），是由于原始玻璃体没有退化所致。近几年推荐使用持续性胚胎血管症的名称。90%的患者单眼发病，视力较差。有前部 PHPV 和后部 PHPV 两种表现，也有两种表现同时存在，称为"混合型"。视力预后较差。

（一）前部 PHPV

1.临床特点

前部原始永存玻璃体动脉，晶状体后血管化的纤维膜，小眼球，浅前房，晶状体小，合并白内障，围绕小晶状体可见被拉长的睫状突。出生时即可看到白瞳征，还可以合并青光眼。

自然病程多数患者黑蒙,少数患者经手术可以保留部分视力。

2. 鉴别诊断

前部 PHPV 应和视网膜母细胞瘤相鉴别,后者很少发生在出生时,几乎不出现小眼球,很少有白内障,眼部超声和 CT 都可以发现钙化物质,能够鉴别这两种不同的病。

(二)后部 PHPV 和混合型 PHPV

1. 临床特点

后部 PHPV 可以单独存在,也可以与前部 PHPV 共同存在。小眼球,前房正常,晶状体透明,不合并晶状体后纤维增殖膜,玻璃体腔内花梗样组织从视盘发出,向前延伸,常常沿着视网膜皱襞延伸,视网膜皱襞常被拉向颞下周边。这些花梗样组织呈扇面样向着前部玻璃体展开。

2. 鉴别诊断

后部 PHPV 应和早产儿视网膜病变、家族渗出性玻璃体视网膜病变相鉴别。早产儿视网膜病变要有早产和吸氧史,家族渗出性玻璃体视网膜病变很少有小眼球,周边存在无血管带。

第四节　增殖性玻璃体视网膜病变

增殖性玻璃体视网膜病变(proliferative vitreoretinopathy,PVR)定义为视网膜表面发生无血管的、纤维细胞性的膜增殖,是引起视网膜再脱离的主要原因。多数眼发生在近期孔源性视网膜脱离修复术后,部分自发 PVR 发生在陈旧性视网膜脱离、外伤和炎症性视网膜脱离。

PVR 通过视网膜色素上皮细胞、胶质细胞和一些炎性细胞及炎性细胞因子等在视网膜表面和玻璃体内增殖,这些细胞具有收缩特性,它们的收缩牵引了视网膜,形成了视网膜的固定皱襞(图 7-6);它们的牵引可以导致视网膜裂孔再开放(图 7-7);轻微的增殖表现为视网膜前膜,发生在黄斑区为黄斑前膜。增殖性玻璃体视网膜病变多发生在下方,推测与细胞的重力有关。PVR 自发的吸收很罕见。发生 PVR 的危险因素有大面积的视网膜脱离,较大的裂孔,玻璃体积血,眼外伤,孔源性视网膜脱离合并脉络膜脱离;近期的视网膜手术,大范围的冷凝,术中出血;术后视网膜裂孔闭合不佳,术后发生脉络膜脱离等。长期的视网膜脱离可以自发产生 PVR。术前已存在的 PVR 和术后发生的 PVR 导致视网膜再脱离的眼要尽快进行手术,可以联合巩膜环扎术,以缓解基底部后缘前 PVR 引起的环形收缩,手术要彻底清除玻璃体,清除全部视网膜前膜,尽量不制造视网膜裂孔,避免更多的视网膜色素上皮细胞进入玻璃体腔,尽量不采用冷凝而采用光凝封闭裂孔,发生大范围的视网膜前移位时,建议摘除晶状体,小心清除引起前移位的玻璃体。术中灌注液内可以增加5-FU(250 μg/mL)联合低分子量肝素(5 IU/mL)等抗细胞增殖药,也可以术后 4 周内加用中等剂量的皮质激素,每周递减。在 87 例 PVR视网膜脱离用药和 87 例 PVR 视网膜脱离未用药的对比研究中显示,术后 PVR 的发生率在用药组为 26.4%,未用药组为 12.6%。也有在灌注液内持续灌注柔红霉素(daunomycin)7.5 μg/mL,共 10 min,可以有效地控制 PVR 和外伤 PVR。

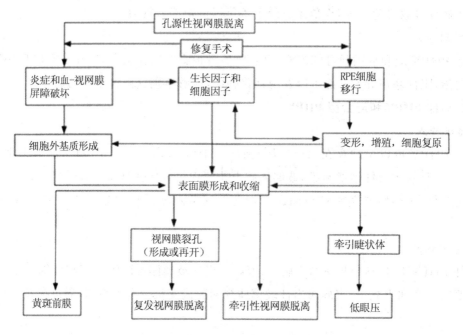

图 7-6 增殖性玻璃体视网膜病变的发病机制

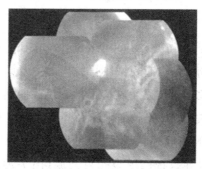

图 7-7 视网膜脱离合并严重的 PVR

图中显示下方视网膜上的固定皱裂

第五节 玻璃体变性性疾病

星状玻璃体病变常发生在老年人,多为单眼发病,无玻璃体液化;闪光性玻璃体液化常发生在 40 岁以前,多为双侧,合并玻璃体后脱离。

一、星状玻璃体病变

星状玻璃体病变又名本逊病,常发生在老年人。发病率为1/200,单眼患病占 75%。糖尿病患者的发生率高于非糖尿病患者。混浊物的主要成分是脂肪酸和磷酸钙盐。

(一)临床特点

无明显症状,视力不受影响,眼底检查:玻璃体内散在白色、大小不等的卵圆形小体(图 7-8)。

（二）鉴别诊断

不同于闪光性玻璃体液化，星状玻璃体病变多为单眼发病，无玻璃体液化。当眼球突然停止转动时，白色小点轻微移动回到原位，而不沉于玻璃体下方。

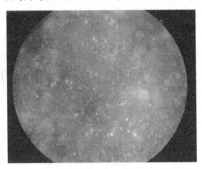

图 7-8　星状玻璃体病变的眼底像

（三）治疗

一般无须治疗。

二、闪光性玻璃体液化

闪光性玻璃体液化又名眼胆固醇结晶沉着症，比星状玻璃体病变少见。多为双侧发病。显微镜和化学检查玻璃体内混浊物为胆固醇结晶，病因不清，多发生在 40 岁以前，与玻璃体外伤性损害或炎症损害有关。

（一）临床特点

无明显症状，视力无明显改变。裂隙灯或检眼镜检查，混浊物为金黄色的结晶小体。眼球转动时，混浊物自由漂动在液化的玻璃体腔内，眼球静止时，混浊物沉于玻璃体下方。闪光性玻璃体液化常合并玻璃体后脱离。

（二）鉴别诊断

星状玻璃体病变。

（三）治疗

无须治疗。

第八章　视网膜疾病

第一节　视网膜血管病

一、视网膜动脉阻塞

本病在临床上并不很常见,但后果极为严重,如不及时处理,终将失明,是眼科的急症。

(一)发病原因

(1)在血管壁硬化或血管内膜炎的基础上,由于血管口径变狭窄而导致闭塞。

(2)从病变的心内膜或心瓣膜脱落的赘生物(栓子),通过血流运行,在视网膜中央动脉或其分支造成管腔栓塞。

(二)临床表现

(1)主干阻塞时,表现为突然发生一眼无痛性完全失明,状似关闭电灯开关引起光线的顷刻消失,伴瞳孔散大,对光反应迟钝或消失。

(2)分支阻塞者则为视野某一区域突然出现遮挡。

(3)眼底表现:中央动脉主干阻塞时,视网膜呈青灰色水肿,动脉变细,黄斑区呈"樱桃红点",分支阻塞时,则相应部位的视网膜呈青灰色水肿。

(三)治疗

应分秒必争,积极抢救。

(1)一旦诊断明确,可嘱患者自行按摩眼球,具体操作是:闭眼后用手指压迫眼球数秒钟,然后立即松开手指数秒钟。重复数次。可行前房穿刺。局部全身用降眼压药物,球后给阿托品。

(2)血管扩张剂,可选用硝酸甘油 0.3 mg～0.6 mg 舌下含服,或亚硝酸异戊酯 0.2 mL 吸入。

(3)吸氧 15～30 min,每日 3 次。

(4)静脉滴注低分子右旋糖酐 500～1000mL,每日一次。

(5)支持药,如肌内注射 ATP,维生素 B_1、维生素 B_{12} 等。

二、视网膜静脉阻塞

本病是一种较为常见的眼底病,多见于老年人。

(一)发病原因

(1)动脉硬化使静脉受压阻塞。

(2)静脉壁硬化,使内膜增厚。

(3)高血压,因小动脉痉挛,末梢血循环差,使静脉回流减慢,血栓易于形成。

(4)其他因素而造成血管腔变细或血栓形成,从而产生阻塞。

(二)临床表现

(1)视力减退,但不如动脉阻塞一样急骤。

(2)眼底检查,视乳头边界欠清,可见火焰状出血,静脉高度迂曲。

(三)治疗

1.西医治疗

(1)药物治疗:血管扩张剂,如地巴唑 10 mg,每日 3 次。维生素 C 0.1 g,每日 3 次,维生素 E 50 mg,每日 3 次等。

(2)激光治疗:对有大面积缺血或新生血管者,可采用激光进行全视网膜光凝术,以防止新生血管的发生或促使已发生的新生血管闭塞。

(3)应长期随访,定期作眼底荧光血管造影检查,以便观察有无进行性视网膜毛细血管的闭塞及新生血管的形成而使患眼失明。

(4)可球内给抗 VEGF 药物。

2.中医治疗

(1)早期用止血法。①处方:生蒲黄 24 g,旱莲草 24 g,丹参 15 g,荆芥炭 12 g,郁金 15 g,生地 12 g,川芎 6 g,牡丹皮 12 g。②方解:方中生蒲黄、旱莲草、生地黄、荆芥炭凉血止血,其止目内出血。眼内出血若只止血而不散瘀,则瘀血存积眼内,为患极大,甚至导致失明,故加丹参、牡丹皮、郁金、川芎凉血活血散瘀。③用法:水煎服,每日 1 次。

(2)出血停止后宜治血祛瘀。①处方:当归 6～9 g,川芎 3～9 g,生地 5～15 g,赤芍 6～12 g,红花 3～6 g,桃仁 6～9 g。②服法:水煎服,每日 1 次。

(3)末期积血仍较甚者,宜破血祛瘀。①处方:刘寄奴、红花、生地、赤芍、菊花、苏木、牡丹皮、桔梗、生甘草。②服法:酌情用量,水煎服。

三、糖尿病性视网膜病变

糖尿病的视网膜并发症是发达国家引起失明的四大主要眼病之一。我国近年来糖尿病日渐增多,故其并发症也应受到注意。其最严重的并发症是糖尿病性视网膜病变。

(一)发病原因

由于糖尿病主要损害视网膜的微小血管,使毛细血管失去屏障功能而发生渗漏,引起视网膜水肿及小点状出血,以后毛细血管进一步损害,可使毛细血管闭塞,产生微血管病及棉绒状渗出斑。最后,长期毛细血管闭塞,可使视网膜广泛缺血,产生血管生长因子,进而产生视网膜新生血管,造成玻璃体出血及机化膜形成,进而形成牵引性视网膜脱离,使患者失明。

(二)临床表现

(1)有糖尿病史。

(2)视力逐渐下降。

(3)眼底检查:可发现视网膜微血管病,小出血点,渗出斑,严重者有玻璃体出血、新生血管形成及机化膜形成。

(4)通过眼底荧光血管造影术作进一步检查,可发现更早期的病变。

(三)治疗

(1)目前尚无特效药物治疗,应控制血糖。

（2）可考虑行全视网膜光凝术,以防新生血管形成。黄斑水肿可以球内给激素,抗血管内皮生长因子(VEGF)药物或玻璃体手术。

（3）如有玻璃体积血及视网膜脱离者,应手术治疗,但效果不好。

第二节　视网膜变性

一、视网膜色素变性

视网膜色素变性(retinitis pigmentosa,RP),是由于视网膜感光细胞和色素上皮细胞功能进行性丧失而导致夜盲和进行性视野缩小的一种常见遗传性致盲性眼病。本病为慢性进行性疾病,多为双眼发病,有明显的家族遗传因素,发病率约为 1∶3 500～1∶4 500,男性患者多于女性,约占全部病例的 60%。

（一）病因

本病为遗传性疾病,其主要的遗传方式有常染色体隐性、显性与性连锁性遗传 3 种,另约有 1/3 为散发。常染色体隐性遗传较多,显性遗传次之,性连锁遗传最为少见,但性连锁遗传的各种临床症状出现年龄最早,且后极部白内障、黄斑囊样水肿等并发症发生率亦最高。但本病的确切病因与发病机制尚未清楚,可能与基因异常或基因产物缺陷、自身免疫紊乱、脂质与锌、铜等微量元素的代谢异常等有关。近年来已报道的突变的致病基因位点有多处。

（二）临床表现

（1）夜盲是最早出现的自觉症状,且以此为就诊的主要症状。表现为黄昏时户外活动困难或室内暗光下活动受限,轻者可仅有暗适应功能减退,暗适应慢,时间延长的症状。可较眼底改变早数年出现,多于儿童或少年时期起病,双眼受累,并随着年龄增长而逐渐加重。

（2）中心视力早期正常或基本正常,晚期视野缩窄至管状态,甚至最终完全失明。

（3）视乳头早期正常,进展期呈典型的蜡黄色外观,或色淡,萎缩,边缘稍模糊。

（4）视网膜血管变细、狭窄,以动脉明显,晚期几乎为线状,甚至难以辨认,动脉缩窄的程度较静脉更为显著。

（5）特征性眼底改变为视网膜色素上皮萎缩、脱色素和色素迁移。色素沉着最先出现于赤道部,表现为视网膜内细小的尘状色素沉着,继而增多并向后极部及周边扩展,可呈典型的骨细胞样。视网膜因脱色素而呈虫蚀状或椒盐状外观。

（6）早期黄斑区外观正常或仅中心凹反光消失,后可出现色素紊乱。进展期可出现萎缩性黄斑病变,囊样黄斑变性或不全黄斑裂孔,伴放射状内层视网膜牵引及不同程度的视网膜前膜。

（7）有一半的患者可出现后囊下白内障,表现为晶状体后囊下后极部皮质的多孔状或面包屑样浑浊,最后甚至发展为整个晶状体浑浊。

（8）玻璃体绝大多数可出现浮游细胞,浓缩后脱离。

（9）3/4 患者可伴有近视及散光。

（10）早期色觉正常,以后约半数至 3/4 患者逐渐出现色觉障碍,典型表现为蓝色盲。

(11)ERG 的异常远早于自觉症状和眼底改变,早期多为波幅降低,潜伏期延长,晚期呈熄灭型。

(12)EOG 的异常可更早于 ERG 的异常,表现为 Arden 比明显降低或熄灭。

(13)视野典型的早期改变为环形暗点,随病程进展,暗点向周边及中心扩展,视野逐渐变小,至晚期形成管状视野。

(14)眼底荧光血管造影可见视网膜色素上皮损害,因 RPE 脱色素而出现窗样缺损,或色素增生而引起的荧光遮蔽,屏障失代偿时出现荧光素渗漏。

(15)全身可合并有不同程度的听力障碍等。

(三)诊断要点

(1)视网膜色素变性患者多主诉儿童或少年时期双眼出现夜盲,并进行性加重,视力下降,视野也向心性缩小。

(2)典型 RP 的眼底改变三联征:视乳头呈蜡黄色、视网膜血管变细及骨细胞样色素沉着。

(3)ERG 早期波幅降低,晚期呈熄灭型。

(四)治疗原则

本病目前尚无特殊有效的治疗和预防方法,主要是尽可能地延缓病程的进展,帮助患者提高视力,避

(五)处方用药

(1)扩张血管:口服复方血栓通胶囊(主要成分为三七、丹参、黄芪和玄参),每次 3 粒,每日 3 次。复方芦丁片,每次 2 片,每日 3 次。复方樟柳碱注射液,2mL,颞浅动脉旁皮下注射,每日 1 次,14d 为一个疗程。血栓通(冻干)(主要成分含三七总皂苷)注射剂,静脉注射:150mg 用氯化钠注射液 30～40mL 稀释。每日 1～2 次。或静脉滴注:250～500mg 用 10% 葡萄糖注射液 250～500mL 稀释。每日一次。或肌内注射:150mg 用注射用水稀释至 40mg/mL,一日 1～2 次。连续给药不得超过 15 天。

(2)神经营养:复合维生素 B,每次 2 粒,每日 3 次。

(3)抗氧化:银杏叶滴丸,每次 5 粒,每日 3 次。维生素 A,1 5000IU/d,维生素 E,400IU/d,但也有文献报道口服维生素 E 加速了病情的进展,故应慎用。可适当补锌。

(4)改善血黏度:双嘧达莫,每次 25mg,每日 3 次。

(5)辅以针灸、推拿等可以改善患者的视力和视野。

(6)遮光眼镜:配戴遮光眼镜,可防止强光加速对视细胞的损害,多使用灰色镜片,也可使用灰色变色镜,绿色镜片禁用。

(7)若视力低于 0.2 或为管状视野时,可给予助视镜等低视力治疗。

(8)若有黄斑囊样水肿,可作轻能量的格子样光凝。

(9)并发白内障时,在反复检查视功能,预测手术效果后,可行人工晶状体植入术。

(六)注意事项

(1)到目前为止,RP 缺乏有效的治疗手段,仍被 WHO 划归为不可治疗盲,治疗仅限于延缓变性过程,各种药物治疗并不能阻止病程的进展,最终将导致完全失明,基因疗法、视网膜移植、人工视网膜仍在临床研究和完善中,将来可能在视网膜色素变性的治疗中有所突破。故应

向患方解释交代病情,既不能对治疗期望过高,也不能完全放弃治疗,应积极治疗,坚持每年随访。

(2)本病为遗传性疾病,应嘱咐患者让家族成员到医院检查,早期确定是否患有此病。

(3)嘱患者尽量避免与有本病家族史者结婚,更不能与也患有本病的患者结婚。

(4)本病多合并有听力障碍、运动失调、多指畸形等全身症状和体征,应建议做相关的检查及治疗。

(5)使用血管扩张剂时,需注意药物引起的低血压及其他的不良反应。

二、结晶样视网膜变性

结晶样视网膜变性于 1937 年由 Bieti 首先报道,故又称为 Bieti 结晶样营养障碍,是一种常染色体隐性遗传的视网膜退行性疾病,多于青中年时期发病,多为双眼大致对称发病,并同步发展。表现为进行性夜盲和视野缩小,双侧对称性的视网膜后极部黄白色反光的结晶样斑点沉积,部分患者在角膜缘浅层可出现黄白色结晶样小点状沉着物。本病我国群体患病率为 1/2 4000,比欧美国家较多见,男性多于女性,男女之比约为 4 : 1。

(一)病因

本病是一种与原发性视网膜色素变性有关的常染色体隐性遗传性疾病,有些病例家族有近亲婚姻史。有研究表明其致病基因为 CYP4V2,定位于 4 号染色体长臂。但本病的确切病因与发病机制尚未清楚,可能与系统性脂质代谢异常等有关。

(二)临床表现

(1)夜盲:大部分患者都有,可呈进行性发展。

(2)视力下降:有时与夜盲同时出现,早期也可无症状。

(3)眼底改变:后极部眼底呈污暗的灰绿色,散布着很多结晶样闪辉亮点,小者如针尖,亮点旁常有不明显的色素围绕,愈接近黄斑中心凹,亮点愈密集,甚至融合呈斑块状,偶见骨细胞样色素沉着。偶尔可发现视网膜新生血管和出血后的灰白增殖膜。晚期可因视网膜色素上皮及脉络膜毛细血管萎缩,可透见脉络膜大血管。长期慢性患者视乳头可略变浅,视网膜血管略细窄。

(4)一般均色觉正常。

(5)视野:早期可有中心暗点或旁中心暗点,完全或不完全环形暗点,随着病程进展,向心性缩小,晚期甚至形成管状视野。

(6)暗适应:早期正常,晚期明显下降。

(7)眼部电生理检查:ERG 早期正常,随病情发展,b 波下降乃至消失;P-VEP 检查 P_{100} 振幅降低,潜伏期轻度延长。

(8)FFA 检查:早期视网膜后极部色素脱失,见斑点状透见荧光与散在荧光遮蔽,视乳头周围及黄斑部有散在斑块状无灌注区,晚期荧光素逐渐进入无灌注区。

(三)诊断要点

(1)多在 20~40 岁发病,两眼同时发展,多数人有夜盲或视力下降等症状。

(2)可有家族史,父母或其祖代可能有近亲联姻史。

(3)典型的眼底表现及角膜缘浅层可有结晶样小点。但应与白点状视网膜变性相鉴别。

后者眼底可见分布均匀,大小几乎相等的白色斑点,但黄斑区不受累。

(4)结合视野、ERG、VEP 及 FFA 检查结果不难诊断。

(四)治疗原则

本病目前尚无特效的疗法,主要是尽可能地延缓病程的进展,帮助患者提高视力,避免视功能的恶化。

(五)处方用药

目前西医对本病尚无有效的治疗方法,主要参照原发性视网膜色素变性的治疗方法,使用血管扩张剂、维生素、神经营养剂等。据报道,目前中医中药对治疗本病有一定的疗效。

1.中药

采用活血化瘀、滋补肝肾的药物为主。口服四物五子汤加味:熟地 15g、当归 10g、白芍 10g、川芎 6g、枸杞子 10g、菟丝子 10g、五味子 6g、女贞子 10g、覆盆子 10g、炒薏苡仁 20g、炒山药 10g、红花 10g 等,1 日 2 次,20 日 1 疗程。

2.穴位针灸法

每日 1 次,20 次为 1 个疗程。1 疗程之后间隔 10 日,再给予 1 疗程治疗。

(六)注意事项

(1)本病为慢性进行性疾病,目前尚无明确有效的治疗手段,治疗期间有的视力有一定进步,但停药后又下降,有的对治疗无明显反应,有些视力有一定提高而视野仍继续发展,故应向患方交代病情和预后。

(2)本病为遗传性疾病,应嘱咐患者让家族成员到医院检查,早期确定是否患有此病。

(3)嘱患者尽量避免与有本病家族史者结婚,更不能与也患有本病的患者结婚。

三、白点状视网膜变性

白点状视网膜变性(retinitis punctata albescens,RPA)是一种常染色体遗传的视网膜变性疾病,多于幼年时期发病,表现为夜盲和视野缩小,眼底特征性类圆形或卵圆形白点状改变。该病发病率极低,具有家族遗传性,也可散发,多伴有视网膜色素变性,即同时一患者两眼分别患这两种眼病或在同一患眼。

(一)病因

本病病因和发病机制尚未十分明确。通常是一种常染色体遗传性疾病,与原发性视网膜色素变性同属于毯层视网膜变性,关系密切,往往与 RP 见于同一家族。患者其先辈有近亲结婚史。目前已证实与 RHO 基因、RLBP1 基因、RDS 基因的异常有关,但机制尚不明确。

(二)临床表现

1.夜盲

幼年即有,可渐趋严重。多数患者夜盲为仅有症状,且多年不变。

2.中心视力

早期无改变,一般患者保持较好的中心视力,但严重者可有下降。

3.眼底改变

整个眼底分布有大小一致、边缘清晰的圆形或类圆形小白点,后极部分布密集且均匀,周边部较稀疏,一般不侵及黄斑。个别患者也可见骨细胞样色素沉着。晚期,视乳头色可变浅,视网膜血管稍变细。

4.色觉

障碍和视敏度下降。

5.视野

向心性缩小,晚期可发展为管状视野。

6.荧光造影

眼底斑点处的弥漫性透见荧光及斑块状脉络膜毛细血管的无灌注区,后期可因无灌注周围毛细血管渗漏至其中而形成斑片状渗漏荧光区。

(三)诊断要点

(1)幼年即有夜盲,两眼多同时发病,并呈进行性发展。

(2)一般有家族史,父母或其祖代可能有近亲联姻史。

(3)典型的眼底表现。但应与眼底白点斑点相鉴别,后者除静止型夜盲外,常无其他自觉症状,无视网膜血管变细、视力、视野和色觉的改变。

(4)视野:向心性缩小,晚期为管状视野。

(5)ERG:减弱乃至熄灭。

(四)治疗原则

本病目前尚无特效的疗法,主要是尽可能地延缓病程的进展,帮助患者提高视力,避免视功能的恶化。

(五)处方用药

参照原发性视网膜色素变性。

(六)注意事项

(1)本病为慢性进行性疾病,目前尚无明确有效的治疗手段,故应向患方交代病情和预后,并嘱其定期随访。

(2)本病为遗传性疾病,应嘱咐患者让家族成员到医院检查,早期确定是否患有此病。

(3)嘱患者尽量避免与有本病家族史者结婚,更不能与也患有本病的患者结婚。

四、视网膜玻璃膜疣

玻璃膜疣又称为胶样体或透明体,为透明物质团沉着于 Bruch 膜和视网膜。玻璃膜疣有遗传性、老年性、继发性三种。

(一)发病机制

目前比较公认的为沉积学说:视网膜色素上皮细胞对视细胞外节膜盘吞噬及消化功能衰退,未被完全消化的崩解膜盘残余小体推向色素上皮细胞基底部,并逐渐向细胞外排出,蓄积于 Bruch 膜,从而形成玻璃膜疣。

(二)临床表现

1.遗传性玻璃膜疣

视力可保持正常,甚至可保持到老年。但若出现囊样黄斑变性、视网膜下出血、黄斑萎缩等,视力则严重下降。

Pajlas 将本病分为三期。

初期：多见于 10～30 岁年龄段，与白点状眼底相似，疣体小而数量较少，小点状，大小一致，境界清晰。

缓慢进展期：40 岁左右，疣体变大且数目增多，特别在视乳头及黄斑区，相应处有色素上皮萎缩。

末期：50～60 岁，疣体密集，相互融合呈黄白色斑块，黄斑区更为明显，并可见色素沉着。

FFA 检查：动脉期玻璃膜疣处有透见荧光，静脉期荧光斑点加强，后期可见疣体着色。

2.老年性玻璃膜疣

一般多见于 45 岁之后，60 岁以上则均有。

疣体为小的发亮圆点，亮黄色到白色，境界清晰，位于视网膜血管后，后极部数量较多。有时可融合成较大的圆形团块。

多数不引起临床症状，视力可保持正常，少数可引起视物变形、中心视力下降。

3.继发性玻璃膜疣

常继发于视网膜或脉络膜疾病，可以是血管性、炎性或肿瘤。也可发生于某些全身疾病，如血浆蛋白障碍、脂肪蛋白质蓄积、慢性白血病、复发性多发浆膜炎等。

玻璃膜疣好发于有病区域，并趋向于沉着为块状，较不规则，边缘呈多角形，偶呈奇形怪状，有时可突破 Bruch 膜而居视网膜内。

(三)诊断要点

(1)一般无自觉症状，视力可保持正常，甚至保持到老年。

(2)遗传性玻璃膜疣为常染色体显性遗传性疾病，有家族史。

(3)眼底表现、疣体情况，结合患者年龄及是否存在视网膜脉络膜的疾病或某些全身性疾病。

(四)治疗

目前尚无治疗方法，多不需治疗。

(五)注意事项

(1)老年性玻璃膜疣的出现往往是黄斑变性的先兆，故需嘱患者定期随访。

(2)继发性玻璃膜疣需针对原发病进行治疗。

五、视网膜劈裂症

视网膜劈裂症是指视杯内层发育的视网膜神经上皮层层间分离，多发生在神经纤维层或外丛状层。1995 年 Madjarov 对视网膜劈裂症提出了新的分类，共分为获得性、遗传性和继发性三大类。

(一)遗传性视网膜劈裂

遗传性视网膜劈裂又称先天性视网膜劈裂症、青年性视网膜劈裂症等，比较少见，常为双眼发病，多发生于婴幼儿及青年人，绝大多数为男性，一般是在 7～28 岁发病，特别是 10 岁左右，5 岁以前发展快，以后渐慢，成年后一般无明显变化。

1.病因及发病机制

本病多为性连锁性隐性遗传病，多为男性患者，女性一般为基因携带者，不发病，也可能为常染色体隐性遗体、常染色体显性遗传。发生于含有丰富血管的视网膜神经节细胞层，可能的发病机制有:内界膜的 Müler 细胞内端存在某种基因缺陷;玻璃体皮质异常,视网膜受其牵引所致;劈裂部视网膜血管异常,供血不足。

2.临床表现

(1)先天发病,多见于男性儿童。常在学龄期或学龄前期视力缺陷就诊而被发现,当患眼一侧弱视常有失用性外斜,双眼视力低下易出现眼球震颤。

(2)一般视力下降到 0.2~0.4,随年龄增长视力更下降,最后可降到 0.1 左右。多数病例伴有远视、远视散光或斜视。

(3)患者自出生或生后不久,双眼底黄斑部出现特有的中心凹劈裂。初期可看到黄斑色素性斑纹,继而以中心小凹为中心发展为放射状囊样皱褶,逐渐融合成视网膜神经上皮层的内层劈裂。其中小束状抬高或以中心凹为核心的微细的放射状皱襞或两者合并是最具特征性的表现。

50%的患者伴有周边视网膜劈裂,多见于颞下方,从赤道部到周边部,分离的视网膜神经纤维层内层呈巨大的囊样隆起,向玻璃体内隆起,劈裂的视网膜内层菲薄,膜上有视网膜血管走行,常已白线化或伴有并行白鞘,该膜可出现数个大小不等的破孔,通过裂孔可看到外层变性的视网膜,色泽污暗呈颗粒状,色素沉着。而另一类为扁平隆起表面如花斑状,多发生于眼底上方,常见于较大儿童或成年人,由于幼儿时期的泡状视网膜劈裂自发退变所致。

(4)玻璃体改变为非典型的细纤维凝聚,空泡形成,后脱离与浓缩。尚可出现半透明的玻璃体膜。

(5)ERGa 波正常,b 波明显降低,携带者 ERG 的 b/a 比值低于正常的最低值,说明可能在眼底未出现明显异常表现前,视功能已有改变。

(6)荧光造影:可见黄斑中心凹有扩张的毛细血管和透见荧光斑点。在周边视网膜劈裂与正常视网膜交界处可见显著毛细血管扩张,末梢血管卷曲和异常的血管交通,而这些血管有明显的荧光渗漏。

(7)光学相干断层扫描:OCT 对视网膜劈裂症具有高度特异性。表现为典型的黄斑区囊样改变,伴斜行或垂直的桥状组织相连;后极部视网膜神经上皮层之间分离,其间有桥状组织相连;纱膜状改变的 OCT 图像为内皮神经上皮增厚与外层神经上皮分离。

3.诊断要点

(1)多为儿童和青年人,男性患者,女性罕见,多有家族史。

(2)特征性的眼底表现,双眼同时发病,且呈对称性。

(3)ERG 检查:呈现特有的 b 波明显降低,a 波正常或轻降,b/a 比值低于正常值下限,b/a 比值越小,表明病变越严重,累及范围越广,ERG 起辅助诊断的意义。

(4)OCT 对视网膜劈裂症具有高度特异性。表现为典型的黄斑区囊样改变,伴斜行或垂直的桥状组织相连;后极部视网膜神经上皮层之间分离,其间有桥状组织相连;纱膜状改变的 OCT 图像为内皮神经上皮增厚与外层神经上皮分离。

4.治疗原则

本病一般不发展或进展极为缓慢,可只定期随访,无需治疗。若有发展为视网膜脱离的危险时,可行激光光凝、冷凝等预防性治疗;对玻璃体积血可考虑手术和药物治疗,但对合并视网膜脱离者,必须进行手术治疗。

5.处方用药

主要是针对玻璃体积血的用药。

(1)促进血吸收的药物:常用有卵磷脂络合碘片,口服,每次 1～3 片,每日 2～3 次;普罗碘铵注射液,肌内注射,每次 2mL,每日或隔日一次,10 次为一个疗程,一般使用 2～3 疗程。

(2)止血药物:常用的有云南红药胶囊,每次 2～3 粒,每日 3 次。

6.注意事项

(1)本病最大的危险为继发视网膜脱离,故应嘱患者定期随访,必要时可行预防性手术。

(2)儿童继发玻璃体积血等时,易引起弱视,故应及时治疗,必要时行手术治疗。

(3)针对玻璃体积血使用含碘剂药物治疗时,注意药物的胃肠道反应和皮疹等不良反应,对碘过敏者忌用。

(二)获得性视网膜劈裂

获得性视网膜劈裂常原因不明,多发生于 40 岁以上的成年人,与性别无关,与遗传无关,多数认为与屈光状态无明显关系,也有人认为远视眼多见,多为双眼发病(75%～82%)。在视网膜劈裂症中是最为多见的一种。

1.病因及发病机制

为视网膜周边部的囊样变性,是小囊肿融合发展的结果。组织学改变主要在外丛状层有小的卵圆形或圆形的光学间隙,随着年龄的增长,间隙增大,之间的纤维柱变得细长,最终导致纤维柱断裂,由于纤维柱的断裂使周边囊样变性的间隙融合而扩大,从而使内、外核层之间或外丛状层与内、外核层之间劈裂。

2.临床表现

患者多无自觉症状,当疾病向后极部进展时,可出现飞蚊症、闪光感、视力下降、视野缺损等,若合并视网膜脱离,则症状更加严重。

Shea 按其发展分为三期。

一期:囊样变性在视网膜周边部,以颞下方多见,其次为颞上象限。该部视网膜内层扁平隆起,此期无自觉症状,常于体检中发现。

二期:囊腔互相融合,囊腔可向周边部进展,也可向后极部发展,向后极部发展可有视力障碍及视野缺损。

三期:病变部视网膜呈大的半球状隆起,表面光滑,境界清晰,较固定,不随眼球转动及体位改变而变形,内壁上含有小血管,偶有小血管破裂形成腔内积血,内壁菲薄,易发生裂孔,如内外层均有破孔,可导致视网膜脱离。

3.诊断要点

(1)多见于老年人,为双侧性,且常对称性发病。

(2)多为颞侧或颞下方大的半球形隆起,表面光滑,内壁为半透明膜,基底较宽,腔内有液体,这可与脉络膜恶性黑色素瘤相鉴别,后者为实体性隆起,隆起处视网膜下有富于色素的肿块,不透光。

(3)当疾病向后极部进展时,可出现飞蚊症、闪光感、视力下降、视野缺损等,甚至合并视网膜脱离。

4.治疗

本病进展缓慢,早期无症状及非进展性可只定期随访,每年1～2次。

(1)预防性手术:视网膜劈裂的内外层均有裂孔、一眼有劈裂性网脱而另眼有外层裂孔者、劈裂向后极扩展至黄斑区25°内,均可行预防性手术治疗。可行激光光凝或冷凝整个病变区,也可在视网膜劈裂后缘正常视网膜处行光凝术或作透热术,使术后组织反应形成瘢痕以防止病变进展,也可在相应外壁的巩膜穿刺放液,同时作冷凝、电凝或光凝。

(2)视网膜脱离手术:若已发生视网膜脱离,需尽快手术治疗,如巩膜外加压术、巩膜环扎术等。

5.注意事项

(1)本病最大的危险为继发视网膜脱离,故应嘱患者定期随访,必要时可行预防性手术。

(2)本病与脉络膜恶性黑色素瘤眼底形态有时难以区别,需认真检查,与之相鉴别。

(三)继发性视网膜劈裂

继发性视网膜劈裂又称牵拉性视网膜劈裂,多见于糖尿病性视网膜病,视网膜血管瘤所致的增殖性视网膜症,早产儿视网膜病,葡萄膜炎,脉络膜恶性黑色素瘤,脉络膜血管瘤等眼底病。

主要有两个原因。①炎症性:占继发性视网膜劈裂的4％,多发生于中间葡萄膜炎,数年后眼底周边有大量渗出覆盖于锯齿缘下部且常有新生血管形成。劈裂的机制可能是新生血管引起视网膜组织内的液体聚集。②继发性牵拉性视网膜劈裂:常见于糖尿病性视网膜病,视网膜血管瘤所致的增殖性视网膜症,早产儿视网膜病,外伤性玻璃体增殖索,陈旧性视网膜脱离等,由于眼底病变及外伤所致玻璃体积血后粗大的机化条索或眼球贯通伤后瘢痕的收缩牵引,致视网膜内层脱离,形成牵拉性视网膜劈裂。

临床表现、治疗等主要以原发病为主,将在各原发病的章节详细介绍。

六、视网膜格子样变性

视网膜格子样变性是一种常见的周边部视网膜退行性病变,其与非外伤性孔源性视网膜脱离的发生密切相关。其患病率约为7.5％,男女发病无明显差别,在高度近视眼中多见。

(一)病因

病因尚不明确,在近视眼中比远视眼多见,且随眼轴增长而增多,可能与视网膜血供有关。通常无遗传倾向。

(二)临床表现

格子样变性68％发生在赤道和玻璃体基底部后缘之间,以颞上象限为多,表现为一环形视网膜内层变薄区,在变性区内,可见一系列互相交叉的白线,实际上是视网膜血管因闭塞性纤维化而现出白鞘状网格,也因此而得名。变性区内还可发现有不同程度的黄白色小点和色素沉着,在变性区的边缘或后缘偶有视网膜裂孔,小而圆或椭圆的萎缩性裂孔较多见,很少见到马蹄形的撕裂孔,这些裂孔是导致视网膜脱离的原因之一。

70％～80％的患者合并有玻璃体变性,包括玻璃体液化、玻璃体萎缩和玻璃体脱离等。

(三)诊断要点

(1)高度近视眼患者多见。

(2)位于视网膜周边部,变性区内相互交错的白线是本病的特征性眼底改变。

(3)多合并有玻璃体变性。

(四)治疗

本病是否需要行预防性治疗一直存在争议,但目前研究表明,针对可能出现的视网膜脱离之危险,对伴有干性裂孔、有明显玻璃体牵引、患眼或对侧眼已有视网膜脱离、无晶状体或人工晶状体眼的周边部视网膜格子样变性进行预防性激光光凝治疗是必需的,而且是安全有效的。

(五)注意事项

本病跟孔源性视网膜脱离关系密切,故应嘱患者定期随访,必要时行预防性激光光凝变性区。

第三节　黄斑疾病

一、中心性浆液性视网膜脉络膜炎

本病多见于 20～45 岁男性,病变能自行好转,预后较为良好。但易复发。

(一)发病原因

尚不清楚,精神紧张、情绪激动、感染、过敏、调节功能衰竭等均能促发本病。

(二)临床表现

(1)症状:常有中、低度视力减退,视物变形变小。

(2)眼前出现固定暗影。

(3)体征:眼底表现为黄斑区水肿、中心凹光反射消失,可见周围有细小渗出点。

(4)眼底荧光血管造影可见荧光素渗漏。

(三)治疗

1.西医治疗

(1)本病有自愈倾向,视力可逐渐恢复,药物治疗可适当缩短疗程。可选用血管扩张剂,如地巴唑10 mg,每日 3 次等。

(2)激光治疗:在眼底血管造影时,如发现有渗漏点时,可用激光予以封闭。可缩短病程和预防复发。

2.中医药治疗

中医学认为,本病是湿痰内聚,郁久化热,瘀阻经络而致或肾气不足,精气不能上荣于目而成。

(1)早期可用温胆汤等治疗。①处方:陈皮 9 g,半夏 9 g,白茯苓 12 g,甘草 3 g,枳实 6 g,竹茹 10 g。②用法:3 水煎服,每日 1 剂。

(2)中期用丹栀逍遥散治疗。①处方:牡丹皮 12 g,栀子 9 g,甘草 6 g,当归 9 g,茯苓 15 g,白芍 30 g,白术 9 g,柴胡 9 g。②用法:水煎服,每日 1 剂。

（3）晚期用杞菊地黄汤、明目地黄丸等治疗。①处方：熟地黄 20 g,山萸肉 12 g,怀山药 12 g,泽泻 9 g,茯苓 9 g,牡丹皮 9 g,枸杞子 12 g,菊花 10 g。②用法：每日 1 剂,水煎服。

二、老年黄斑变性

本病是西方国家老年人最常见的致盲眼病之一。近年来,我国本病发病率逐步增高。

（一）发病原因

本病病因尚不清楚。

（1）可能与黄斑区长期慢性光损伤有关。

（2）可能与脉络膜血管硬化有关。

（二）临床表现

（1）发生于 50 岁以上的老年人,双眼对称,视力缓慢进行性下降。此为干性型。眼底检查视网膜黄斑区附近有萎缩灶。

（2）一眼突然发生视力障碍,此为湿性型。眼底检查可见黄斑区有新生血管膜及深层出血。

（三）治疗

（1）无特殊治疗。可采用血管扩张剂等治疗,也可以服维生素 E 和补充锌剂。

（2）对湿性型老年黄斑变性可采用激光光凝视网膜下新生血管。

第四节　视网膜肿瘤

一、视网膜母细胞瘤

视网膜母细胞瘤(retino blastoma,RB),旧名视神经胶质瘤是一种起源于视网膜胚胎性核层细胞的恶性肿瘤。患者以婴幼儿占绝大多数,多发生于 5 岁以下儿童,偶见于成人。男女发病率无明显差异,可侵犯单眼或双眼,双眼发病率约占 1/4。但第二眼的肿瘤也为原发性者,并非由另眼转移而来。

（一）病因

确切病因不明。6％为常染色体显性遗传,94％为散发病例。其中 25％为遗传突变,余为体细胞突变。也有人认为与病毒感染因素有关。

（二）临床表现与检查

临床上可分为四期。

1.眼内生长期

外眼无炎症表现,常因视力减退而发生斜视或眼球震颤。由于视力丧失,瞳孔开大,经瞳孔可见黄色反射,名黑猫眼表现为白瞳症的特点。

早期病变可发生于眼底任何部位,但以眼底后极部偏下方为多见,可为圆形或椭圆形,边界清楚,白色或黄色的隆起结节,表面不平,有新生血管。结节大小不一,自 1/2～4 PD 或更大,可单独发生,也可同时发生数个大小相近的结节。如肿瘤起源于视网膜内核层者,易向玻璃体内生长（内生性肿瘤）,呈致密不规则块状隆起,表面可见新生血管或出血。起源于视网膜外核层者,易向脉络膜生长(外生性肿瘤),发生继发性视网膜脱离。

由于肿瘤组织脆弱易碎,在玻璃体内可见大小不等的白色成团的玻璃体混浊,肿瘤团块也可播散于前房,形成假性前房积脓,角膜后沉着,以及在虹膜表面形成灰白色肿瘤结节。

视力的影响与肿瘤发生的部位有关,如肿瘤位于后极部,体积虽小,常可较早地引起视力障碍,出现斜视。如肿瘤位于眼底周边部,且体积较小,则对视力影响较小,如果瞳孔区已出现黄色反射,视力多仅余光感,或更坏。

2.眼内压增高期(青光眼期)

眼内肿瘤继续增大,以致眼压升高,引起眼胀、头痛等急性青光眼的症状。由于儿童眼球壁弹性较大,致使眼球膨大,角膜变大,形成牛眼及巩膜葡萄肿,晶状体可发生脱位。

3.眼外扩展期

眼外扩展最常见的途径是沿视神经蔓延到眶内或颅内,也可穿透巩膜形成眶内肿物,使眼球突出,也可穿通角膜或角巩膜缘形成突出于睑裂的溃疡巨块,暴露在眼外的肿瘤常有出血和坏死。

4.全身转移期

瘤细胞可经血管或淋巴管向全身转移,到脑、脑膜、骨骼、肝、脾等脏器,直至死亡。

极个别病例,瘤组织坏死并发生剧烈的炎症,使眼球萎缩,肿瘤停止发展,表现为临床自愈,但此种情况极罕见。可以是暂时性的。也有数年后又复发的。另外肿瘤的生长也不一定完全按照上述四期的顺序发展。例如,生长在视乳头附近的肿瘤,常不经过青光眼期,肿瘤早已扩展到眼外。

除作检眼镜检查外,眼科影像检查很重要。包括:①眼眶 X 线检查显示钙斑,同时注意视神经孔是否扩大。②超声波检查可探测出实性肿块回波。③CT 检查可见眼球内局限性密度增高不均匀的肿块,常伴以钙化斑,若肿瘤向颅内蔓延,则视神经变粗,视神经孔扩大。

实验室检查:患者尿中香草苦杏仁酸(vanil mandelic acid,VMA)和高香草酸(homo vanillic acid,HVA)含量增多,阳性结果可协助诊断,但阴性结果不能除外肿瘤。测定房水及血清中乳酸脱氢酶(LDH)的浓度,当房水中浓度与血清中浓度比值在 1.5 以上时,有诊断价值。

(三)诊断及鉴别诊断

根据本病的临床表现与检查即可作出诊断。本病应与以下疾病鉴别。

1.眼内炎

外因性者有外伤或手术史,内因性者多有原发感染,有发热病史及体内炎症病灶等,X 线检查和超声波检查均显示眼球内无实体性病变或钙化现象。

2.Coats 病

多见于 5 岁以上,男性多见,多单眼发病,病程较长发展缓慢,眼底可见黄白色渗出物外,也可见胆固醇结晶及微血管瘤,病变并非实体。

3.晶状体后纤维增生症

多发生于接受过氧气治疗的早产婴儿,瞳孔区发白。眼底可见纤维血管组织由视网膜颞侧周边部向视乳头及晶状体后方,纤维组织周边部可以见到被牵引向中心移位的睫状突,是本病有特征性的改变。

4.原始玻璃体残存增生

晶状体后残存有血管增生的灰白色组织,晶状体周围可见比正常小而长的睫状突,常有进行性后囊下混浊。病眼几乎均为小眼球,浅前房。

(四)治疗与预后

早期病例,肿瘤仍在眼内者,应尽早将眼球摘出,越早越好。摘出眼球时视神经剪除越长越好,并将视神经断端作病理检查。如视神经断端已有肿瘤浸润,或眼球摘出术中已发现视神经明显增粗者,或肿瘤已穿破眼球向眶内蔓延,或 X 线片上已有视神经孔扩大者,应立即施行彻底的眶内容剜出术。并加用深层 X 线治疗和化学疗法,以挽救患儿的生命。

化学疗法可应用长春新碱和环磷酰胺。三乙烯三聚氰胺(TEM)也有一定疗效。

放射治疗:用于早期体积较小的肿瘤。双眼患者的非手术眼、不宜手术治疗者及手术前后的辅助治疗。目前主要采取深部 X 线及 ^{60}Co 正侧位双野照射。

此外也有应用光凝或冷冻治疗者。

本病为小儿恶性肿瘤,预后很差,根据文献统计,一侧患者,5 年存活率为 50%。双侧者如一眼摘除,另眼行其他治疗,5 年存活率为 35%。

二、髓上皮瘤

髓上皮瘤是一种罕见的视网膜肿瘤,瘤细胞分化程度较高,恶性程度较低,组织学上起源于睫状体无色素上皮,其病理形态上很像胚胎时期视网膜组织,故又称为视网膜胚瘤。

(一)临床表现与检查

临床症状与视网膜母细胞瘤很难区分。多发生于婴幼儿(3～6 岁),病程进展缓慢,常伴有小眼球等先天畸形,仅累及单眼,无家族史和遗传性。肿瘤由扁平的膜样组织所构成,自睫状体表面可向前覆盖睫状体、虹膜,甚至长入前房,将房角阻塞引起青光眼。肿瘤逐渐长大,可充满于睫状体和晶状体间的空隙,将晶状体推向一侧,使晶状体脱位,肿瘤向后可产生视网膜脱离。长期继发青光眼可使眼球扩大。本病也可破坏睫状体及巩膜,扩展到眼外。也可侵入颅内或发生全身转移。

(二)诊断与鉴别诊断

视网膜母细胞瘤、神经上皮瘤和髓上皮瘤,这三种视网膜肿瘤在临床上症状常易混淆,不易区分,一般统称为视网膜神经胶质瘤。诊断多是依靠病理检查,视网膜母细胞瘤(RB)与神经上皮瘤均起源于视网膜核层原始细胞,而前者属未分化型细胞,恶性程度高,为最常见的一种,后者则属分化型细胞,恶性程度低。髓上皮瘤系起源于睫状体无色素上皮,类似视网膜和睫状上皮的原始细胞,恶性程度较低,并可有色素上皮、神经胶质或软骨成分,属分化型细胞。另外还应与其他可形成白瞳症的病变相鉴别。

(三)治疗与预后

未影响视力的早期病例可在严密观察下,行放射治疗或其他保守疗法。如肿瘤限局在眼内而视力已遭破坏者可行眼球摘除术。如已蔓延到眼外,则需行眶内容剜出术。

本病发展虽慢,但属恶性肿瘤,一旦侵入颅内或全身转移,则危及生命。

三、视网膜血管瘤病

视网膜血管瘤病为斑痣性错构瘤病之一。von Hippel 于 1895 年和 1911 年先后两次从临床角度及病理角度首先报告。故又称为 von Hippel 病。1926 年 Lindau 从病理证明视网膜血管瘤病为全身血管瘤病的一部分,其中以小脑血管母细胞瘤最为多见,其次为延髓、脊髓、肾上腺、胰腺、肾、肝、副睾及卵巢等器官的肿瘤及囊肿。视网膜血管瘤如合并中枢神经系统或其他器官病变者,称为 von Hippel Lindau 病。有的仅有颅内或其他器官病变而无视网膜血管病,亦有与之相反者。von Hippel 病很可能是 von Hippel Lindau 病的早期。

(一)病因

病因不明。可能为外胚叶发育不全或为一种中胚叶起源的肿瘤。本病为常染色体显性遗传疾病。其基因缺损的部位,已被定位在第三号染色体上,子代有 50% 的发病可能。

(二)临床表现与检查

男女均可受累,男性稍多。年龄多发生在 20～50 岁。单眼或双眼发病,双眼发病者占 30%～50%。有家族遗传性,约 1/5 病例有家族史。

临床上一般将本病分为五期。

1.早期

可见小血管瘤或毛细血管扭聚成团,有时因瘤体较小,在检眼镜下不易发现,但通过荧光血管造影可以发现小动脉与小静脉之间的毛细血管网出现微小的血管瘤。

2.血管扩张及血管瘤形成期

多在视网膜颞侧,受累的视网膜动脉及静脉怒张、纤曲,循其血管走行至周边部,可见此动静脉连接处的毛细血管高度扩张成球状血管瘤,此后逐渐增大,可达 2～3 PD 或更大,瘤体红色,呈圆形或卵圆形,此时由于血管瘤多局限于周边部,患者多无自觉症状。

3.渗出及出血期

血管瘤处及其附近有局限性水肿和渗出,可伴有出血,由于血管瘤渗漏使瘤体表面和周围视网膜呈灰白色混浊,病程日久,渗出液中水分被吸收,脂质沉着,血管周围出现环状或弧形黄白色大片硬性渗出,当渗出波及黄斑部时,患者视力明显减退。

4.视网膜脱离期

随着血管瘤不断增大,渗出亦逐渐增多,视网膜发生渗出性脱离。患者有明显视力减退及视野缺损症状。

5.末期

病变继续发展可引起继发性青光眼、葡萄膜炎、并发白内障或眼球萎缩,致视力完全丧失。

眼底荧光血管造影:对本病诊断非常重要。动脉期在动脉显影的同时血管瘤迅速显影,此时其他静脉均未显影,但从血管瘤回流的静脉已见明显层流。后期血管瘤显强荧光,瘤壁四周有荧光素渗漏。

除眼部表现外,尚可有中枢神经系统受损及肾脏受累的表现。有中枢系统症状者应作脑血管造影,并作 CT 扫描及 MRI 检查。

(三)诊断及鉴别诊断

本病初期有时瘤体较小,检眼镜下不易发现,作荧光血管造影可肯定诊断。当进入第二期后血管瘤已很明显,根据其临床表现及检查所见即可诊断,本病应与下列疾病鉴别。

1.视网膜蔓状血管瘤

为先天性动静脉的直接吻合,动静脉均粗大纡曲且形成藤蔓状纠缠在一起的血管,但无血管瘤及黄白色脂质沉着物。

2.脉络膜血管瘤

多位于眼底后极部视盘周围。视网膜血管正常,且荧光血管造影所见也完全不同。

3.视网膜血管瘤样肿块

Campochiaro 及 Conway(1988)报告本病的表现与 von Hippel-Lin-dau 病非常相似,但此病无粗大纡曲的视网膜血管,单眼发病,无家族史及颅内或其他器官病变。

(四)治疗与预后

1.光凝

对中、小扁平的血管瘤,光凝效果最好,对其周围组织损伤最小,并可同时光凝其供养的动脉,但勿光凝静脉。直接光凝血管瘤体比光凝供养血管更能保存视野。Lane 等(1989)报告对视网膜血管瘤采用多次小剂量激光光凝瘤体表面,可以治愈大到 4.5mm 的视网膜血管瘤,甚至在伴有范围达到一半的渗出性视网膜脱离者均获得了成功。

2.冷凝

若已发生渗出性视网膜脱离者,则冷凝效果最好。

3.电透热

在血管瘤相应的巩膜表面作巩膜全层或板层透热,使供养动脉闭锁成白线,血管瘤渐萎缩而形成瘢痕。

总之,血管瘤越小,治疗越早,疗效越好。血管瘤越大,则效果越差。有视网膜脱离者则预后更差。

四、神经纤维瘤病

神经纤维瘤病(neuro-fibromatosis,NF)属先天性斑痣性错构瘤病之一,又名 von Reck-linghausen 病,系 1882 年该氏通过病理研究所证实。

(一)病因

不明。本病为先天性常染色体显性遗传疾病。为一种全身多发性肿瘤疾患。

(二)临床表现与检查

临床特征为多发性形状大小不一的瘤样肿块,除累及视网膜等眼部组织外,也可累及皮肤、神经系统、骨骼及其他器官。病变呈结节状、丛状或象皮病样,触之松软,边界不清,内有条索感觉。

皮肤有咖啡斑样改变,呈浅棕色,称为牛乳咖啡色斑,大小形状不一,通常见于躯干和四肢,也可见于颜面部。皮肤色素沉着在基底层的黑色素细胞中,常呈多发性斑点,有 5 个或以上时,几乎可作为本症的重要征象。White-house 曾指出,体表有 5 个大于 0.5 cm 横径的咖啡色斑,即应考虑本病。

在神经系统,以侵犯颅内及周围神经为主,交感神经也可受累,颅内肿瘤多为双侧听神经瘤,也可为视神经、视交叉瘤。颅内肿瘤可引起头痛、智力减退、听力或视力减退,周围神经瘤的部位可有痛疼或感觉异常。临床上只要是原发于视神经或视交叉的肿瘤伴有身体其他部位多发性神经鞘瘤,或皮肤上伴有牛乳咖啡色斑者,即可明确神经纤维瘤病的诊断。

眼部的神经纤维瘤除晶状体、玻璃体及泪器不受直接侵犯外其他组织均可受累。主要累及视神经、视网膜及眼睑,此外眼眶、葡萄膜等均可受累,眼睑常发生结节状肿瘤,弥漫性增殖可使眼睑呈不同程度下垂,严重者眼球随之移位,眼睑皮肤粗糙变厚。眼底视网膜可有多发性灰白色结节样肿瘤,有的视乳头呈灰色半球形向前突出,边界不清,表面呈小结节状,附近视网膜可见不规则渗出斑点,颅内压高者可出现双侧视乳头水肿。小梁及葡萄膜也可受累。如眼眶内有肿瘤则产生眼球突出,有时眶骨部分缺损,蝶骨大翼消失,视神经孔扩大,或伴有搏动性眼球突出。

(三)诊断与鉴别诊断

根据本病的临床表现与检查所见即可诊断。本病应与结节性硬化症鉴别,后者具有智力不足、癫痫及皮脂腺瘤三大特征。皮脂腺瘤多发生于颜面部,病变多侵及中枢神经。

(四)治疗与预后

目前尚无积极有效的治疗方法。某些病例可考虑手术,如单侧视神经胶质瘤及视神经脑膜瘤。如发生于视交叉的神经胶质瘤早期尚局限于一侧者,可行手术切除,晚期患者即使施行手术也不能挽救患者双眼失明。

五、结节性硬化

结节性硬化为先天性斑痣性错构瘤病之一。Bourneville(1880)描述 10 例生前痴呆,尸检发现脑皮质有结节性硬化改变,故本病又称为 Bourneville 病。vander Hoeve(1920)首次发现患者视网膜上有肿瘤。

(一)病因

不明。本病有家族性和遗传性,为不规则染色体显性遗传疾病。

(二)临床表现与检查

发病常在儿童早期,影响皮肤、脑、眼底和其他内脏器官。具有三大特征:即智力低下、癫痫和皮脂腺瘤。最重要而有诊断价值的改变为皮脂腺瘤。其典型病变多为圆形或椭圆形红褐色小丘疹突出于皮肤面,分布在鼻梁两侧呈蝴蝶状,丘疹常伴有扩张的毛细血管网。头颅 X 线照片有钙化点也是本病特征之一。CT 扫描可显示脑室有结节状病灶。气脑造影可见脑发育不全或脑萎缩。

眼睑皮肤呈现血管纤维瘤、皮脂腺瘤。眼底检查在视网膜上的肿瘤为灰白色、圆形或椭圆形,大小约为 1/2 PD,稍隆起。此种扁平视网膜肿瘤多见于视网膜周边部,可以单发,也可以多发。一般和血管无关,其周围视网膜也无任何变化。在视乳头的肿瘤,一般较大,约为 1 PD 或更大,呈灰白色隆起,并向玻璃体内突出。这种肿瘤也可在视乳头邻近的视网膜上,呈桑葚状,其表面可见有色泽的小颗粒。肿瘤有时破裂飘浮于玻璃体内,并种植在视网膜上而发生转移。眼底除典型病变外,尚可见到视乳头水肿、脉络膜萎缩灶、血管白鞘、渗出、出血及色素等。

(三)诊断及鉴别诊断

根据临床表现,特别是具有皮脂腺瘤,智力低下及癫痫三大特征者即可肯定诊断,但临床上三大主征不一定同时出现,皮脂腺瘤,几乎见于所有的患者,眼底病变常在会诊时才发现,本病应与下列疾病鉴别。

1.神经纤维瘤病

躯干部皮肤有咖啡色斑及多发性神经纤维瘤,多发于周围神经。而结节硬化多侵犯中枢神经。

2.视网膜母细胞瘤

结节性硬化症在视网膜上出现胶质组织错构瘤,初起时为灰白色,表面平滑,边缘不清晰,易误认为视网膜母细胞瘤,应注意鉴别。

(四)治疗与预后

本病目前无特殊治疗。本病一般进行缓慢,很少影响视力。但如全身组织广泛被侵犯,多数患者常在 25 岁前死于恶液质、癫痫或因心肌瘤而突然死亡。

六、视网膜蔓状血管瘤

视网膜蔓状血管瘤是一种罕见的斑痣性错构瘤。本病是先天性视网膜动静脉的直接吻合,无毛细血管网介于其间。如同时中脑有血管畸形出现脑症状者,则称为 Wyburn-Mason 综合征,其特征为中脑的一侧或双侧有静脉畸形或同侧的视网膜动静脉瘤,皮肤也有类似的血管样改变。

(一)病因

不明。为常染色体显性遗传性疾病,也有人认为无遗传性。

(二)临床表现

发生在青少年时期。为中脑和视网膜的动静脉交通,表现为动静脉血管瘤。临床主要为中脑动静脉瘤和脑膜、皮肤血管瘤病的表现,面部血管痣伴以智力改变、惊厥或抽搐。眼部视网膜非进行性动静脉瘤,通常为单侧性但也有报告为双侧性者。视网膜及视神经乳头受累,病变血管扩张弯曲,数目比正常者多,动静脉二者色近似,不易区分,正常毛细血管缺损,血管畸形、动静脉交通或动静脉结合,在动静脉之间缺乏毛细血管床。眼底病变范围和严重程度极不一致,范围小者局限于一个象限,大者累及整个眼底。常伴发眼睑下垂、斜视、眼肌麻痹、复视、视力减退和搏动性眼球突出。荧光眼底血管造影,见吻合的静脉于初期动脉期充盈。其他动静脉充盈时间正常。无渗漏,可见瘤体下部荧光被掩盖,形成特征性的"帽状"荧光染色现象。

(三)诊断与鉴别诊断

根据本病的临床表现即可诊断。极少数病例在患眼同侧有沿三叉神经分布的皮肤火焰状血管瘤及皮下动静脉扩张,与 Sturge-Weber 综合征类似,本病应注意与视网膜血管瘤病鉴别,后者在动脉静脉之间有红色或紫红色圆形肿瘤。

(四)治疗

目前无有效的疗法。

七、视网膜转移癌

视网膜转移癌的组织病理报告较多,但临床报告少见。

(一)病因

有人报告皮肤的原发性恶性黑色素瘤转移到视网膜,经血行转移者比经淋巴流转移者多。

(二)临床表现及检查

视网膜转移癌常为单眼,但也可双眼受累。如玻璃体内已有转移细胞时,患者可自觉眼前有物飘动。转移癌如位于眼底后极部视网膜上则视力减退明显,开始病变较小时,眼底所见与视网膜缺血性梗死很难区别。当肿物增大时,可见视网膜上有致密的白色混浊区,病变很像弓形虫、巨细胞病毒或其他感染所致的坏死性视网膜炎。已报告的病例中近半数,同时已有脉络膜转移癌存在。视网膜转移癌的边界比脉络膜转移癌的边界更不规则。在主要病变周围可见多发的血管周围浸润。以裂隙显微镜检查有时可见许多棕黄色小球飘浮在前部玻璃体中。

(三)诊断与鉴别诊断

在病变转移到眼内前,患者常已有原发性皮肤黑色素瘤的诊断史。抽取玻璃体液作细胞学检查有助于诊断。鉴别眼内病变是原发癌或转移癌很重要,因它关系到治疗是摘除眼球,还是进行化疗。

(四)治疗与预后

有人试行化疗,但预后甚差。

第五节 眼底病的激光治疗

从上述眼用激光的发展史上看出激光在眼科的应用是从眼底病的治疗开始的。用于眼底病治疗的激光主要是光热效应激光,包括氩激光(488 nm、514 nm)、红宝石激光、氪激光(647 nm)、多波长激光(560～640 nm)、半导体532激光和810激光等。

一、视网膜脉络膜病组织对激光的生物学效应

激光治疗视网膜脉络膜疾病是通过在视网膜脉络膜造成光凝固反应达到的。光凝固就是将激光的光能转化为热能,组织加热超过65 ℃就会发生蛋白的变性,这一过程称为凝固。组织加热超过100 ℃,就会发生组织收缩,继发脱水和炭化,继续升高温度就会发生组织的气化。眼内不同组织对不同波长激光的反应不同,要想达到凝固效应,合理地治疗眼底疾病,要了解眼内不同组织和不同物质对不同波长激光的反应。

(一)不同波长光在眼内组织的穿透性和视网膜色素上皮的吸收性

激光治疗视网膜脉络膜的病变,重要的是选择能够很好穿透眼部屈光组织、同时又能被靶组织很好吸收的激光波长。图8-1是激光在眼组织的穿透和视网膜色素上皮与脉络膜的吸收曲线。图中显示激光波长400～950 nm在眼内的穿透性可达95%。色素上皮和脉络膜在波长450～630 nm时吸收率可达70%,随着波长增加,吸收率很快下降。加热色素上皮最有效的光谱部分是在光谱的黄蓝色部分。因而氩(蓝绿)激光和532激光是眼内最常使用的激光光谱。

(二)血红蛋白的光吸收特性

另一个重要的生物学效应是血细胞内血红蛋白对不同波长激光的吸收特性。图8-2显示100 μm厚的血液对不同波长激光的吸收曲线。在波长400～600 nm(蓝到黄的部分)时,血红蛋白有较高的吸收率,而600 nm以上(红和接近红外的部分)的波长很少被血红蛋白吸收。

当不希望血红蛋白吸收或消耗激光的光能量时,可以选择 600 nm 以上的激光。

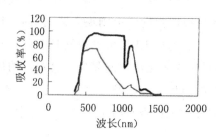

图 8-1　光的眼组织的穿透和视网膜色素上皮吸收曲线

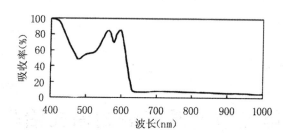

图 8-2　血红蛋白的光谱吸收曲线

(三)视黄醛的吸收特性

视黄醛是视锥细胞的感光色素,对 480 nm 以下的波长有较高的吸收峰,容易造成视黄醛的破坏,为了避免造成视锥细胞的损伤不主张使用蓝光进行全视网膜光凝。而绿光以上的波长对视锥细胞安全性较好,其中 810 激光看起来对各种视网膜脉络膜疾病的治疗都是有效的(图 8-3)。

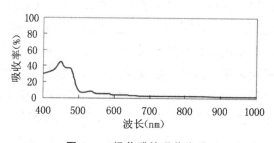

图 8-3　视黄醛的吸收光谱

显示视黄醛对 400~480nm 的波长有较高的吸收

(四)视网膜脉络膜对不同波长的吸收特性

能够很好地穿透眼内透明屈光间质的各种波长的激光分别被视网膜和脉络膜吸收,吸收的组织对不同波长的反应不同。绿色波长的激光约 57% 被 RPE 吸收,47% 被脉络膜吸收,黄色激光 RPE 和脉络膜的吸收各占 50%,红色激光随着波长的增加被脉络膜吸收逐渐增加(图 8-4)。

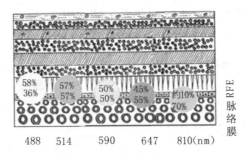

图 8-4 不同波长激光到达视网膜和脉络膜的部位，以及分别被视网膜色素上皮和脉络膜组织吸收的比例

二、眼底病激光治疗的波长选择

眼底病激光治疗波长选择有下述原则：

(一)病变部位

(1)视网膜的血管性疾病,如糖尿病性视网膜病变、静脉阻塞、视网膜静脉周围炎、视网膜裂孔等选择绿色以上的波长,临床多使用绿光。

(2)黄斑区的视网膜水肿多选择黄色波长,以减少视锥细胞的损伤。如果没有黄色波长也可以选择绿光。

(3)脉络膜病变如:脉络膜新生血管,或脉络膜血管瘤、脉络膜黑色素瘤宜选择红色波长。

(二)病变性质

(1)视网膜出血性疾病如视网膜静脉阻塞,应选择不易被血红蛋白吸收的波长,如红色波长。

(2)玻璃体少量出血进行视网膜光凝治疗时应选择红色波长,原理同上。

(3)晶状体核硬化时晶状体内含有类似视黄醛的物质,吸收蓝绿光,此时视网膜的光凝应选择红光。

(4)视网膜微动脉瘤的光凝往往在瘤体上进行,应选择能被血红蛋白较好吸收的波长,如绿光和红光。

三、光凝治疗的常数设置

(一)光斑大小

黄斑区的光凝光斑大小一般设置在 $100\sim200~\mu m$,除非接近中心凹可以考虑使用 $50~\mu m$,光斑太小容易造成玻璃膜穿孔。黄斑区外的光斑可以设置在 $200\sim600~\mu m$,也可以更大。脉络膜新生血管的光凝要超过新生血管的边界。肿瘤的光凝也要使用大光斑,范围超过肿瘤的边界。

(二)曝光时间

曝光时间一般在黄斑区内选择 $0.1~s$,黄斑区外选择 $0.2~s$。光动力学激光和温热激光的曝光时间较长,前者达 $83~s$,后者达 $60~s$,治疗肿瘤时曝光时间甚至达 $120~s$。如果固定光斑大小和激光的功率,长的曝光时间比短的曝光时间产生较大的容积,因此在治疗肿瘤时应选择长的曝光时间。

当功率高、曝光时间短时,容易发生爆破效应或穿孔效应,导致视网膜裂孔或玻璃膜孔形成(图 8-5),这是在眼底病激光治疗中应避免发生的。因此,曝光时间也被称为"安全常数"。脉络膜新生血管动物模型的制作就是利用这种"穿孔效应"。

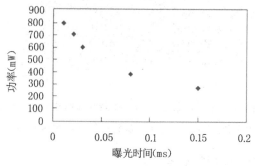

图 8-5　激光的爆破效应

使用激光为氩激光,曝光时间越短,功率越大,越容易发生爆破效应

(三)激光功率

当固定光斑大小和曝光时间时,随着激光功率的增大,反应容积随着增大。光凝时先确定光斑大小和曝光时间,将起始激光功率先放到较小的位置,如 50 mW,如果光凝无反应,逐渐上调功率,如 100 mW、150 mW、200 mW,直至视网膜出现白色的反应灶。

(四)光斑反应分级

光斑反应分级是基于激光后视网膜脉络膜可见的组织反应。国际上没有统一的分类,国内外临床上大多分为四级。1 级,依稀可辨,仅仅是视网膜色素上皮的变白;2 级是雾状淡灰色反应;3 级是灰白色,中央部较白的反应;4 级是致密的熟蛋白样白色反应。全视网膜光凝和视网膜裂孔的光斑反应一般用 3 级光斑,经瞳孔温热激光(transpupil thermal treatment,TTT)一般使用 1 级光斑,黄斑区内的视网膜微动脉瘤激光一般选择 2 级光斑。4 级光斑应当避免,容易发生局部视网膜坏死和视网膜裂孔。临床最常使用的全视网膜光凝和封闭裂孔使用的是 3 级光斑。

(五)接触镜的放大倍数

进行眼底激光治疗要借助接触镜,接触镜的类型有进行黄斑区光凝的中央镜和全视网膜光凝的镜子。用于全视网膜光凝的接触镜有三面镜、赤道镜和全视网膜镜,赤道镜是一种广角度镜,范围大约 90°角到视网膜后者,是一种广角度的全视野镜,目前普遍用于临床。使用接触镜后反应的光斑要比设置的光斑尺寸放大一些,如全视野镜的放大系数为 1.9,相当于设置光斑为 200 μm,实际光斑为 380μm,各种类型的接触镜在正视眼的放大系数见表 22-1。

四、光凝固治疗的目的和模式

视网膜脉络膜疾病的光凝固治疗的主要目的是通过凝固效应,使视网膜缺血的区域变成瘢痕组织,已出现的新生血管由于得不到足够的氧而消退;使视网膜神经上皮、视网膜色素上皮和 Bruch 膜产生粘连,增强视网膜色素上皮液体转运功能,促进视网膜下液的吸收,保持黄斑区的结构、功能、血流动力学和流体动力学相对正常;破坏有病变的视网膜血管,减少这些病变血管引起的渗漏。常用的治疗模式有以下几种。

表 22-1　各种类型的接触镜在正视眼的放大系数

接触镜类型	光斑的放大系数
Goldmann 型三面镜	1.08
Kreiger	1.53
Maunster	1.05
中央镜	1.01
60 D 生物镜	0.92
Mainstrer 广角镜	1.47
赤道镜	1.43
全视野镜	1.41
QuadrAspheric	1.92

(一)全视网膜光凝

全视网膜光凝是除黄斑区外的视网膜播散性光斑,光斑可密可疏,一般要求光斑间的距离为1～1.5 个光斑直径。越往周边,光斑的直径可以越大。近黄斑血管弓部的光斑可以为 200 μm,远周边部的光斑可已达 500 μm(图 8-6)。全视网膜光凝的适应证:①增殖期糖尿病性视网膜病变。②视网膜中央静脉阻塞的缺血型合并视网膜新生血管或眼前段新生血管。③严重或广泛的视网膜静脉周围炎,在视网膜静脉周围炎的治疗中,除了对已形成的无灌注区进行光凝外,重要的是使用糖皮质激素治疗。

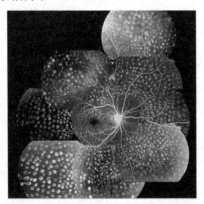

图 8-6　全视网膜光凝和 C 字形黄斑光凝

(二)病变区域的播散光凝和条栅光凝

病变区域的光凝指光凝范围局限在血管阻塞的区域或水肿区域,如:分支静脉阻塞合并视网膜新生血管、静脉周围炎等。光凝新生血管周围的毛细血管无灌注区(图 8-7),或视网膜静脉周围炎的病变血管周围。

(三)微动脉瘤和眼内肿瘤的直接光凝

糖尿病性视网膜病变黄斑区的微动脉瘤合并临床有意义的黄斑水肿,在水肿较轻时也可以采用微动脉瘤的直接光凝,选择黄色激光,光斑大小在 50～100 μm,1～2 级光斑,至动脉瘤变色。激光后几个月,微动脉瘤周围的硬性渗出逐渐吸收。这种方法也适用于黄斑区周围的视网膜大动脉瘤。视网膜和脉络膜血管瘤高度小于 3.5 mm 时,也可以用大的光斑和较长的曝光时间,较低的激光功率对肿瘤进行直接光凝。如 0.5 s 或 1 s、1～2 级光斑功率、500～1000 μm 的光斑直径。

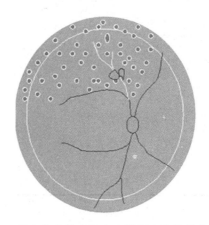

图 8-7　颞上分支静脉阻塞合并新生血管的光凝区域

(四)视网膜裂孔的封闭

视网膜裂孔的光凝适应证选择无视网膜下液或极少视网膜下液的裂孔,光斑要包围裂孔,光斑之间不要有裂隙,一般光凝1～2排。有少量视网膜下液、光斑无反应或反应差,可以部分包围后,令患者戴孔镜或双眼包扎限制活动,待第2天液体量减少后再继续光凝,包围裂孔(图 8-8)。

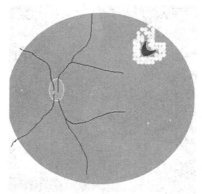

图 8-8　视网膜裂孔的激光光凝

五、光凝固治疗的主要并发症

光凝固治疗如果波长选择不对,或治疗参数选择不当,不仅不能治愈原发病,还会导致一些并发症的产生,如下。

(一)玻璃体积血

玻璃体积血常发生在玻璃体已存在少量积血时,选用波长短的蓝光或绿光,血细胞内的血红蛋白吸收蓝绿光的能量引起玻璃体收缩,牵拉视网膜新生血管,导致玻璃体积血。

(二)视网膜裂孔

视网膜裂孔发生在设置常数不当时,如曝光时间短、功率选择高,产生爆破效应,也可以造成 Bruch 膜破裂。视网膜的裂孔可以导致视网膜脱离。

(三)脉络膜脱离

脉络膜脱离发生在视网膜接受大面积光凝时,特别是肾功能较差的患者。密集的全视网膜光凝分两次完成很少合并脉络膜脱离。

(四)虹膜灼伤

虹膜灼伤发生在使用蓝激光和绿激光,特别是使用三面镜时,激光进入眼内时被虹膜的色素吸收导致虹膜的片状萎缩。

(五)牵拉性视网膜脱离

发病原因同玻璃体积血,玻璃体的血细胞吸收蓝色或绿色激光引起玻璃体收缩,也可以产生牵拉性视网膜脱离。

激光为眼底病开辟了广泛治疗的前景,大大降低了眼底病的致盲率。

参考文献

[1] 赵霞.临床外科护理实践[M].武汉:湖北科学技术出版社,2018.

[2] 石会乔,魏静.外科疾病观察与护理技能[M].北京:中国医药科技出版社,2019.

[3] 韩爱玲.外科常见病护理技能[M].天津:天津科学技术出版社,2018.

[4] 夏岚,李国芳.外科护理[M].北京:高等教育出版社,2018.

[5] 朱翠英.现代临床外科护理路径[M].长春:吉林科学技术出版社,2019.

[6] 叶志香,吴文君,邵广宇.外科护理[M].武汉:华中科技大学出版社,2018.

[7] 张梅.现代外科护理常规[M].上海交通大学出版社,2019.

[8] 白世新.外科护理[M].北京:科学出版社,2018.

[9] 陈兵.临床外科诊疗与护理[M].科学技术文献出版社,2019.

[10] 余晓齐.外科护理[M].郑州:郑州大学出版社,2018.

[11] 鲁昌盛.外科护理[M].长沙:中南大学出版社,2019.

[12] 赵建国.外科护理[M].北京:人民卫生出版社,2018.

[13] 刘海霞.外科护理[M].北京:科学出版社,2019.

[14] 董丽兰,寇小玲,刘燕.普通外科诊疗与护理[M].武汉:湖北科学技术出版社,2018.

[15] 李勇,郑思琳.外科护理[M].北京:人民卫生出版社,2019.

[16] 刘萍.外科临床与护理技术[M].天津:天津科学技术出版社,2018.

[17] 徐延德.实用外科疾病诊疗与护理[M].北京:中国纺织出版社,2019.

[18] 狄树亭,董晓,李文利.外科护理[M].北京:中国协和医科大学出版社,2019.

[19] 邹静,翟义,吕明欣.现代外科常见病护理新进展[M].汕头:汕头大学出版社,2019.

[20] 苗蓓蓓,胡波.实用临床外科诊疗及护理[M].汕头大学出版社,2019.

[21] 韩成珺,马友龙,孙志德.外科临床治疗与护理[M].武汉:湖北科学技术出版社,2018.

[22] 周剑忠,渠海峰,郝春艳.外科护理[M].华中科技大学出版社,2019.

[23] 李永娟.外科常见病护理临床实践[M].汕头:汕头大学出版社,2019.

[24] 刘毅.外科护理技术指导[M].北京/西安:世界图书出版公司,2019.

[25] 王晓艳.临床外科护理技术[M].长春:吉林科学技术出版社,2019.